Chakren – Die sieben Energiekörper der Seele

Shai Tubali

Chakren

Die sieben Energiekörper der Seele

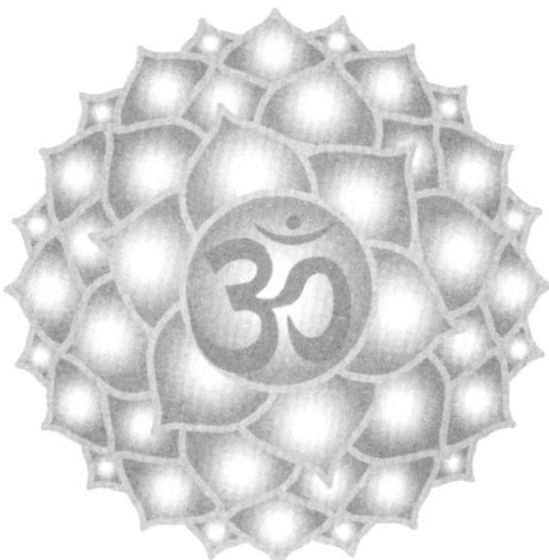

Übersetzung:
Theresa Bäuerlein

Wissenschaftliche Bearbeitung:
Dr. med. Nir Brosh

Ryvellus
bei Neue Erde

Bücher haben feste Preise.
4. Auflage 2020

Shai Tubali
Chakren – Die sieben Energiekörper der Seele

Der Titel des englischen Originals lautet »The Seven Wisdoms«
Übersetzt aus dem Englischen von Theresa Bäuerlein
Lektorat: Natalie Nicola und Andreas Lentz

Titelseite:
Foto: Serg Myshkovsky/istockphoto.com
Chakren-Illustration: Viktoria/shutterstock.com
Gestaltung: Dragon Design, GB

Satz und Gestaltung:
Dragon Design, GB
Gesetzt aus der Minion

Gesamtherstellung:
Appel & Klinger, Schneckenlohe

Printed in Germany

ISBN 978-3-89060-628-6

Ryvellus ist ein Imprint bei Neue Erde.

Neue Erde GmbH
Cecilienstr. 29 · 66111 Saarbrücken
Deutschland · Planet Erde
www.neue-erde.de

MIX
Papier aus verantwortungsvollen Quellen
FSC® C100257

Ich widme dieses Buch der göttlichen Intelligenz, die unsere wundersame feinstoffliche Struktur gewebt und uns so die Möglichkeit gegeben hat, Gott zu erkennen und selbst zu Erscheinungsformen göttlichen Bewusstseins zu werden.

Ich widme dieses Buch außerdem Gabriel Cousens, einem Kundalini-Experten und wahren Yogi, der in diesem Spiel des Lebens für mich das Tor war, durch das ich das schlummernde Potential dieser feinstofflichen Strukturen erkennen konnte. Die Liebe, die Geduld und das ganzheitliche Wissen eines wahren Lehrers sind ohne jeden Zweifel die wichtigste Nahrung für jeden, der nach Höherem strebt.

Inhalt

ERSTER TEIL

Einführung

Der Mensch besteht nicht nur aus Fleisch und Blut. Ich sage das nicht, um für abstrakte oder romantische Vorstellungen von der »Seele« einzutreten. Ich möchte mich vielmehr mit dem Gebiet von »physiologisch« wirkenden Kräften befassen, die für unsere Augen unsichtbar sein mögen, jedoch ständig aktiv sind. Wenn etwas unsichtbar ist, heißt das nicht, dass es unwichtig ist, ganz so, wie das Wissen um Atome eine notwendige Voraussetzung für das Verständnis von Materie ist. Es gibt eine feinstoffliche Anatomie des Menschen, die wie unsichtbare Hüllen die sichtbare Ebene des physischen Körpers umgibt. Diese Anatomie ist für das vollständige Verständnis unserer Psyche von außerordentlicher Bedeutung und auch, um die weitere Evolution unseres Bewusstseins zu erkennen. Viele esoterische Traditionen haben im Laufe der menschlichen Geschichte diese Anatomie gründlich untersucht – von den *alten Ägyptern* bis zu den *Mayas* und von den Yogaschulen im *Hinduismus und Buddhismus* bis zu den *jüdischen Kabbalisten*, von der *chinesischen Medizin* bis zu den *theosophischen* und *anthroposophischen* Bewegungen im Westen. Auch wenn es Unterschiede in den Begrifflichkeiten gibt, sind sich all diese Lehren darin einig, dass es einen erstaunlichen feinstofflichen Mechanismus gibt, der die Existenz des Körpers und der Seele stützt und sogar erhält. Diese Überlieferungen stimmen auch darin überein, dass das Bewusstsein des einzelnen sich nur durch die Kraft dieser verborgenen Systeme entwickeln kann.

Aber wozu brauchen wir eine feinstoffliche Anatomie? Die Antwort ist ganz einfach: Ganz so, wie wir das Gehirn und die Sinne brauchen, um die äußere Welt in ihrer Ganzheit wahrzunehmen, brauchen wir diese feinstofflichen Schichten des Bewusstseins, um die innere Welt wahrzunehmen – die innere Welt von uns selbst und jene des Universums, die unsichtbaren Schichten des Seins. Die feinstoffliche Anatomie ist ein System komplexer Wechselwirkungen zwischen dem Sichtbaren und dem Unsichtbaren; sie verbindet beides in derselben Weise, wie der physische Körper und das Gehirn die Verbindung zwischen dem Wahrnehmenden und dem wahrgenommenen Objekt herstellt.

Die verborgene Anatomie des Menschen weist viele Parallelen zur sichtbaren Anatomie auf. Auch sie besteht aus Sinnesorganen und einem Nervensystem, einem Gehirn und einer Wirbelsäule. Nur, dass diese verborgene Anatomie statt Blut und Sauerstoff die vitale Lebenskraft leitet, feine Energien und geistige Einsichten; und anstatt zu atmen, nimmt sie den universellen lebendigen Atem auf, ohne den wir alle auf der Stelle sterben würden. Dank der unsichtbaren Anatomie ist der Mensch in der Lage, eine Verbindung zum größeren Leben in sich selbst und im Universum aufrecht zu erhalten und neue Verbindungen mit diesem zu entwickeln. Die unsichtbare Anatomie ist das Vehikel, mit dessen Hilfe der Mensch seinen Geist auf das Größere hin ausdehnen und mit ihm in unmittelbare Berührung kommen kann. Teile der feinstofflichen Anatomie sind in uns ständig aktiv, doch zum größten Teil schlummern sie – wie eine Samenkorn des Bewusstseins, das darauf wartet, dass die Zeit zum Wurzelschlagen und Blühen gekommen ist. Diese Tatsache liegt in einer besonderen Fähigkeit des Menschen begründet, der Fähigkeit zur Entfaltung. Anders als Tiere, die ebenfalls eine feinstoffliche Anatomie besitzen, auch wenn sie deutlich weniger komplex ist, können Menschen ihre bewusste Verbindung mit ihrem Selbst und mit dem Universum als Ganzem tatsächlich immer weiter ausdehnen.

In vielerlei Hinsicht kann man die feinstoffliche Anatomie als die *Anatomie unserer Psyche* bezeichnen oder, im weiteren Sinne, als die *Anatomie unseres Bewusstseins.* Die unmittelbare Folgerung aus dieser Einsicht ist, dass man durch das Verständnis dieser Anatomie in ihrer ganzen Tiefe einen vollständigen, umfassenden Plan der eigenen Seele erlangen kann, mit dessen Hilfe man sich viel bewusster zurechtfindet.

Aus diesem Grund befasse ich mich in diesem Buch hauptsächlich mit den psychologischen und transformativen Aspekten der feinstofflichen Anatomie und weniger mit den mystischen und esoterischen Aspekten.

Bei der Beschäftigung mit der verborgenen Anatomie beschreiben viele Traditionen sehr genau die Farben und Symbole, Mythen und spirituellen Konzepte, die mit den verschiedenen Schichten unserer unsichtbaren Physiologie in Verbindung stehen. Hier nutzen wir das gleiche Wissen, um es in seiner Bedeutung für unsere gegenwärtige psychologische Struktur zu begreifen.

Traditionell dient das Erforschen der verborgenen Gebiete unseres Bewusstseins dazu, spirituelle Höherentwicklung und Transformation zu erreichen. In diesem Buch ist das allerdings nur Teil eines größeren Ganzen. Denn was die Beschreibungen gewöhnlich sehr vermissen lassen, sind die psychologischen, therapeutischen und psychosomatischen Dimensionen. Einfach gesagt, brauchen wir die Landkarten unserer unsichtbaren Anatomie heute nicht nur, um uns in der Physiologie der Erleuchtung zurechtzufinden, sondern auch, um die unglaubliche Komplexität unserer Seele zu entschlüsseln.

Wenn es um unsere innere Welt geht, neigen wir sehr zum Dunklen und Geheimnisvollen. Aber in dem Moment, in dem wir unser Inneres auf so klare und greifbare Weise sehen können, haben wir einen leichten Zugang zu uns selbst und bessere Mittel für unsere Befreiung.

Um die feinstoffliche Anatomie besser zugänglich zu machen, habe ich fast die gesamte bekannte Terminologie zugunsten einer direkten Sprache weggelassen. Wenngleich das in diesem Buch zu findende Wissen stark von Yogastudien beeinflusst ist, habe ich mich bemüht, diese inneren Welten so offenzulegen, dass Sie unmittelbar, hier und jetzt, damit in Berührung kommen können, indem Sie die Einsichten unmittelbar auf Ihre eigene Seele beziehen.

Ich habe allerdings einige Aspekte unserer verborgenen Physiologie absichtlich weggelassen, damit die Dinge nicht zu kompliziert werden. Man sollte bedenken, dass ebenso, wie die sichtbare Anatomie überaus komplex ist, auch die feinstoffliche Anatomie sehr vielschichtig ist. Um ein klares Verständnis zu ermöglichen, möchte ich mich ausschließlich auf das Wesentliche konzentrieren, also nur auf jene Elemente, von denen ich meine, dass sie uns für unser Leben am meisten nutzen.

Alles in diesem Buch stammt aus meiner unmittelbaren täglichen Erfahrung. Ich beziehe mich niemals auf Dinge, die nicht voll und ganz Teil meines eigenen Bewusstseins sind. In den letzten fünfzehn Jahren habe ich mich ausschließlich und leidenschaftlich der Erforschung des Potentials meines und des Bewusstseins aller anderen Menschen gewidmet. Durch meditatives Experimentieren und intensive Kontemplation ist es mir gelungen, die feinstofflichen Schichten des Geistes aufzuwecken und sie unter der Anleitung des amerikanischen Yogis Gabriel Cousens ganz zu erkennen. Aus dieser direkten Erkenntnis heraus habe ich die *White Light Methode* entwickelt, die es jedem ermöglicht, seine inneren Strukturen zu erkennen, einschließlich des Chakrensystems. Es ist für mich zu einer natürlichen Fähigkeit geworden, in meiner feinstofflichen Anatomie die gerade stattfindende feinstoffliche Aktivität anderer widerzuspiegeln. Diese Fähigkeit hat sich als sehr vorteilhaft erwiesen, und zwar nicht nur, wenn ich andere bei ihrer Weiterentwicklung anleite, sondern auch für meine eigenen Forschungen im Bereich der Chakren und des gesamten feinstofflichen Körpers. So enthält dieses Buch die gesammelten Erkenntnisse, die ich allmählich auf meiner fünfzehn Jahre dauernden inneren Reise und aus der Begleitung vieler anderer Individuen auf ihrer Reise zu erhöhtem Gewahrsein gewonnen habe.

Erfreulicherweise stimmen meine Erfahrungen mit der Erfahrung von Tausenden von Menschen überein, die im Laufe der Geschichte der Menschheit viel Zeit und Energie darauf verwendet haben, um in die feinstoffliche Anatomie einzudringen, sie zu dokumentieren und nutzbar zu machen. Was Sie vielleicht nicht wissen, ist, in welchem Ausmaß dies auch *Ihre* unmittelbare tägliche Erfahrung ist. – Teile der feinstofflichen Anatomie werden von uns allen erfahren, aber nicht als solche erkannt. In unserer gegenwärtigen Konditionierung sind wir – unterstützt von einer Wissenschaft, die nur an die Oberfläche der Wirklichkeit glaubt – sehr darin geübt, zu ignorieren, was wir wissen. Aber je mehr wir die feinstoffliche Anatomie anerkennen, desto mehr wächst sie in uns und dehnt sich in Form neuer Ebenen unseres Bewusstseins aus.

Daher werden wir unsere Reise mit der greifbarsten und der am unmittelbarsten erlebten Ebene der verborgenen Anatomie beginnen, welche das Chakrensystem ist, und erst später (im Anhang) in noch subtilere Bereiche der feinstofflichen Arbeit vordringen.

Das Chakrensystem – Definition und Funktionen

Grundlegende Definition

Zweifellos ist das Chakrensystem die bekannteste, am besten untersuchte und am leichtesten zugängliche energetische Schicht. Die ersten Zeugnisse dieses Systems gehen etwa viertausend Jahre zurück, zu den alten asiatischen und ägyptischen Kulturen.

Mir scheint dies die einfachste Definition der Chakren zu sein: Mittler der Energie-Materie- Wechselwirkung. Das Chakrensystem ist die Brücke zwischen dem physischen Körper und den feinstofflichen Körpern und auch zwischen dem physischen Körper und der universellen Lebenskraft (»Prana«). Die Chakren sind die energetischen Schlüsselzentren der gesamten feinstofflichen Anatomie und können als unser energetischer Körper angesehen werden. Als Mittler der Energie-Materie-Wechselwirkung »übersetzen« sie materielle Energie in spirituelle und spirituelle Energie in materielle.

Die Hauptfunktion des Chakrensystems ist es, spirituelle in physische Energie zu »übersetzen« – um körperliches und seelisches Wohlbefinden zu ermöglichen. An den zentralen Zusammenflüssen des energetischen Nervensystems angesiedelt, verbinden die Chakren alle verschiedenen Energien – materielle, emotionale, mentale und spirituelle.

Wir können annehmen, dass jedes biologische System, das komplex genug ist, um ein gewisses Maß an Bewusstsein durch sein Gehirn und Nervensystem leiten zu können, eine Anzahl an Chakren haben muss. Diese Chakren ermöglichen dem lebendigen Organismus die Verbindung zwischen allen Ebenen des Daseins. Menschen haben sieben zentrale Chakren – eine Anzahl, die der menschlichen Komplexität angemessen ist.

Die Nadis

Um die Arbeitsweise des Chakrensystems besser zu verstehen, müssen wir zunächst die Nadis kennenlernen.

Die Bedeutung des Begriffes *Nadi* ist »Strom«, und genau das ist es, was Nadis sind: Kanäle – so leer wie Röhren – die Energie durch den Körper leiten. Es gibt physische Nadis, etwa Nerven, Blutadern und Lymphgefäße. Aber die Nadis, für die wir uns in diesem Buch vor allem interessieren, sind die feinstofflichen, durch die Energie fließt. Diese feinstofflichen Nadis sind das *energetische Nervensystem.*

Die Nadis sind die Bahnen, die Energie ins Gehirn, in die Nerven, in das endokrine System, die Organe, das Knochensystem und in die Zellen bringen. Nach der Yoga-Tradition gibt es etwa zweiundsiebzigtausend Nadis, wobei vierzehn von ihnen als zentral angesehen werden. Es sieht so aus, als seien die bekannten Meridiane der chinesischen Medizin wichtige Teile des Nadi-Systems und die Punkte, an denen Meridiane und Nadis zusammentreffen, die Akupunktur-Punkte. Die Nadis interagieren mit dem physischen Nervensystem und wandeln feinstoffliche Energie für die Organe, Drüsen und das Gewebe in stoffliche Energie um. Sie nehmen diese feinen Formen der Energie aus den anderen, subtileren Körpern und aus der universellen Lebenskraft auf.

Die allgemeine Definition des physischen Nervensystems ist die eines komplexen Netzes von Nerven, dank dessen der Körper als organisierte und synchronisierte Einheit funktioniert; das physische Nervensystem empfängt Informationen über Reize aus dem Inneren und aus der Umwelt und überwacht alle Prozesse des bewussten und unbewussten Verhaltens. Entsprechend sind die Nadis ein komplexes Netzwerk, durch welches die energetischen und psychischen Systeme als einheitliches, organisiertes Ganzes funktionieren. Die Nadis empfangen Informationen über energetische und psychische Reize aus dem Inneren und aus der Umwelt und regeln alle Prozesse der bewussten und unbewussten feinstofflichen Aktivität.

Hauptfunktion: Das Absorbieren von Prana

Die Chakren befinden sich an den sieben zentralen Verbindungspunkten der zweiundsiebzigtausend Nadis. In gewisser Weise verbinden sie diese sämtlich miteinander. Diese Beziehung ähnelt der des zentralen Nervensystems, das sich in Gehirn und Rückenmark befindet, zum Netzwerk des Nervensystems, das im ganzen Körper verläuft (d. h. dem peripheren Nervensystem). Die sieben Chakren sind wie Räder wirbelnder Energie, die sich im Uhrzeigersinn bewegen und entlang des feinstofflichen Rückgrats des Menschen angeordnet sind. Sie absorbieren ständig die universelle Lebenskraft und übersetzen sie in materielle Energie, die von den physischen Nerven, Drüsen und Organen aufgenommen wird.

Diese Lebenskraft wird in der vedischen Literatur »Prana« genannt und in der chinesischen Literatur »Chi«. Die Bedeutung des Wortes »Prana« ist »Atem des Lebens«, was im Grunde impliziert, dass es ein kosmisches Reservoir an Energie gibt, das allen Lebewesen gestattet, für eine gewisse Zeit zu existieren und zu atmen. Der Begriff »Prana« erstreckt sich dabei vom physischen Prana (das sich in der Biosphäre manifestiert und in unseren Körpern fließt) bis hin zu den feinstofflichen Schichten von Prana. Unsere feinstofflichen Felder werden durch das kosmische Prana, das aus den feinstofflichen Schichten des Kosmos fließt, genährt. Sobald diese Energie den Körper verlässt, bleibt kein Leben zurück, und der Körper stirbt. Dieses Prana wird als die Wärme des Lebens gespürt, und aus diesem Grund wird, wenn es nicht vorhanden ist, aus einem Körper ein kalter Leichnam. Prana ist also unsere grundlegende Verbindung mit dem Kosmos, und so lange es in unsere Körper fließt, unsere Nerven, Drüsen und Organe erfüllt, sind wir lebendig.

Stellen Sie es sich so vor: Die universelle Lebenskraft wird von den sieben Chakren aufgefangen, fließt aus den Chakren durch die Nadis und wird aus diesen von den Nerven, Drüsen und Organen aufgenommen.

Eine wesentliche Aufgabe der Chakren ist es, als wirbelnde Strudel die kosmische Energie in das endokrine System und das Nervensystem hineinzuziehen.

Damit der Mensch einfach als bewusstes Wesen auf diesem Planeten existieren kann, brauchen die Chakren nur eine kleine Menge Prana. Diese reicht aus, um die körperlichen Aktivitäten und die weitgehend automatisch ablaufenden Prozesse von Gedanken und Gefühlen aufrechtzuerhalten. In diesem Zusammenhang kann man die Chakren nicht als »blockiert« oder »offen« bezeichnen, sondern eher als Leiter von mehr oder weniger Energie. Aber je mehr bewusste Aktivität für einen lebendigen Organismus nötig wird, desto mehr Energie »verlangen« die Chakren vom Universum. Wenn man zum Beispiel große intellektuelle Kraft braucht, verlangt dies nach mehr Prana, um die Chakren und in der Folge das Gehirn und seine Drüsen zu beleben.

Wenn ein bewusstes menschliches Wesen sehr spirituell wird, werden die Chakren entsprechend hochaktiv und leiten wesentlich mehr Prana. Mit wenig Prana kann kein vergeistigender Prozess in Körper und Geist stattfinden. Darum gibt es in allen spirituellen Traditionen Praktiken, welche den Strom von Prana innerhalb des Körpers und in den Körper hinein verstärken.

Auf der anderen Seite brauchen wir hochaktive Chakren nur, wenn es dafür in unserem Körper und Geist einen Bedarf gibt. Dr. Gabriel Cousens, ein Psychiater und spiritueller Lehrer, weist darauf hin, dass nach seiner Erfahrung viele Patienten mit manischen Psychosen Ströme von Energie beschreiben, die aus ihrem Scheitel fließen. Dies ist jedoch kein spiritueller Gewinn, sondern eher eine Art Ungleichgewicht.

Die Lage der Chakren

In der Yoga-Tradition wird von diesen sieben Drüsen-Zusammenflüssen der Nadis, »Chakren« genannt, angenommen, dass sie sich innerhalb des zentralen Nadi befinden, dem »Sushumna Nadi«. In diesem dreilagigen zentralen Nadi gibt es genau in der Mitte das »Brahma Nadi«, und genau hier befinden sich die Chakren. Da die Chakren tatsächlich dreidimensional sind, ähnelt jedes von ihnen einem Lichttrichter, dessen enges Ende am feinstofflichen Rückgrat beginnt. Jedes der Chakren strahlt in die vier Richtungen aus, mit Ausnahme des erdorientierten ersten Chakras, das als unteres Ende hauptsächlich nach unten hin ausstrahlt, und dem himmelsorientierten siebten Chakra, das als oberes Ende hauptsächlich nach oben hin ausstrahlt.

Allgemein verortet man die sieben Chakren wie folgt:

Das erste Chakra befindet sich im Perineum oder Damm, jenem kleinen Bereich zwischen den Geschlechtsorganen und dem Anus. Es »strahlt« seine Wirkung auf die Beine aus und in der anderen Richtung zur Basis der Wirbelsäule hin.

Das zweite Chakra befindet sich zwischen den Geschlechtsorganen und dem Bauchnabel.

Das dritte Chakra liegt zwischen dem Bauchnabel und dem Solar Plexus.

Das vierte Chakra befindet sich im Zentrum der Brust, auf Höhe des Herzens.

Das fünfte Chakra befindet sich an der Basis der Kehle, auf Höhe der Schilddrüse.

Das sechste Chakra liegt zwischen den Augen, auf Höhe der Brauen.

Das siebte Chakra befindet sich auf dem Scheitel, ähnlich einer Scheitelkappe.

Jedes der Chakren ist für seinen Bereich »verantwortlich«, sowohl auf der Ebene der feinstofflichen als auch auf der Ebene der physischen Anatomie. Dies bedeutet, dass jedes Chakra für die Nerven, Drüsen und Organe, die sich in seinem spezifischen Bereich befinden, die wichtige Lebenskraft absorbiert.

Die Chakren als Anatomie der Seele

Die Übersetzung von Prana in physische, emotionale, mentale und spirituelle Aktivitäten ist die grundlegendste Funktion der Chakren. Aber wie ich bereits herausgestellt habe, sind die Chakren wie Brücken zwischen verschiedenen Systemen mit unterschiedlichen Graden von Dichte und Frequenz zu verstehen. Sie wirken wie Adapter (Anpasser) für die unterschiedlichen Systeme. Und auf diese Weise übersetzen sie emotionale in mentale oder physische in spirituelle Energie. Sie überbrücken auf erstaunliche Weise alle Ebenen unseres vielschichtigen Wesens. Ebenso wie unser Verdauungssystem, das unsere Nahrung in Stoffe umsetzt, die lebensnotwendig für unser Gehirn sind, fungieren die Chakren als die wesentlichen Übersetzer zwischen dem physischen Körper und der sehr komplexen Psyche.

Man kann sich das Chakrensystem als perfekte Brücke zwischen Körper und Seele vorstellen. Als perfekte Brücke ist dieses System eine vollständige Entsprechung der körperlichen Anatomie. Man könnte sagen, dass das Chakrensystem eine Metapher für den Körper ist und der Körper eine Metapher für das Chakrensystem.

Jedes Chakra ist wie ein Organ unserer Seele, und jedes dieser Organe ist eine direkte »Kopie« eines oder mehrerer körperlicher Organe. Auch wenn sich in jedem der nachfolgenden Kapitel, die jeweils einem bestimmten Chakra gewidmet sind, eine wesentlich genauere Erklärung findet, soll dieses Prinzip hier kurz aufgezeigt werden.

Das erste Chakra, das sich an der Basis der Wirbelsäule befindet, hängt mit dem Bewegungsapparat zusammen. Psychologisch gesprochen, handelt es von unserer Fähigkeit, gerade zu stehen, vollkommen aufrecht und in diesem Planeten verwurzelt. Die Fähigkeit, ganz und gar präsent zu sein und angesichts irdischer Herausforderungen niemals nachzugeben, ist das zentrale Thema des ersten Chakras. Wir können also die Entsprechung zwischen dem Seelischen und Körperlichen sehen, die beide im ersten Chakra reflektiert werden. Darum stehen psychosomatische Krankheiten, die mit dem ersten Chakra zusammenhängen, hauptsächlich mit Störungen von Knochen, Wirbelsäule, Muskeln und Gelenken in Verbindung.

Das zweite Chakra, das sich im Unterbauch befindet, hängt mit den Geschlechtsorganen und -drüsen zusammen und auch mit den Nieren. Psychologisch gesprochen, handelt es von unserer Fähigkeit, im Strom der Abenteuer des Lebens zu »fließen« und die »Saftigkeit« des Lebens zu genießen. Diese Metapher ist ziemlich perfekt: Die sexuellen Organe stellen unsere ganz grundsätzliche Teilnahme am Prozess des Lebens dar, der per Definition in der Fortpflanzung besteht. Die Nieren sind für das Gleichgewicht des Wasserhaushalts im Körper verantwortlich, und dies ist eine Parallele sowohl zur Fähigkeit zu fließen als auch zum Durst – dem Durst nach Leben. Entsprechend hängen psychosomatische Störungen vor allem mit Problemen der Geschlechtsorgane und -drüsen und mit den Nieren zusammen.

Das dritte Chakra, das sich im Oberbauch befindet, hängt stark mit dem Verdauungssystem und der Leber zusammen. In seelischer Hinsicht handelt es von unserer Fähigkeit, Informationen und Reize zu verdauen und äußeren Druck zu neutralisieren. Die Art, wie wir mit Druck von außen umgehen, entspricht unserer Fähigkeit, Nahrung zu verdauen: die guten Bestandteile aufnehmen und unnötige oder giftige Elemente loswerden zu können. Dafür brauchen wir Kraft, die sich seelisch als starkes Selbstbewusstsein ausdrückt. Psychosomatische Krankheiten stehen hier vor allem mit dem Verdauungssystem und der Leber im Zusammenhang und werden oft von andauernder Wut oder Frustration verursacht, die eine ungeeignete Reaktion auf Druck von außen darstellen.

Das vierte Chakra, das sich in der Brust befindet, steht mit dem Herzen und der Lunge in Verbindung. Auch auf seelischer Ebene geht es hier um unsere Fähigkeit, zu atmen. Der Atem selbst ist eine hervorragende Metapher: Ich erlaube der Welt, tief in mich einzudringen, und erlaube mir selbst, in die Welt hinauszutreten. Ist es nicht ganz offensichtlich, dass das Thema dieses Chakras unsere *Beziehung* mit der Welt und mit allen um uns herum ist? Wenn wir dem Sauerstoff gestatten, als unsere ganz grundsätzliche Verbindung zum Leben auf die richtige Weise in unseren Körper einzudringen und darin zu fließen, ist dies dasselbe, wie anderen zu erlauben, in unser Innerstes zu dringen und auf das Innigste mit uns in Berührung zu kommen. Psychosomatische

Krankheiten betreffen Asthma oder Herzrhythmusstörungen, von einfachen Schmerzen in der Brust bis zu Angina Pectoris – kurz, alles was mit den Lungen und dem Herzen zusammenhängt.

Das fünfte Chakra, an der Basis der Kehle, ist mit der Kehle und der Schilddrüse verbunden. Psychologisch gesprochen ist das Thema dieses Chakras unsere Fähigkeit, eine gute Verbindung zwischen unserer inneren und äußeren Welt herzustellen. Dies ist mit den Themen rund um das Atmen vergleichbar, aber hier geht es mehr um Ausdruck und Kommunikation (Stimmbänder) wie auch um die Fähigkeit, lebenswichtige Bestandteile aus der Welt aufzunehmen (da die Kehle der einzige Eingang des Körpers ist, durch den sowohl Sauerstoff als auch Nahrung kommen). Die Kehle ist also der Vermittler, durch den das Innere nach außen hin ausgedrückt und das Äußere aufgenommen werden kann. Selbstverständlich ist die Schilddrüse in diesen Prozess eingebunden, da sie für das Tempo des Stoffwechsels verantwortlich ist, also für die Geschwindigkeit chemischer Reaktionen, welche die Aufnahme von Stoffen aus der Umwelt und die Produktion von Energie daraus gestatten – was im Grunde bedeutet, das wir auf die Umwelt eingehen, während wir unsere eigene Struktur erhalten. Die psychosomatischen Krankheiten hängen mit Stimme, Schilddrüse, Mandeln und generell mit Störungen der Kehle zusammen.

Das sechste Chakra, im unteren Teil der Stirn, steht mit dem Gehirn in Verbindung, vor allem mit dem Neokortex und der Hypophyse. In seelischer Hinsicht geht es um die Fähigkeit, die gesamte Komplexität unseres Wesens mental regeln zu können. (Auf der körperlichen Ebene ist die Hypophyse dafür verantwortlich, dass das gesamte Körpersystem durch die Regulierung des endokrinen Systems in einem stabilen Zustand gehalten wird.) Dieses Chakra wird auch mit den Augen in Verbindung gebracht. Auf der seelischen Ebene gehört hierzu unsere Fähigkeit, wahrzunehmen und das Wahrgenommene richtig zu interpretieren. Die psychosomatischen Störungen sind Kopfschmerzen und Migräne, mentales Ungleichgewicht und Störungen in den Augen und beim Sehen.

Das siebte Chakra, auf dem Scheitel gelegen, wird mit den beiden Hemisphären des Großhirns sowie der Epiphyse in Verbindung gebracht.

Psychologisch gesprochen ist hier unsere Fähigkeit, verschiedene Bewusstseinszustände zu beherrschen, das Thema. (Auf der körperlichen Ebene ist die Epiphyse für die Steuerung zweier grundlegender Bewusstseinszustände verantwortlich, nämlich Schlaf und Wachzustand). Das siebte Chakra kontrolliert die gesamte Psyche und definiert in gewisser Weise ihre Grenzen und ihre Reichweite. Psychosomatische Störungen haben mit Schlafproblemen zu tun, mit Ungleichgewichten, die von Drogen und psychoaktiven Pflanzen verursacht wurden, sowie mit Bewusstseinsverlust, Kopfverletzungen, Abtrennung des Geistes vom Körper und Erkrankungen der Seele (psychische Störungen).

Aus dieser kurzen Beschreibung lässt sich eine sehr wichtige Einsicht gewinnen: Die Chakren sind tatsächlich die zentralen Organe der Seele, und jedes der Chakren hat eine bestimmte Notwendigkeit der menschlichen Psyche zu regeln. Zusammen stellen sie eine umfassende Landkarte unserer Seele dar: Der unterste Teil der feinstofflichen Anatomie beschäftigt sich mit den grundlegenden Herausforderungen des Lebens in der materiellen Welt; der Unterbauch der feinstofflichen Anatomie hat mit unserer Verbindung zur Lebenskraft zu tun; der Oberbauch unserer verborgenen Anatomie ist für die Wahrnehmung unserer eigenen Kraft verantwortlich; unser feinstoffliches Herz ist mit der Regulierung von Emotionen befasst; unsere feinstoffliche Kehle kümmert sich um jedwede sprachliche Kommunikation und unseren Ausdruck; das feinstoffliche untere Gehirn kontrolliert den Mechanismus des mentalen Bereichs, Wahrnehmung und Interpretation, und das verborgene obere Gehirn ist für die schwer erklärbaren Wechselwirkungen mit den feinstofflichen Ebenen des Universums verantwortlich.

Prägungen und Eindrücke der Chakren

Vor allem anderen fungieren die Chakren als energetisches System oder Energiekörper; sie regulieren die Verbindung zwischen dem Körper und der feinstofflichen Lebensenergie. Wie wir sehen konnten, kontrolliert das Chakrensystem auch die Verbindung zwischen dem Körper und den feinstofflichen Schichten unseres Bewusstseins. Diese zweite

Aktivität erweitert die grundlegende energetische Dimension der Chakren um eine sehr wichtige Dimension: die psychologische.

Weil die Chakren als Mittler zwischen der Seele (oder dem Bewusstsein) und dem physischen Körper fungieren, beinhalten sie seelische Funktionen und Verhaltensmerkmale wie auch Eindrücke aus der Vergangenheit. In der Yoga-Tradition wird dieser Komplex aus Funktionen, Merkmalen und Eindrücken »Vrittis« genannt.

Vrittis sind die Aktivitäten der Psyche – Neigungen, Gedanken und Begierden – wie sie *in den Chakren* ihren Ausdruck finden. Sie interagieren mit den »Samskaras« der Psyche (tiefen Eindrücken, die im Unbewussten verblieben sind – aus diesem oder aus anderen Leben), welche die Grundursache für »Vasanas« (gewohnheitsmäßige, im Kreis laufende mentale Muster im Denken) sind. Man könnte sagen, dass Vrittis sich zwischen den Samskaras und ihren letztlichen Ausdrucksformen, den Vasanas, befinden – was Sinn ergibt, weil Vrittis in den Chakren liegen, welche die Vermittler zwischen der feinstofflichen Psyche und dem physischen Körper sind.

Wir können die Chakren als Kanäle oder sogar Prismen bezeichnen, durch welche das Unbewusste seine tiefsten Neigungen, Begierden und Eindrücke ausstrahlt. Das Unbewusste bricht sich durch das System der Chakren in sieben verschiedenen Strahlen oder Schichten Bahn, wobei jeder Strahl sich in Form konkreter Vrittis in jedem einzelnen Chakra zum Ausdruck bringt. Auf diese Weise vermittelt das Chakrensystem zwischen unserem tiefsten Unbewussten und dem Verstand.

Vrittis können ausgeglichen oder unausgeglichen sein, überaktiv oder nahezu inaktiv. Da sie viele mentale Störungen verursachen, ist es sehr wichtig zu verstehen, wie sie sich ausgleichen lassen – und für diesen Zweck gibt es zahlreiche spirituelle Praktiken (die später noch beschrieben werden).

Es gibt einen weiteren sehr wichtigen Grund, die Vrittis in den Chakren auszubalancieren: Wie wir jetzt wissen, sind die Chakren dafür verantwortlich, dass Lebenskraft aufgenommen wird. Aber diese Funktion des Chakrensystems wird gestört, wenn es stark mit unausgeglichenen Vrittis belastet ist. Wenn der optimale Fluss an Prana ein Chakra oder mehrere Chakren nicht mehr erreicht, verursacht dies psychosomatische und seelische Störungen. Wenn andererseits das Einfließen von Prana in das System des Körpers optimal funktioniert, also völlig ungestört ist, erfährt man ein Gefühl der Ekstase oder Freude, körperlich, emotional und mental.

Für jeden, der sich für spirituelle Transformation interessiert, ist das Ausgleichen der Vrittis ein äußerst wichtiges Ziel, da diese Transformation einen gewaltigen Fluss an Prana in die Chakren hinein erfordert. Die Chakren müssen dann mit ganzer Kraft ungestört funktionieren können.

Zusammengefasst ist der Ausgleich von Vrittis für mehrere Ebenen des Lebens vonnöten:

- Körperliche Gesundheit und Ausgeglichenheit. Diese Ausgeglichenheit bedeutet ein Gleichgewicht zwischen den sympathischen und parasympathischen Systemen sowie mehr Energie für die Drüsen und Organe.
- Emotionale und mentale Ausgeglichenheit. Unausgeglichene Vrittis strahlen in das Denken aus und verursachen dort Unruhe; folglich ist der Verstand still, wenn die Vrittis still sind.
- Spirituelle Transformation. Die bewusste oder unbewusste Reinigung der Vrittis ist ein wichtiger Teil des spirituellen Prozesses. Am Ende dieses Buches (im Anhang) wird die Wichtigkeit einer völligen Angleichung und Synchronisierung aller sieben Chakren – zu einem einheitlichen feinstofflichen Körper – in einem spirituelleren Zusammenhang erklärt.

Die menschliche Evolution und die Chakren

Es ist sehr gut möglich, dass das Chakrensystem am Anfang, als sich die ersten Menschen auf diesem Planeten entwickelt haben, vor allem als technisches energetisches System fungiert hat, das die Wechselbeziehungen zwischen dem Körper und der kosmischen Energie regulierte. Je weiter der Mensch sich entwickelt hat, desto mehr seelische Ebenen entwickelten sich in den Chakren, mit dem Ergebnis einer steigenden Vielschichtigkeit von Prägungen. Später kamen noch subtilere Schichten hinzu: transformativ-spirituelle Prägungen, Weisheiten und Fähigkeiten. Vielleicht sind die Chakren des Menschen so im Laufe der Zeit immer komplexer geworden: von der energetischen Funktion zu einer ganzheitlichen Landkarte der Psyche und von den Umrissen der Seele zu einer umfassenden Verbindung mit dem Bewusstsein, dem Geistigen.

Eine kühnere Theorie würde besagen, dass das Chakrensystem, als grundlegendste Struktur der feinstofflichen Anatomie, sich gleichzeitig mit der vielschichtigen menschlichen Seele entwickelt hat, die den Menschen letztlich vom übrigen Reich der Tiere schied. Diese Theorie beinhaltet die Vorstellung, dass die geistigeren Fähigkeiten unserer Spezies nicht angeboren oder als schlummernde Fähigkeiten vorhanden waren, sondern sich aus dem Streben des Geistes, zu lernen und zu begreifen, *herausgebildet* haben.

Da die Chakren als Speicherort vergangener Eindrücke fungieren und jedes Chakra entsprechend seiner Rolle in der feinstofflichen Anatomie einzigartige Eindrücke in sich trägt, können wir innerhalb dieses Systems die gesamte Geschichte der Evolution der menschlichen Psyche finden: die sieben Schichten der Seele, wie sie sich im Laufe der Zeit entwickelt haben. Die Chakren können also auf erstaunliche Weise sowohl die Geschichte der menschlichen Evolution enthüllen als auch die verborgene Struktur des menschlichen Unbewussten. Entsprechend spiegeln die Chakren das seelische Wachstum jedes neugeborenen Babys zu einem reifen und integrierten menschlichen Wesen auf diesem Planeten wider.

Auf praktischer Ebene müssen wir aus diesem Vorgang schließen, dass die vielschichtigen Chakren heute so belastet sind wie noch nie zuvor und dass wir viel zu tun haben werden, sie zu klären und auszugleichen. Aus diesem Grund schreibe ich dieses Buch – um zu helfen, die Chakren im Kontext einer Zeit zu verstehen, die wesentlich komplexer ist als jene, in der die Chakren erstmals erkannt und beschrieben wurden.

* * *

Ein tiefgehendes Verständnis der Chakren gibt uns einen klaren Plan unserer Seele und so eine Möglichkeit, uns in unserer menschlichen Vielschichtigkeit zurechtzufinden. Dies ist wahrscheinlich der Grund, warum dieser Lernprozess oft geradezu verzückt: Wir können uns endlich selbst verstehen.

Der große Vorteil des Chakrensystems liegt darin, dass es, wenn auch unsichtbar, das am besten zugängliche System der feinstofflichen Anatomie ist. Der Grund dafür ist einfach: Da sie dem physischen Körper am nächsten sind, können alle die Chakren deutlich spüren. Alle Menschen kennen Empfindungen wie »ein gebrochenes Herz« oder eine »zugeschnürte« Kehle oder Angst, die »die Beine lähmt«. Man rät uns, uns die Dinge nicht so sehr »zu Herzen zu nehmen«, unsere Gefühle nicht »aufzustauen« oder »frei von der Leber weg« unsere Meinung zu sagen. Diese leichte Zugänglichkeit ist der Grund, weshalb ich mich in diesem Buch fast ausschließlich auf das Chakrensystem konzentriere: Als die unmittelbarste Verbindung zu den unsichtbaren Dimensionen der feinstofflichen Anatomie sind die Chakren das praktischste Vehikel zu den verborgenen Schichten unserer Bewusstseinsfähigkeit.

Wenn wir das Chakrensystem als vollständigen Plan der menschlichen Seele begreifen, können wir die Chakren als Schlüssel zu vollkommener Ausgeglichenheit und bewusster Transformation verwenden. Durch dieses System können wir zweifellos ein umfassendes Bild von der uns bevorstehenden Reise erhalten und unseren Entwicklungsstand erkennen, so wie er jetzt ist. Und am wichtigsten: Wir können unsere volle Entfaltungsmöglichkeit zu gesunden und ganzen Menschen erkennen.

ZWEITER TEIL

Eine tiefgehende Reise in die Chakren

Wir werden eine sehr tiefgehende Reise in jedes einzelne der sieben Chakren unternehmen. Wie schon erwähnt, wird dies keine Reise im üblichen mythologischen, esoterischen Sinn sein, sondern sie wird eher mit der Verwandlung der Seele im Zusammenhang stehen.

Zunächst wird es zu jedem Chakra eine allgemeine Einführung geben, sowohl in die wichtigsten psychologischen Themen als auch in die damit zusammenhängenden seelischen Störungen. Anschließend wird jedes Chakra entsprechend der vier möglichen Stufen seiner Entwicklung vorgestellt:

- unausgeglichen
- funktionsfähig (also arbeitsfähig, aber gestört)
- ausgeglichen (arbeitsfähig, ungestört aber nicht in seiner ganzen spirituellen Kapazität arbeitend)
- und spirituell wach (arbeitsfähig, ungestört und mit voller spiritueller Kapazität).

Zu jeder der drei letzten Ebenen werde ich die Mittel erklären, mit denen sie erreicht und wie sie dann stabilisiert werden können (im Abschnitt »Lösungen«). Daraus ergibt sich für uns natürlich ein ganz anderes Verständnis von seelischer Gesundheit, weit jenseits der funktionalen Ebene.

In der Folge werden sehr wichtige psychische Faktoren eingeführt:

Charakteristische **Emotionen** und typische **Reaktionen.**

Die **Art von Trauma**, die sich im jeweiligen Chakra ansammelt, und wie es die Persönlichkeit formen kann.

Die dem Chakra entsprechende **Persönlichkeit.** Die Menschen können mit Hilfe des Chakrensystems leicht in sieben **Charaktertypen** eingeteilt werden. Durch diese Einordnung kann man die eigene typische Wahrnehmung und die Reaktionen auf das Leben durchschauen. Die Charaktere mögen in ihrem unaufgewachten Zustand sehr beschränkt sein, aber in ihrem aufgewachten Zustand verwandeln sie sich in einzigartige Facetten des Göttlichen. Aus diesem Grund erwähne ich die Namen großer Menschen, die der typische Ausdruck eines bestimmten Chakras waren.

Maskuline und feminine Aspekte des Chakras. Diese können unsere eher männliche oder eher weibliche Ausrichtung reflektieren sowie das darüber hinausgehende Potential.

Die **Art des Glücks**: In jedem Chakra streben wir danach, eine bestimmte Art der Erfüllung zu erreichen, die uns als Verwirklichung des Glücks erscheint.

Die **Weltsicht** des Chakras. Das Verständnis vom Sinn des Lebens und anderer Konzepte wie die von Tod, Liebe und Gott.

Die **Evolution** der Chakren, wie sie im Wachstumsprozess eines menschlichen Lebens reflektiert wird.

Psychosomatische Störungen, die im Chakra angestaut sein können.

Kollektive Prägungen im Chakra: Wie bestimmte Ideen, die sich im Chakrensystem der Menschheit angesammelt haben, unsere persönlichen Ungleichgewichte und Neigungen beeinflussen.

Die **historische Phase** in der menschlichen Evolution, in welcher das Chakra sich selbst am stärksten auf der Ebene der gesamten Menschheit ausgedrückt hat. Es handelt sich dabei um einen Wendepunkt, in dem der psychologische Aspekt des Chakra zu einer allgemeinen kollektiven Kapazität wurde.

Wichtige **Wechselbeziehungen** mit anderen Chakren; sie zu erkennen, gibt uns die Möglichkeit, unsere gegenwärtige Reise nicht nur durch ein einzelnes Chakra, sondern durch seine vielfältigen Wechselbeziehungen zu erfassen. Jeder von uns hat in bestimmten Lebensabschnitten einen spezifischen Chakren-Plan, der den Herausforderungen des Lebens und den Umwelteinflüssen entspricht, die die Wechselwirkungen zwischen verschiedenen Chakren auslösen. Die Chakren reagieren auf seelischen oder spirituellen Druck, indem sie Vrittis (seelische Muster) aufarbeiten und mit voller Kapazität arbeiten. Deswegen ist es äußerst nützlich, unsere Landkarte lesen zu können.

Das Chakra in der **spirituellen Transformation:** die Rolle des Chakras im Zusammenhang mit dem Prozess des Erwachens.

Körperliche, seelische und spirituelle Praktiken, die für den Ausgleich eines Chakras, für die Bewältigung seiner Herausforderungen und die Aufnahme seiner Lehre am besten geeignet sind.

Jetzt, voll ausgerüstet für diese lange Reise, lasst uns beginnen.

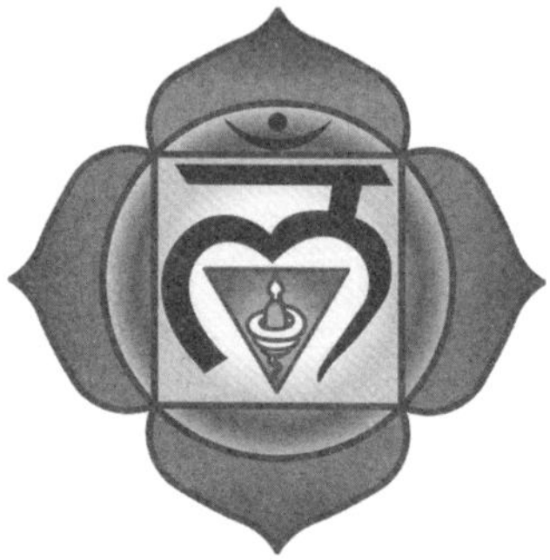

Das erste Chakra: Die Suche nach Sicherheit

Lage und allgemeine Orientierung

Das erste Chakra ist im Perineum oder Damm zu finden und strahlt die Beine hinab und zum unteren Ende der Wirbelsäule hinauf. Da das Nadi-System aus dem Bereich genau unter dem ersten Chakra herausfließt, wird es in der Yoga-Tradition als Grundlage unserer feinstofflichen und körperlichen Lebensvorgänge wie auch unserer Seele angesehen. Darum wird das erste Chakra traditionell als die »stützende Basis« betrachtet – sein Funktionieren bestimmt die Arbeit aller unserer körperlichen und seelischen Systeme.

Die Beine spielen in diesem Zusammenhang eine wichtige Rolle. Jedes Kind kämpft darum, auf eigenen Beinen zu stehen – so beginnt alles menschliche Leben. Sobald das Kind die Fähigkeit hat, auf eigenen Füßen zu stehen, hat es einen enormen Sprung in Richtung der eigenen Unabhängigkeit getan und kann freier mit seiner Umgebung in Verbindung treten. Wenn der Mensch dann alt wird und sich dem Tod nähert, wird das Stehen immer schwieriger für ihn; es ist, als würde die Lebenskraft die Beine verlassen und sich langsam nach oben in Richtung des Gehirns bewegen und schließlich sogar darüber hinaus.

Als Basis oder Grund ist dieses Chakra eng mit der Schwerkraft verbunden. Genauso, wie die Schwerkraft dafür sorgt, dass wir am Boden bleiben, hält uns das erste Chakra emotional, mental und spirituell am Boden. Das kann sehr zuträglich sein, weil jeder lebende Organismus Nahrung von Mutter Erde braucht. Wenn das Chakra jedoch unausgeglichen ist, führt diese Tendenz zu Schwere und Dichte dazu, dass wir uns zu sehr mit materiellen und irdischen Dingen wie Familie, Nahrung und materiellem Besitz identifizieren, dass wir Besitztümer anhäufen und ein übergroßes Bedürfnis nach Zugehörigkeit haben. Solange das erste Chakra nicht ausreichend im Gleichgewicht ist, sind wir deswegen ausschließlich im Irdischen und Materiellen verhaftet.

Das erste Chakra ist wegen seiner Aufgabe, feinstoffliche Energie aus der Erde zu ziehen, einzigartig; es dient als durchlässiges Verbindungselement zur Lebenskraft des Planeten. Deswegen ist dieses Chakra als einziges nach unten ausgerichtet.

Der starke Bezug zu materieller Nahrung kann sehr Gegensätzliches beinhalten, etwa das Gefühl, ganz genährt, oder das Gefühl, von jeder Nahrung abgeschnitten zu sein. Dieses Chakra erregt unser Verlangen nach Nahrung, körperlicher Gesundheit und Stärke, nach einem langen Leben und der Fähigkeit, die Kräfte der Erde als Lebensquelle zu nutzen. Wenn das erste Chakra unausgeglichen ist, werden wir ständig einen unersättlichen Drang nach Nahrung und etwas Festem und Sicherem verspüren; ist es ausgeglichen, nutzen wir die Ressourcen der Erde weise – Lebensmittel, Pflanzen, Wasser, Luft und Natur –, um unsere Gesundheit und unser allgemeines Wohl zu erhalten.

Grundlegende psychologische Themen

Im ersten Chakra geht es ganz ums Überleben und um eine gesicherte Existenz in der Welt. Seine ältesten Prägungen stammen aus der Zeit des prähistorischen Menschen, der ständig mit oft feindseligen Naturkräften zu tun hatte, seien es Raubtiere oder die Unbilden des Wetters; der aber auch gegen seinesgleichen kämpfte, gegen andere Stämme oder um Land. In diesen Zeiten konnte ein Mensch nie sicher sein, wann er seine nächste Mahlzeit bekommen würde, er musste ständig um sein

Dasein fürchten. Das Leben erschien gewaltig, grausam und ihm gegenüber ziemlich gleichgültig; jede Veränderung konnte einen schlimmen und gefährlichen Wendepunkt bedeuten.

Wenn wir eine streunende Katze beobachten, können wir leicht erkennen, wie sich der Selbsterhaltungstrieb zeigt: Die Katze bewegt sich vorsichtig, untersucht misstrauisch jedes sich bewegende Objekt in ihrer Nähe; sie muss jederzeit damit rechnen, aufgeschreckt oder verjagt zu werden. Der größte Teil der Menschheit lebt psychologisch gesehen genau wie diese Katze: Obwohl die Mehrzahl der Leser dieses Buchs sich um ihre nächste Mahlzeit keine Sorgen machen müssen und ihre Ruhe sicher nicht von Raubtieren gestört wird, sind eine tiefsitzende Furcht und die Angst vor dem Leben, das als bedrohlicher Ort erscheint, noch da. Die Raubtiere haben nur die Gestalt gewechselt, und statt der Unbilden des Wetters erleben wir andere Veränderungen im Leben; die instinktive und körperbezogene Angst des ersten Chakras hat sich so in eine seelische, emotionale und mentale Form von Angst verwandelt.

Das unausgeglichene erste Chakra fürchtet Veränderungen und wehrt sich gegen Schmerz. Es strebt nach einem ununterbrochenen Fluss der Routine, in dem alle festen Vorstellungen des Verstandes immer gleich bleiben. Dieses Streben ist ziemlich problematisch, wenn man bedenkt, dass das Leben von Natur aus unbeständig ist. Es gibt also gar nichts, das bis zum Ende aller Zeiten fest und stabil bleiben kann, und da die Hälfte des Lebens aus Leiden besteht, folgt es jedem Moment der Freude und des Wohlbefindens wie ein treuer Begleiter nach.

Eigentlich aber ist die Ursache allen menschlichen Leids die feste Angewohnheit des ersten Chakras, Veränderungen und Schmerz Widerstand zu leisten. Gautama der Buddha hat gelehrt, dass das Ende des Leidens zuallererst darin besteht, die Unbeständigkeit zu erkennen; dies kann – wenn der endlose Kreislauf von Leben und Tod so, wie er ist, gesehen wird – unser Wesen mit heiterer Gelassenheit erfüllen. Aber das unausgeglichene Chakra kann von Natur aus Veränderungen und Leid nicht akzeptieren und schreckt davor zurück, seine beiden Füße auf den unsicheren Boden der Erde zu stellen.

Die Füße mit einem Gefühl von Sicherheit und Vertrauen auf die Erde zu stellen – auf den konkreten Boden dieses Planeten – kann dem unausgeglichenen ersten Chakra als furchteinflößende Herausforderung vorkommen. Wenn ich, bewusst und unbewusst, ständig auf den nächsten Schlag warte, wenn alles, was mir lieb und teuer ist, mir gewaltsam genommen werden kann, reagiert das Gehirn mit einem Verteidigungsmechanismus, da es das Überleben des Organismus sichern will: Es wird das Maß an körperlicher Präsenz verringern. So wird es das Atmen vermindern, weil das Atmen unsere Bereitschaft ausmacht, in einer fließenden Verbindung mit der Welt zu stehen. Es wird außerdem alle Geschehnisse des Lebens aus einem mentalen und emotionalen Bunker heraus betrachten und jeden Reiz sehr automatisch und voreingenommen interpretieren.

Und hier kommt das Trauma in unsere Erörterung. Der Verteidigungsmechanismus des Gehirns besteht im Wesentlichen darin, die körperliche Präsenz zu vermindern. Das Gehirn hält diese Art der Verteidigung für recht effizient, da sie hilft, Erschütterungen zu vermeiden. Ironischerweise aber sorgt genau dieser Zustand, in welchem wir *nicht* im Körper präsent sind, dafür, dass der Organismus den Gefahren des Lebens fast wehrlos ausgeliefert ist. Es macht die Dinge nur schlimmer, halb schlafend durch die Welt zu laufen.

Ein Trauma entsteht immer dann, wenn es eine Unterbrechung im Fluss sich wiederholender Reize gibt. Diese Unterbrechung interpretiert das Gehirn sofort als Gefahrensignal, und wenn ihm diese Unterbrechung wichtig genug vorkommt oder wenn sie andauert, speichert es diese Prägung auf sinnbildliche Weise. In dem Augenblick, in dem das Gehirn merkt, dass sich dem Organismus etwas nähert, das diesem gespeicherten Sinnbild ähnelt, sendet es Gefahrensignale an die Ebene der Sinne und Emotionen. Da das Gehirn viele derartige Prägungen speichert, führt dies unausweichlich zu einer ständigen und sehr ermüdenden Anspannung, da fortwährend irritierende Gefahrensignale gesendet werden.

Die Reaktion des Gehirns auf Traumata, die von einem unausgeglichen ersten Chakra verursacht werden, *vermindert* die Präsenz im Körper in genau jenen Momenten, in denen die beste Reaktion darin bestehen würde, die Präsenz im Körper zu *erhöhen*. Anstatt die Atmung zu vermindern und in eine Abwehrhaltung zu gehen, indem man Körper und

Geist starr werden lässt und an unvernünftigen Schlüssen über das Leben festhält, muss man vollständig und ruhig atmen, die Herausforderung annehmen und in unmittelbare Berührung mit der Situation kommen, während man sich von unnötigem Denken befreit.

Das erste Chakra hat viele solcher Schläge gespeichert, wobei der eigentliche Schock das Leben selbst ist – das allgemeine Gefühl, dass das Leben ein gefährlicher Ort ist und dass es im Leben darum gehen muss, möglichst wenig Angriffsfläche für Gefahren zu bieten, Gefahrensituationen zu vermeiden und das Leben einfach irgendwie durchzustehen. Dieses Chakra hat viel mit Lebensverweigerung zu tun, und durch jede Verletzung oder Erschütterung bestätigt das Gehirn, zusammen mit dem unausgeglichenen Chakra, immer wieder aufs neue, wie gefährlich, hoffnungslos und schrecklich das Leben ist: Jederzeit kann alles über den Haufen geworfen werden, und nirgends gibt es einen sicheren Halt.

Seelische Reaktionen des unausgeglichenen ersten Chakras

Es gibt zwei grundlegende Reaktionen des unausgeglichenen ersten Chakras. Die erste besteht in einer zu erdverhafteten Persönlichkeit – sie entwickelt derbe und starre irdische Eigenschaften, fast wie ein prähistorischer Jäger – das zweite ist die nicht-geerdete Persönlichkeit – sie entwickelt entweder Lebensangst oder Lebensferne.

Die zu erdverhaftete Persönlichkeit ist am weitesten verbreitet. Viele, die ein unausgeglichenes erstes Chakra haben, suchen nach Sicherheit und Stabilität im Leben – sie versuchen, das Leben zu einem sicheren Ort zu machen. Dieses Bemühen erinnert an den berühmten genialen Film »Die Truman Show«, in der die perfekte Routine zum Inbegriff des Glücks wird. Glück besteht für das unausgeglichene erste Chakra darin, das alles gleich bleibt: Du wachst jeden Morgen mit deiner Familie auf, gehst zur Arbeit, gehst mit deinen immer gleichen Gewohnheiten und Reaktionen durch den Tag, siehst fern und gehst schlafen. Das ist alles in Ordnung, und für diejenigen, die auf eine andere Inkarnation oder das himmlische Jenseits warten, mag die Wiederholung der immer gleichen Routine wunderbar sein – sogar im Jenseits führt man das gleiche gute alte Leben…

Natürlich gibt es immer die Bedrohung durch den Tod, und das unausgeglichene erste Chakra verdrängt den Tod entweder vollkommen (und wird so jedes Mal traumatisiert, wenn der Tod zuschlägt, selbst wenn sehr alte Menschen sterben) oder begegnet ihm mit großer Angst.

Das unausgeglichene erste Chakra reagiert also grundsätzlich damit, dass es eine ununterbrochene Stabilität zu schaffen versucht und daran sein Glück hängt. Ein solcher Mensch wird viel Trost und Erleichterung in einer sicheren Umgebung wie der eigenen Familie finden, in einem regelmäßigen Job – selbst einem langweiligen –, im Anhäufen materieller Besitztümer, in einem Übermaß an Essen, um sich schwer und geerdet zu fühlen, und in allen Formen von Gruppenidentität (mit einem Volk, einer Nation, Tradition, Religion usw.). Die Familie und ihre Verbindung mit anderen »Stammesgruppen« bilden für dieses Chakra die sicherste Grundlage. Man darf nicht vergessen: Für den prähistorischen Menschen war es ziemlich gefährlich, allein zu sein, er war viel geschützter und sicherer, wenn er zu einer Gemeinschaft gehörte. Darum graut diesem unausgeglichenen Chakra vor dem Alleinsein in jeglicher Form.

Je mehr Beweise für die erschreckende Unbeständigkeit von allem im Leben das Gehirn abspeichert, desto mehr setzen sich Widerstände und Abwehr in uns fest, weil wir uns vor den grausamen Tatsachen des Lebens schützen wollen. Wenn nichts von Dauer ist, können wir uns genau so gut stärker an unseren selbst geschaffenen »dauerhaften Strukturen« festklammern. Unser Denken bestätigt immer wieder aufs neue seine grundlegend traumatische Einstellung zum Leben, zugleich aber gibt es immer die Hoffnung und Erwartung, die Endlichkeit und Wechselhaftigkeit des Lebens irgendwie überlisten zu können.

Das andere Persönlichkeitsmuster ist das nicht-geerdete. Dieser Persönlichkeitstyp kann entweder eine gewaltige Lebensangst oder eine Art Lebensverweigerung verkörpern.

Die vielen angesammelten unvernünftigen Schlussfolgerungen über das Leben und andere Menschen machen diesen Typ sehr misstrauisch. Da ein Schutzmechanismus des Gehirns darin besteht, Situationen mit schmerzhaften Erinnerungen aus der Vergangenheit zu vergleichen, verortet es jedes ähnliche Anzeichen von Gefahr und reagiert darauf entweder mit Angst oder einem totalen Abschalten. Wenn wir ein einziges Mal von einem anderen Menschen körperlich angegriffen worden sind, bedeutet dies sicher nicht, dass uns jederzeit jemand angreifen könnte. Doch ist es genau das, was das ungelöste Trauma unserem Körper und Geist signalisiert. Häufig reagieren wir daher instinktiv misstrauisch auf alles, selbst wenn es das Leben gut mit uns meint.

Ein solcher Argwohn dem Leben und der Umwelt gegenüber und die Entwicklung eines entsprechenden Misstrauens ist einer der Hauptgründe für ein hyperaktives Gehirn. Das unausgeglichene erste Chakra ist deshalb der Ursprung unseres täglichen emotionalen und gedanklichen Durcheinanders. Wir machen uns zu viele Sorgen und bemühen uns nach Kräften, das Leben und seine möglichen Verzweigungen zu kontrollieren. Wir machen uns in Gedanken verrückt, weil wir versuchen, alle möglichen Gefahren, welche die Zukunft bergen könnte, zu vermeiden. Jede Entscheidung erscheint als ungeheuer wichtig, weil wir Angst davor haben, alles zu verlieren. Wir halten uns an Besitztümern fest, an unserem Zuhause und an unseren Familien, die für uns Sicherheit symbolisieren. Wir haben das Gefühl, dass wir schrecklich wehrlos zurückbleiben würden, wenn wir etwas verlieren sollten, von dem wir glauben, dass es uns gehört. Im Kern unseres Denkens, das sich wiederholt und im Kreis bewegt, liegen also ständige Sorge und der Versuch, das Leben zu kontrollieren. Obwohl viele von uns diese Art des Denkens teilen, kann die ängstliche Persönlichkeit besonders stark unter diesem sehr verbreiteten Wahn leiden.

Die andere Ausprägung einer nicht-geerdeten Persönlichkeit lehnt das Leben auf der Erde bewusst oder unbewusst ab. Dieser Persönlichkeitstyp hat in einer mehr oder weniger subtilen Form Todessehnsucht und fühlt sich seinem Körper stark entfremdet; im Grunde möchte er das Leben um jeden Preis vermeiden.

Während das erste Chakra sich sehr nach einem sicheren Ort auf dieser Erde sehnt, führen die in ihm angehäuften Traumata uns zu dem Schluss, dass es auf diesem Planeten keinen Platz gibt, an dem wir unser Haupt betten und ein Gefühl der Zugehörigkeit empfinden können. Manche von uns haben im Mutterleib eine Form der Zurückweisung erlebt, also einen Widerstand dagegen, dass wir in die Welt kamen.

Andere waren in frühen Jahren ohne mütterliche Fürsorge oder haben unter materieller Not gelitten. Wir schlossen daraus, dass die Welt uns nicht will und dass es für uns keinen Platz in ihr gibt. Wir konnten deshalb nicht über das Bedürfnis hinauswachsen, wie im Mutterleib genährt zu sein, und schafften es nicht, auf eigenen Füßen zu stehen. Weil wir uns nicht genährt fühlen, fehlt uns die natürliche Fähigkeit, unsere körperliche Stärke, unser aufrechtes Rückgrat zu entwickeln.

Daher zeigt sich das Ungleichgewicht manchmal auf eine besondere ungeerdete Art und Weise: indem ich mir selbst und den Menschen um mich herum immer wieder beweise, dass ich nicht zu ihnen gehöre; indem ich mich weigere, meinen eigenen Lebensunterhalt zu verdienen, meine eigene Unterkunft zu finden und mich mit Essen und anderen lebenswichtigen Dingen zu versorgen; indem ich mich überall entwurzelt fühle oder sogar ständig umziehe und meine Umgebung immer wieder rastlos verändere. Der Wunsch, Schmerz zu vermeiden, kann uns zum anderen Ende der emotionalen Skala des ersten Chakras bringen: einem Schutzmechanismus, der in völliger Absonderung besteht.

Oft entwickelt das unausgeglichene erste Chakra eine Art verzerrter Spiritualität: eine Spiritualität, die aus Furcht erwächst und aus der Suche nach Bequemlichkeit; sie bietet eine Fluchtmöglichkeit vor den Grausamkeiten des Lebens. Auf der kollektiven Ebene funktionieren religiöse Ideen so: Sie vermitteln den Menschen tröstende Vorstellungen, die dem unberechenbaren Leben Sinn geben. Die Religionen gehen so weit, den Menschen ein anderes Leben oder eine andere Welt zu versprechen, in der die Bösen gestraft und die Guten belohnt werden – auf diese Weise erscheint uns das Leben nur als eine Durchgangsstation und wird so besser erträglich. Wir trösten uns damit zu denken, wir würden unsere Lieben im Jenseits wiedersehen und dass es Ruhe und Erlösung für unsere Seelen geben wird. In der Zwischenzeit umgeben wir uns mit besänftigenden Vorstellungen wie: »Es ist alles Gottes Wille«, »Gott hat gegeben und Gott hat genommen« und »Es geschieht alles zum Besten«.

Eine echte und tiefgehende Spiritualität ist für das unausgeglichene erste Chakra schlicht unmöglich, weil Spiritualität ihrem Wesen nach auf einer positiven Lebenseinstellung fußen muss. Wenn man so große Angst vor dem Leben hat, wie will man sich entspannen, die Zukunft loslassen und im Hier und Jetzt der Meditation sein? Spiritualität ist dann eher eine subtile Form des Selbstmords, die uns eine weitere Möglichkeit der mentalen und emotionalen Flucht bietet und uns hilft, körperliche Präsenz zu vermeiden. Tatsächlich werden sogar New-Age-Konzepte wie »Leben im Hier und Jetzt« und »Akzeptanz von allem, was ist« aufgrund dieser grundlegenden Angst falsch verwendet. Diese Angst kann dazu führen, dass man sich absondert oder gar als etwas Besseres fühlt, weil man dem schrecklichen und anstrengenden Leben den Rücken kehrt.

Außer Spiritualität gibt es noch andere Fluchtmöglichkeiten. Dazu gehören Hirngespinste von einer anderen Welt oder einem anderen Leben wie auch Süchte, die Selbstvergessenheit fördern und helfen, den Herausforderungen des Lebens aus dem Weg zu gehen (etwa Alkohol oder Zigaretten). Alles, was hilft, Schmerz ganz zu vermeiden, jede Form von Verweigerung gehört in diese Kategorie, auch Gleichgültigkeit und ein Abschalten aller Emotionen.

Lösungen für das unausgeglichene erste Chakra

Die wichtigste Erkenntnis für das unausgeglichene erste Chakra ist, dass das Leben überhaupt nicht dazu gedacht ist, sicher zu sein. Das Leben *ist* ein gefährlicher Ort, und dazu gehört, dass wir alles verlieren können – schließlich lauert der Tod bereits hinter der nächsten Ecke. Alle unsere Bemühungen, die äußere Welt in eine perfekte Stabilität zu zwingen, sind ganz vergebens. Wir mögen das Leben und uns selbst eine Weile täuschen, vielleicht sogar über viele lange Jahre hinweg, aber schließlich wird das echte Leben hervorbrechen. Auch wenn die wilde Natur des Lebens sich nicht zeigt, zahlen wir einen enormen Preis, da wir uns ständig in einem Zustand von Angst, Sorge und Anspannung befinden.

Der entscheidende Lösungsweg für das erste Chakra besteht darin, eine innere Welt der Stabilität zu schaffen. Wir müssen damit aufhören, nach einem illusorischen äußeren Zufluchtsort zu suchen, und unser eigenes Selbst als eigentlichen Zufluchtsort begreifen, ganz wie eine Schildkröte, die ihr Zuhause auf dem Rücken trägt. Indem wir Präsenz im Körper und Meditation (aber nicht der eskapistischen Sorte!) üben, gestatten wir uns, endlich in unseren Körper einzutreten, tief zu atmen und die Herausforderung anzunehmen. Aus dieser inneren Stabilität heraus willigen wir ein, das Leben zu umarmen.

Niemand kann mit dem Leben fließen, solange das eigene Selbst keine innere Stabilität besitzt. Die vorrangige Aufgabe meditativer Prozesse besteht darin, eine Schicht des Bewusstseins aufzuwecken, die unzerstörbar ist und die von den immerfort wechselnden Umständen des Lebens nicht beeinträchtigt werden kann. Diesen Grad der Stille kann man mit der Ruhe und Unerschütterlichkeit eines hohen Berges vergleichen. Je mehr unser Bewusstsein sich über die Grenzen der Identifikation mit dem Körper-Seele-Komplex ausdehnt, desto besser können wir es zulassen, selbst dann im Körper zu bleiben, wenn offensichtlich Gefahr droht. Wir müssen nicht mehr fliehen, und wir können unser Gehirn so umerziehen, dass es die Überlebensstrategie des Rückzugs aufgibt und erkennt, wie wichtig es ist, präsent zu sein.

Alle Arten von Meditation können uns das Geheimnis der Gegenwärtigkeit lehren, wenn sie in diesem heilsamen Kontext praktiziert werden und nicht, um langsam Selbstmord zu begehen. Wir können dieses Geheimnis nutzen, um das Leben als Ganzes anzunehmen, vor Schmerz nicht mehr davonzulaufen und bereitwillig auch unangenehme und sogar bedrückende Momente zu erleben. Erst, wenn eine solche innere Stabilität erreicht ist, können wir Liebe zum Leben spüren und ganz damit einverstanden sein, mit beiden Füßen auf der Erde zu stehen.

Falls wir eine starke Übersensibilität entwickelt haben und uns alles beängstigend und überwältigend vorkommt, ist es sehr wichtig, mit Praktiken zu arbeiten, die eine Verbindung zur Erde herstellen. Wir müssen wieder das Gefühl in uns wecken, dass wir tiefe Wurzeln im Erdreich haben, dass wir die rauhe Erfahrung körperlicher Schmerzen annehmen und akzeptieren können, dass wir in einem materiellen Körper leben, der von Natur aus animalisch ist. Hier ist eine gewisse Derbheit nötig – man könnte sagen, dass wir den Kräften der Natur nur dann begegnen können, wenn wir selbst zur Naturgewalt werden.

Meditation und Achtsamkeitsübungen reichen jedoch nicht aus, um das unausgeglichene erste Chakra zu heilen. Man muss bedenken, dass wir alle zahlreiche traumatische Erfahrungen angesammelt haben, die das Ergebnis vieler Jahre sind, in denen wir halb schlafend über diesen Planeten gewandert sind. Wir müssen alle diese schockierenden Erlebnisse aufarbeiten, weil sie in Körper und Seele starke Reaktionsmuster geprägt haben. Tatsächlich können wir wegen all dieser Erinnerungen, die sich in starke Prägungen und anschließend in Muster verwandelt haben, die Fülle des Augenblicks im Jetzt und Hier nicht wirklich erleben.

Um uns von diesen belastenden Erinnerungen und ihren Verknüpfungen zu befreien, ist es am besten, mit Techniken zu arbeiten, die Therapie und Spiritualität, Erleuchtung und Psychologie verbinden, weil wir mit ihrer Hilfe lernen können, ein höheres Gewahrsein selbst in die Augenblicke geringsten Gewahrseins zu bringen, in denen wir uns auf eine instinktive Daseinsebene zurückgezogen hatten. Das Heilmittel für traumatische Erfahrungen besteht darin, ein höheres Gewahrsein in sie einzupflanzen, und zwar in dem Maß, dass die Verknüpfungen in der Erinnerung tatsächlich aufgelöst werden.

Indem wir uns mit innerer Arbeit davon befreien, wie wir in der Vergangenheit reagiert haben, und lernen, von nun an voll und ganz präsent zu sein, werden wir diesen Reaktionsmechanismus abschalten (der im Osten Karma genannt wird). Langsam aber sicher lernen wir, unseren Geist still werden zu lassen, Zukunftssorgen loszulassen, die Bewegung der Veränderung anzunehmen, viele Formen von Flucht aufzugeben und eine tiefe innere Form von Spiritualität zu entwickeln.

Die drci Ebenen des Funktionierens

Das funktionsfähige erste Chakra: Wir sind in der Lage, für uns selbst und für unsere Lieben ein Zuhause zu schaffen, einer Arbeit nachzugehen und für Geld und Nahrung zu sorgen. Wir können eine Familie, eine Ehe oder jede andere Form einer festen Langzeitbeziehung aufrechterhalten und entwickeln eine gesunde Routine. Wir besitzen die natürlichen Eigenschaften der Geduld und Ausdauer, die sehr wichtig sind, um in der materiellen Welt etwas aufbauen zu können. Wir laufen vor den Herausforderungen des Lebens selbst dann nicht davon, wenn sie schwierig sind und in uns viele psychologische und körperliche Reaktionen provozieren. Wir erlauben unseren Ängsten nicht, uns im Weg zu stehen. Obwohl unser Gehirn eindeutig noch zu stark unter Strom steht, schaffen wir es, mit einem großen Maß an Sorgen und Stress fertig zu werden. Wir erleben das Leben vielleicht als dauernden Kampf und spüren möglicherweise eine ständige existentielle Spannung, dennoch können wir uns auf Prinzipien stützen, die uns Kraft geben und haben einen starken Lebenswillen. Wir begreifen, dass Essen uns in erster Linie nähren sollte, wenn es auch in dieser Beziehung eindeutig noch einen gewissen Grad der Abhängigkeit gibt und wir uns an Essen festhalten.

Das ausgeglichene erste Chakra: Wir erleben das Leben grundsätzlich als positiv. In uns klingt ein tiefes »Ja« als Antwort auf die Herausforderungen des Lebens. Wir übernehmen für unser Leiden die volle Verantwortung, da wir begreifen, dass Leiden von einem Mangel an eigener Präsenz verursacht wird, der dazu führt, dass wir irrationale Schlüsse über das Leben, andere Menschen und uns selbst ziehen. Unsere wichtigsten Traumata sind aufgearbeitet und wir lernen, unter allen Umständen und jederzeit voll und ganz im Körper präsent zu sein. Wir lassen es zu, alles zu erleben, ohne uns dabei zu verkrampfen, auch körperliche Schmerzen. Wenn uns etwas sehr erschüttert, heißen wir die Erschütterung ohne Widerstand und Angst willkommen, da wir erkannt haben, dass große Wendepunkte Tore des Wachstums und der Transformation sind.

Wir können die Initiative ergreifen und Veränderungen in unser Leben bitten; können »mit dem Tod leben«, Schlusspunkte akzeptieren und lieben. Da wir eins sind mit dem ständigen Fluss der Veränderung, können wir im Jetzt bleiben, so dass wir niemals zurückblicken und uns auch nie an Erinnerungen, Menschen und Erlebnissen festklammern. Wir verstehen auf tiefgehende Weise, dass wir uns nicht auf Stabilität im Außen verlassen können und verlagern unsere Aufmerksamkeit darauf, eine innere Stabilität zu kultivieren, die viel bereichernder ist. Unsere Fähigkeit zu meditieren und uns im Hier und Jetzt zu entspannen, selbst wenn wir mit geöffneten Augen durchs Leben gehen, wächst, und unser Gehirn wird deutlich ruhiger. Unsere spirituelle Praxis wird zu einer neuen Basis wahrhaftiger und furchtloser Liebe zum Leben.

So brauchen wir keine stützenden Konzepte, um Schmerz oder Freude annehmen zu können. Indem wir das unzerstörbare Element in uns kennen, können wir furchtlos alles fühlen, was unseres Weges kommt. Gott ist keine tröstende Vorstellung, sondern manifestiert sich im Leben selbst. Wir haben keine Angst davor, allein zu sein, fern von der Herde, und wir tragen in uns das Gefühl, sowohl zum Reich der Erde als auch zum Reich des Geistes zu gehören. Wir verbinden uns frei mit allen Traditionen und allen Formen sozialer und religiöser Struktur, einschließlich unserer eigenen Familie, aber wir haben dabei nicht das psychologisch bedingte Bedürfnis nach Zugehörigkeit. Wir verbinden uns auf eine gesunde Weise mit den Kräften der Erde – Nahrung, Kräuter, Wasser und Landschaft – und lernen sie bewusst so zu nutzen, dass sie uns körperlich und spirituell nähren können.

Das erwachte erste Chakra: Wenn die spirituelle Kapazität des ersten Chakra erwacht, ist dies der Anfang einer großartigen Reise, auf der Materie in Geist verwandelt wird. Traditionell wird dieser Prozess »das Erwachen der Kundalini« genannt. Dieses Erwachen ist die Aufwärtsbewegung der Lebenskraft, die unter dem ersten Chakra gespeichert ist und normalerweise nur teilweise für die alltäglichen Funktionen des Körpers und der Seele benutzt wird. Anstatt dem Sog der Schwerkraft zu folgen und den irdischen Bedürfnissen und Begierden zu dienen, fängt die Lebenskraft an, die schlummernden spirituellen Schichten aufzuwecken und diese dann nach oben zum siebten Chakra hin auszurichten. Dabei verschmilzt sie mehr und mehr mit dem kosmischen Prana, das durch das Scheitelchakra nach unten dringt. Wir werden diesen Prozess im Anhang noch detailliert besprechen, im Moment ist es nur wichtig, zu verstehen, dass mit dem Erwachen des ersten Chakras – welches mit der grundlegenden Erkenntnis: »Ich bin kein Körper sondern ein Geist, eine vibrierende Lebenskraft, die sich durch einen Körper bewegt« einhergeht – der gesamte Vergeistigungsprozess beginnt.

Die innere Stabilität, die wir in der Meditation entdeckt haben, verwandelt sich in eine ungeheuer freudige Lösung von weltlichen Fesseln.

Man begreift, dass der Sinn des Lebens nicht darin besteht, der irdischen Welt anzugehören, sondern der Welt des Geistes, und so hält man sich nicht mehr an der Welt der Sinne fest, an materiellem Besitz oder bloß am Selbsterhaltungstrieb. Während dieser befreienden Erkenntnis wird die Lebenskraft unterhalb des ersten Chakras wieder und wieder durch das zentrale Nadi, die Sushumna, »geschossen«, und ruft erste kraftvolle spirituelle Erlebnisse hervor, die das Vertrauen in den Geist noch weiter erhöhen. Das erste Chakra kontrolliert als Basis der feinstofflichen Wirbelsäule unser gesamtes »spirituelles Rückgrat« – also unsere Fähigkeit, als herrliche spirituelle Wesen auf diesem Planeten zu stehen. In gewisser Weise begreifen wir, dass Materie und Erde nichts als eine weitere spirituelle Dimension sind, und durch diese Erkenntnis fangen wir an, sogar unseren stofflichen Körper und die objektive physische Welt als luftiger und weniger dicht zu erleben. Da wir von diesem Punkt an von dem edelsten »Lebensmittel«, dem kosmischen Prana, vollkommen genährt werden, verlieren wir jegliche Bindung an materielle Nahrungsmittel.

Polare Emotionen

Todeswunsch/Angst vor dem Tod; Ängstlichkeit/Sicherheit; Furcht/Stabilität.

Arten von Trauma

Alle Traumata werden auf der instinktiven Ebene im ersten Chakra gespeichert, aber die spezifischen Traumata, die für das erste Chakra einzigartig sind, handeln alle vom körperlichen Überleben und lebensbedrohlichen Situationen. In diese Kategorie fallen Kämpfe gegen die Naturgewalten, gefährliche Krankheiten, Kriege, Nahtoderfahrungen, körperliche Schocks im Mutterleib und während der Geburt, Zeiten, in denen unsere Lieben großer Gefahr ausgesetzt waren sowie körperliche Angriffe und Missbrauch. Es gibt auch finanzielle Traumata, in denen uns Gefahr durch Mangel oder Hunger droht, und Traumata, in denen wir unser Zuhause oder unser Land verlieren (auch der Umzug in ein anderes Land oder wenn wir die Last auf uns nehmen, eine Familie oder eine Sippe am Leben zu erhalten). Man muss verstehen, dass wir, da wir stark von einem kollektiven Bewusstsein beeinflusst werden, und zwar besonders, wenn wir ein unausgeglichenes erstes Chakra haben, auch von körperlichen Traumata unseres Volks, unserer Religion oder ethnischen Gruppe belastet sein können.

Diese Art Trauma führt uns zu dem Schluss, dass *das Leben gefährlich sei.* Es kann sogar dazu führen, dass wir unsere Geburt in dieser Welt für einen traurigen Fehler halten. Wir fühlen uns angesichts der Herausforderungen des Lebens so schwach, dass wir das Gefühl haben, Opfer des Lebens zu sein, als ob alles darauf aus wäre, uns Schaden zuzufügen. So kann sich große Ängstlichkeit entwickeln und der allmähliche Wunsch nach einem Leben, in dem sich alles stets wiederholt und vorhersagbar ist. Wir versuchen nach Kräften, viele Erfahrungen und Abenteuer des Lebens zu vermeiden und können sogar zu Hypochondern werden. Die Ängstlichkeit kann sich in der Furcht vor einer bestimmten Art des Todes zeigen, wie etwa Höhenangst, Angst vor Tieren, Autos, Fahrstühlen, tiefen Gewässern und so weiter. Wir können in einem solchen Maße angstgetrieben sein, dass wir jede Veränderung in unseren Lebensstrukturen (wenn unsere Ehe zerbricht oder wir unsere Arbeit verlieren) als lebensbedrohlich empfinden.

Persönlichkeitstyp

Das traditionelle Symbol des ersten Chakra-Persönlichkeitstyps ist die Ameise. Dieser Persönlichkeitstyp neigt dazu, in den verschiedenen Bereichen des Lebens stabile Strukturen zu etablieren. Eine solide Basis aufzubauen, erscheint ihm von größter Wichtigkeit zu sein. Er ist gesetzestreu, strebt danach, sesshaft zu werden, ist von Natur aus beharrlich und sehr produktiv. Zu diesem Typus gehören die hart arbeitenden Männer und Frauen, die es genießen, einer Routine zu folgen und Sicherheit zu haben, cin stabiles Einkommen, ein Haus und eine Familie. Sie neigen nicht zu Abenteuern und mögen es nicht, wenn sich zu viel verändert. Für gewöhnlich gehören sie einer Tradition an, wie etwa einer Religion, Nationalität, einer Überlieferung und Geschichte. Sie wissen die Heiligkeit des Landes, die Zyklen des Lebens und die Wahrung alter Weisheiten zu schätzen. Im allgemeinen weist diese Sorte Mensch Eigenschaften wie Bodenständigkeit, Geduld, Stabilität in Beziehungen, Treue, Respekt und hohe moralische Werte auf. Werden sie jedoch aus dem

Gleichgewicht gebracht, reagieren sie entweder mit Ängstlichkeit oder mit völliger Stumpfheit und Apathie. Sie können zu erdverhaftet und besitzergreifend sein und manchmal sogar aggressiv, wenn sie das Gefühl haben, dass sie ihre Identifikations-»Gruppen« schützen müssen. Sie neigen auch zu Unbeweglichkeit und Stagnation und dazu, nostalgisch an der Vergangenheit zu hängen oder an geringfügigen oder nebensächlichen Kleinigkeiten. Sie können dogmatisch in ihrer Art sein, an Regeln und Gesetzen jeder Art festzuhalten. Diese Unausgeglichenheiten können sie von jeder Form tiefgehender Spiritualität fernhalten, die sich stets um eine unmittelbare Teilnahme an den Mysterien des Lebens bemüht.

Bei körperlicher Unausgeglichenheit sind Übergewicht, Verdauungsprobleme und Verstopfungen möglich. Dieser Persönlichkeitstyp macht einen großen Teil der menschlichen Bevölkerung aus. Im ayurvedischen System ist er der Kapha-Typ, geerdet und »schwer«.

Berühmte Persönlichkeiten des ersten Chakra: Moses, Konfuzius: Schöpfer sozialer Ordnung als Ausdruck göttlicher Ordnung.

Männliche und weibliche Energien

Die männliche Eigenschaft des ersten Chakra ist wie die Stabilität und Stille eines hohen Berges. Der Mensch ist tief im Boden verwurzelt, sowohl physisch als auch spirituell. Die feminine Eigenschaft ist die Fähigkeit, dem Leben zu vertrauen, als sei nie etwas geschehen, alles so zu akzeptieren, wie es ist, und weise mit dem Strom der Veränderungen zu fließen. Diese Eigenschaft ähnelt einem Fluss.

Art des Glücks

Ein ständiges, ungebrochenes Gefühl der Sicherheit und Stabilität; mit der Familie und dem Stamm sein; das Gefühl, dass ich auf diesem Planeten einen Platz habe, an den ich wahrhaft gehöre.

Bedeutung und Sinn des Lebens

Im Leben geht es um Ordnung, Gesundheit und Gleichgewicht. Familiäre Verbindungen sind sehr wichtig, und auch die Loyalität zu äußeren Identifikations-Gruppen, wie Konfession oder Nation. Liebe bedeutet

Familie und manchmal den Glauben an Gott; der Tod ist ein trauriges Ereignis; Gott kann eine tröstende Vaterfigur sein.

Entsprechende Altersstufe

Vom Mutterleib bis zum siebten Lebensjahr: Eine sehr bedeutsame Phase ist der anstrengende Vorgang der Geburt und das anschließende erste Jahr des Babys, in dem es damit kämpft, in der Welt anzukommen und sich in seinem Körper zu entspannen. In dieser Zeit passen wir uns an die Welt um uns herum an, das Zugehörigkeitsgefühl zu unserem Körper, zu Familie, Gemeinschaft, Sippe und Nation wächst. Wir identifizieren uns zwangsläufig ganz und gar mit unseren Ur-Instinkten und dem physischen Körper.

Psychosomatische Störungen

Da das erste Chakra das gesamte System des Skeletts und der Muskeln kontrolliert, können alle Störungen der Wirbelsäule, der Gelenke, Bänder und Muskeln eine psychosomatische Verbindung mit einer Unausgeglichenheit im ersten Chakra haben. Unsere menschliche Wirbelsäule ist eine hervorragende Metapher für die Fähigkeit, aufrecht auf diesem Planeten und auf unseren eigenen Füßen stehen zu können.

Zu dieser Kategorie gehören auch chronische Erschöpfung, chronische Rückenschmerzen, Verletzungen, Lähmungen und Probleme mit der Genesung (nach Verletzungen, Operationen oder langen Krankheiten). Kurz gesagt, geht es hier also grundlegend um die Unfähigkeit, körperliche Probleme zu überwinden und auf eigenen Beinen zu stehen.

Fettleibigkeit ist im Kontext psychosomatischer Ungleichgewichte des ersten Chakras eine Ausdrucksform der zu erdverhafteten Persönlichkeit, während Magersucht ein Symptom der nicht-geerdeten Persönlichkeit ist. Letztere kann auch unter Angstzuständen leiden.

Kollektive Prägungen

Die erste kollektive Prägung besteht in den gespeicherten traumatischen Erfahrungen der gesamten Menschheit: Naturkatastrophen, Weltkriege, Massaker, schwere Gewalt in all ihren Formen (natürlich oder menschengemacht), Seuchen, Hungersnöte, große finanzielle Krisen. All diese Erinnerungen führen uns zu dem Schluss, dass das Leben ein wirklich gefährlicher Ort ist – und das ist Grund genug, eine ständige existentielle Anspannung zu spüren.

Die zweite wichtige kollektive Prägung ist eine Neigung der Gesellschaft zu Schwere und zur Verhaftung an die irdischen Elemente unseres Daseins. Diese Prägung resultiert aus der Annahme, dass nur die Materie existiert (dies ist auch die Grundlage für unseren wissenschaftlichen Materialismus). Wir werden ermutigt, uns an »dauerhaften« und »unveränderlichen« sozialen Strukturen wie Familie und Nation festzuhalten. Diese biologischen Bindungen werden als höchste Kräfte in uns angesehen und der Tod als unser gemeinsamer Feind.

Eine letzte wichtige kollektive Prägung ist die geläufige religiöse Spiritualität. Im völligen Gegensatz zur materialistischen Sicht werden wir hier dazu ermutigt, über diese Welt hinauszublicken und uns auf eine andere, bessere Welt vorzubereiten, sei es das Himmelreich oder eine andere erlösende Dimension. Das Reich der Materie wird zu einer Durchgangsstation erklärt, und die materielle Existenz wird als niedrig und minderwertig angesehen. Diese Prägung erschafft in uns ein unbewusstes »Nein« zum Leben auf diesem Planeten.

Evolution der Welt

Im ersten Chakra sitzt der Überlebenstrieb, der allen Lebewesen innewohnt. Dieses Chakra hat sich zur Zeit des prähistorischen Menschen herausgebildet. Es geht hier ganz um unsere ursprüngliche Beziehung zur Natur – um den Kampf mit ihr und die Anpassung an ihre gewaltsamen Kräfte. In dieser Zeit, in der sich die menschliche Kultur entwickelt hat, war das Bewusstsein ein sehr einfaches existentielles Gefühl ohne individuelles Denken; es gab nur das Stammesdenken. Die Zeit war ein immerwährender Fluss; jeder Tag erschien wie der erste aller Tage. Das Bewusstsein befand sich in Harmonie mit der Umgebung, wie bei einem Tier, das ganz mit der Natur verbunden ist. Jedes neugeborene Baby erlebt vorübergehend ein Stadium dieses ursprünglichen Bewusstseins.

Häufige Wechselbeziehungen mit anderen Chakren

Gemeinsam mit dem zweiten und dritten Chakra bildet das erste Chakra den Sitz ursprünglicher Empfindungen und einer instinktiven Beziehung zur Welt der Sinne. Entsprechend bringen diese drei in ihrem erwachten Zustand eine reife Beziehung zur Welt hervor, in der wir ein hohes Maß an Unabhängigkeit und große innere Stärke erreichen. Wir sind nicht mehr leicht zu beeinflussen und einigermaßen unabhängig.

Das erste Chakra ist mit seinen traumatischen Abspeicherungen mit den anderen sechs verbunden. Wenn das grundlegende Problem einer traumatischen Beziehung zum Leben aus dem ersten Chakra entfernt worden ist, leitet dies den vollständigen Heilungsprozess der anderen Chakren ein.

Im Kundalini-Prozess

Das erste Chakra gilt als der erste »Granthi« oder Knoten. Granthis fungieren als Schleusen, die den Energiefluss blockieren, bis sowohl das körperliche als auch das energetische Nervensystem wirklich bereit sind. Wenn wir diesen ersten Knoten lösen, befreien wir uns aus der Gefangenschaft der Illusion, dass wir der sinnlichen Welt angehören. Dies ist der erste Schritt der Kundalini-Kraft im Prozess der Selbst-Vergeistigung.

Empfohlene Übungen

Da es beim Ungleichgewicht des ersten Chakras ganz um den Widerstand gegen Veränderungen und Leiden geht, zielen die meisten empfohlenen Übungen darauf ab, diesen grundlegenden Widerstand aufzulösen.

Zuallererst ist es sehr ratsam, von Zeit zu Zeit einen nüchternen Blick auf das bisherige Leben zu werfen und sich zu fragen: Gab es wirklich irgendeinen guten Grund dafür, dass so viel Energie auf Sorge und Anspannung verschwendet wurde? Kannst du nicht sehen, dass das Leben seine eigene, eigentümliche Art hat, sich in gewisser Weise selbst zu regeln? Es gibt keinen praktischen oder vernünftigen Grund zur Sorge. Versuche, diese Weisheit zu entwickeln, indem du nach jeder schwierigen Erfahrung einfach diese Betrachtung anstellst: Hat es sich nicht irgendwie selbst in Ordnung gebracht? Das Leben ist wie ein immerwährender Fluss, und als solcher bewegt es sich stetig und hält niemals inne.

Man muss sein Bestes tun, dem Schmerz keinen Widerstand zu leisten, denn nur Widerstand verwandelt Schmerz in Leiden. Wenn der Schmerz kommt, erlaube es ihm, da zu sein und in deinem Körper und Geist zu fließen. Erinnere dich daran, dass er ein natürlicher und unvermeidlicher Teil des Lebens ist. Versuche nicht, dich zu schützen, indem du dich an alle möglichen tröstenden und beruhigenden Konzepte klammerst. Techniken wie Vipassana-Meditation können helfen, eine gesunde Abgrenzung von emotionalen und körperlichen Schmerzen zu schaffen. Du kannst Schmerz sogar mit Absicht in dein Leben bitten und ihn mit einem bereitwilligen Herzen willkommen heißen – dies ist eine große Geste der Furchtlosigkeit. Sei immer willens, Schmerz ganz und gar zu erleben. Dann, wenn er dich nichts mehr lehren kann, lass ihn gehen.

Jede Übung, in der es darum geht, dem Tod ins Gesicht zu sehen und ihn in unser Leben einzufügen, ist wichtig für das erste Chakra. Du kannst dich dazu entscheiden, die Präsenz des Todes inmitten des Lebens zu spüren, wann immer du einen Schlusspunkt in irgendeiner Form erlebst. Wenn etwas, das du liebst – eine lustvolle Beziehung oder ein Beruf, zum Beispiel – verblasst und verschwindet, spüre die Süße des Todes in diesen wertvollen Momenten.

Meditation ist ungeheuer wichtig für den Ausgleich des ersten Chakras. Vertiefe dich in Meditation, um wieder und wieder das zu erkennen, was Zeit und Veränderungen nicht unterworfen ist; das, was niemals stirbt. Solange wir spüren, dass wir völlig von Zeit und Umständen abhängig sind, sind wir unausweichlich dazu verdammt, ängstlich und elend zu bleiben.

Abgesehen von täglichen Meditationsübungen als Grundlage eines furchtlosen Lebens müssen wir, um in Körper und Geist ganz präsent sein zu können, verschiedene Übungen absolvieren: Gravierende Traumata (die möglicherweise auch aus früheren Leben stammen) mit Hilfe einer oder mehrerer Therapieformen aufarbeiten; Übungen praktizieren, welche die Verbindung zur Erde und zum Tierreich herstellen sowie

Übungen, die Gewahrsein im Körper und eine tiefe Erdung begründen. Zudem müssen wir einerseits Stabilität in unserem Leben schaffen und andererseits von Zeit zu Zeit bewusst etwas verändern und uns auf Abenteuer einlassen.

Für die nicht-geerdete, zur Wirklichkeitsflucht neigende Persönlichkeit, die daran gewöhnt ist, dem Leben vorzugreifen, und Schmerz vermeidet, indem sie unnötige Veränderungen herbeiführt, gilt folgendes: Lege dich für einen langen Zeitraum auf eine Sache oder einen Ort fest (eine Arbeit oder eine langfristige, verantwortungsvolle Beziehung) und suche dir außerdem absichtlich rauhe und fordernde Situationen, so dass du nicht zu zart und verletzlich wirst. Für jene, die Stabilität selbst dann vorziehen, wenn ihre Lebensbedingungen vollkommen unerträglich sind, gilt: Übe dich darin, Risiken einzugehen und tiefgreifende Veränderungen für dich zu schaffen.

Es ist wichtig zu lernen, aus den Kräften der Erde eine lebendige Nahrung zu ziehen. Suche nach optimalen Möglichkeiten, die erstaunlichen schwingenden und heilenden Kräfte der Natur zu nutzen, wie durch natürliches Essen, reines Wasser, Kräuter, körperliche Betätigungen und eine direkte Verbindung zum Erdboden, etwa durch Gartenarbeit oder durch die Entwicklung einer Beziehung zur Natur.

Das zweite Chakra: Die Suche nach Freude

Lage und allgemeine Orientierung

Das zweite Chakra befindet sich zwischen den Geschlechtsorganen und dem Bauchnabel. Es beeinflusst die Geschlechtsdrüsen und -organe einschließlich des Uterus und Nabels und zudem auch noch die Nieren. Interessant ist, dass sich in diesem Bereich auch das befindet, was die chinesische Medizin »Jing« nennt – die Nierenessenz, welche die stoffliche Grundlage für den gesamten physischen Körper bildet und als der Treibstoff gesehen wird, den der Körper zum Leben braucht, und aus dem er die Kraft für alle seine Aktivitäten zieht. Entsprechend verwendet die ayurvedische Medizin den Begriff »Ojas«, um die vitale Lebenskraft und den Vorrat an Lebensenergie zu beschreiben. Genau wie »Jing« wird diese Lebenskraft mindestens teilweise mit dem »Saft des Lebens« gleichgesetzt und ebenfalls mit der Funktion der Nieren in Verbindung gebracht. Sperma etwa, der Samen des Schöpfungsprozesses, wird sowohl mit Jing als auch Ojas in Verbindung gebracht. Diese beiden Begriffe können uns ein Gefühl dafür geben, worum es beim zweiten Chakra geht: Es ist der Sitz der Lebenskraft im feinstofflichen Körper.

Es ist auch kein Zufall, dass die japanische Kampfkunst sich auf das sogenannte »Hara« konzentriert: den lebendigen Geist und die Kraft, die knapp unter dem Nabel ruht.

Ein weiterer Hinweis ist die Tatsache, dass Adrenalin, das neben anderen Eigenschaften auch das Hormon eines angespannten sympathischen Nervensystems ist, von den Nebennieren ausgeschüttet wird, die sich oberhalb der Nieren befinden. Hier besteht eine Verbindung zu der körperlichen Reaktion auf Höhepunkte im Leben, die sehr oft überstimulierend wirken. Diese Ebene der Nierenfunktion entspricht dem überaus experimentier- und erlebnisfreudigen Wesen des zweiten Chakras.

Der Nabel ist ein starkes Symbol für eine bestehende oder eine fehlende Verbindung zur Lebenskraft an sich. Im Mutterleib wurden wir durch die Nabelschnur genährt; dann wurde sie abgeschnitten und wir mussten eine eigene, unabhängige Verbindung zum Universum schaffen, damit es uns nähren und uns Energie geben konnte. Wir konnten uns nicht mehr wie vorher auf die innere und sichere Umgebung des Mutterleibs verlassen und waren gezwungen, auf eigenen Füßen zu stehen und von der »Mutter«, die das Leben ist, zu trinken. Natürlich hängt diese Fähigkeit, eine unabhängige Verbindung zur Lebenskraft zu entwickeln, davon ab, dass wir im Mutterleib und in der frühen Kindheit Liebe und Unterstützung erfahren haben.

Grundlegende psychologische Themen

Das zweite Chakra konzentriert sich auf das Thema unserer Teilhabe am Schöpfungsprozess und an der Fortpflanzung sowie unsere Beteiligung am Spiel der Kräfte des Lebens. Es ist das Feuer der Lebenskraft in uns, das hervorbrechen und sich mit der größeren Lebenskraft des Universums verbinden will. Diese Lebenskraft in uns ist der Drang, ein aktiver Teilnehmer an dem großen Fest des Lebens zu werden; sie will die vielfältigen Erlebnisse, die Natur und Sinne uns bieten, bis zur Neige austrinken: seien es Freuden und Genüsse, außergewöhnliche Erfahrungen und wildes Experimentieren oder der Ausdruck von Kreativität (auch die biologische Kreativität, das Gebären eines Kindes, oder subtilere Formen wie die verschiedenen Künste).

Das erste Bild, das bei der Beschreibung des zweiten Chakras aufscheint, ist das des Frühlings: Stelle dir den fruchtbaren Boden vor, der sich wie ein Schoß dem offenen Himmel und der sanften Sonne öffnet; stelle dir die Blumenfelder mit all ihren sinnlichen und prachtvollen Farben vor, die aus dieser Erde entspringen; stelle dir Bienen vor, die aufgeregt summen, während sie Blumen bestäuben. Alle Geschöpfe, auch der vernunftbegabte Mensch, werden im Frühling sinnlich. Die ganze Atmosphäre feiert Lust und Fortpflanzung.

Ein weiterer schöner Ausdruck des zweiten Chakras ist das Bild einer Frau, die ein Kind gebiert, während ihr Mann diesen Vorgang mit von Erstaunen weit geöffneten Augen begleitet. Niemand begreift das Wunder des Lebens: Wie kann es sein, dass aus der Verschmelzung eines Spermiums mit einer Eizelle eine ganze menschliche Persönlichkeit entsteht und wir, als Mutter und Vater, zu Trägern des großen Mysteriums des Lebens werden? Das tief empfundene Glück, das sich im Moment der Geburt einstellt, ist das Gefühl der Einheit mit den Kräften der Schöpfung; es ist ein Höhepunkt der Schöpferkraft, und unser zweites Chakra jubelt.

Das Leben ist reich an Möglichkeiten zum Erleben. Aus der Perspektive des zweiten Chakras ist es fast ein dionysisches Fest. Es gibt ein breites Spektrum an Freuden und Genüssen, die man als »Säfte des Lebens« bezeichnen könnte. Wir haben Sinne, die uns starke Erlebnisse ermöglichen. Und das zweite Chakra will sie, wenn es gesund ist, alle in sich aufnehmen.

Als wir kleine Kinder waren und vielleicht auch später noch, in unserer Jugend, schien tatsächlich alles ziemlich vergnüglich zu sein. Das Leben war wie ein großer Spielplatz, und alle die verschiedenen Möglichkeiten zum Erleben waren wie magische Pforten. Unsere Lebensfreude beruhte auf dieser Wahrnehmung vielfältiger offener Möglichkeiten und dem Gefühl, dass wir alles ausprobieren durften. Das ist es, was wir meinen, wenn wir von Unschuld sprechen – und entsprechend vom Verlust der Unschuld.

Langsam aber sicher haben dreierlei Blockaden unsere Freude am Ausprobieren eingeschränkt und gehemmt. Die erste ist die Moral; die Tatsache, dass unsere Eltern und andere Autoritätspersonen verschiedene unserer Erlebnisse missbilligt haben. Während wir unschuldig darin vertieft waren, mit den verschiedenen Energien des Lebens zu spielen, tauchten sie plötzlich mit wütendem oder säuerlichem Gesicht auf und nannten uns »einen bösen Jungen« oder »ein böses Mädchen«. Oft sagten sie uns sehr brüsk, dass wir uns falsch verhielten und etwas Verbotenes taten. Für uns steckte nicht viel Logik dahinter; uns schienen es mehr die Launen der Erwachsenen zu sein und nicht nachvollziehbares Denken. Vielleicht haben wir mit den Schuhen der anderen Hausbewohner gespielt oder unsere Genitalien angefasst und wurden dabei ganz einfach vom Fluss der Wonne überwältigt. Was auch immer es war, wir mussten uns diesen Launen einer seltsamen Moral unterwerfen und mit dem, was wir taten, aufhören oder lernen, wie wir die verbotenen Dinge geheim und im Dunklen tun konnten.

Die Moral verfolgt uns wie ein Schatten durch die Pubertät hindurch und darüber hinaus. Es gibt vielfältige Ge- und Verbote, die uns begleiten, wo auch immer wir hingehen. Sie schränken unsere Möglichkeiten und unsere Freiheit zu experimentieren ein. Im wesentlichen bedeutet »ein guter Mensch sein«, dass man sich an soziale Regeln anpasst, also tun wir unser bestes, um als »gut« zu gelten – das Problem ist, dass Gutsein zu oft bedeutet, dass unsere Lebenskraft und damit unsere Lebensfreude verringert wird. Wir bringen uns selbst bei, unsere Leidenschaft zu unterdrücken, da zu viel Freude, ein Überfluss an Energie und ein volles Erleben der Sinne »unpassend« oder »unanständig« ist. Schließlich werden wir selbst zu unserem schlimmsten Unterdrücker, zu einer zweigeteilten Persönlichkeit aus Sünder und Richter, und wir fangen an, Tatsachen sogar vor uns selbst zu verstecken.

In der Moral von Religionen und sozialen Strukturen geht es immer darum, dass man sich einer bestimmten, festgelegten Ordnung anpasst. Seit der biblischen Geschichte der Genesis, in der der Verzehr der verbotenen Frucht bedeutete, dass die Menschen aus dem Garten Eden vertrieben wurden, und Selbsterkenntnis bedeutete, dass man sich seines Körpers schämte und dafür schuldig fühlte, hat man uns eine fast endlose Reihe moralischer Regeln gegeben, die uns Furcht vor unserem eigenen Körper eingeflößt hat, vor unserer eigenen Lebenskraft und den verschiedenen Energien, die in uns wirbeln.

Man kann das zweite Chakra durchaus als Sitz der unterdrückten Libido sehen. Religionen und die Schöpfer sozialer Strukturen waren der Idee sexueller Freiheit nie besonders zugetan. Man hat uns gelehrt, dass es viele niedrige Impulse gibt, die wir zum Wohle der heiligen ehelichen Sicherheit und Stabilität verneinen und transzendieren sollten. Religionen haben die Sexualität als niedrig gebrandmarkt, als gottlos und böse – kurz, als unmoralisch. Um es genau zu nehmen war das Problem nie der Geschlechtsakt, welcher der Fortpflanzung diente, sondern die sexuelle *Lust*. Der Punkt aber, der uns bewusst oder unbewusst am meisten belastet, ist die Tatsache, dass unsere sexuellen Triebe von Natur aus vollkommen rein und unschuldig sind. Der Sexualtrieb ist gegenüber »gut« und »böse« ganz und gar blind; er bewegt sich schlicht in Richtung des Objekts, das ihn anzieht, um damit zu verschmelzen. Aber als Mädchen und Jungen wird uns von ängstlichen Erwachsenen vermittelt, keine eindeutigen Sexszenen im Kino zu sehen, unsere Körper nicht zu entblößen, nur heterosexuelle Anziehung zuzulassen, »seltsame« Partnerverbindungen zu vermeiden, das »tierische« Element sexuellen Begehrens zu fürchten, zu viel Ekstase und überfließende orgiastische Gefühle zu vermeiden, uns für Selbstbefriedigung zu schämen und eine »katholische« heilige Ehe anzustreben. In der Tat spielen sexuelle Ängste und unterdrückte Begierde eine große Rolle im psychologischen Spektrum des zweiten Chakras.

Die zweite Blockade, die eine ausgeglichene Funktion des zweiten Chakras verhindert, besteht in traumatischen Erfahrungen, die das Ergebnis von Experimentierfreude waren, und daraus resultierenden falschen Schlussfolgerungen. Jedem Kind sagt man, dass es die Flammen eines Feuers nicht berühren sollte, und das ist natürlich richtig. Aber wie steht es um die vielen Verbrennungen, die das Spiel mit dem »Feuer des Lebens« verursacht? Feuer, die Metapher für Leidenschaft und Lebensverlangen, ist erregend und kraftvoll, aber es kann uns auch versengen und eine Narbe hinterlassen: Enttäuschung und großes Misstrauen. Ein junges Mädchen mag voller Freude mit seinem Partner spielen und verschiedene sexuelle Empfindungen ausprobieren, aber dann wird ihr unbeherrschter Partner vielleicht brutal oder vergewaltigt sie sogar; ein junger Mann mag versuchen, in eine Partnerin einzudringen, dann aber frühzeitig ejakulieren oder peinlicherweise überhaupt keine Erektion bekommen; ein Teenager mag mit einem anderen Jungen reines Vergnügen erleben und es anschließend nicht schaffen, seine sexuelle Lust mit den moralischen Werten seiner Familie in Einklang zu bringen; jemand mag ein schreckliches Erlebnis mit psychedelischen Drogen haben und glücklich von einer Klippe springen, dabei jedoch seinen Kopf anschlagen und beinahe sterben. Solche Erlebnisse können uns zu der traurigen Schlussfolgerung bringen, dass es jedes Mal, wenn wir mutig, waghalsig oder einfach nur verspielt das Leben erforschen, mit großer Gefahr oder sogar dem Tod enden kann (oder darin, dass wir etwas über unsere wahre Natur entdecken, was uns zutiefst erschüttert). Unser Gehirn und unser unausgeglichenes zweites Chakra werden uns also fortan davor warnen, zu viel Risiko einzugehen, und uns drängen, »gesetzter« zu werden.

Das kann uns sogar beim schlichten Verlieben so gehen – wir geben uns einer vollkommenen Ekstase hin (den »Schmetterlingen« im Bauch), sind dann aber schockiert, wenn man uns zurückweist; also geben wir uns selbst das Versprechen, uns *niemals* wieder zu verlieben, um den Schmerz zu vermeiden, der kommt, wenn wir zu viel riskieren. Wir widersetzen uns der Lehre des Lebens, dass nämlich die Kehrseite von Lust immer Schmerz ist und immer sein wird.

Es gibt eine weitere wichtige Unterkategorie für die Blockade: schlimme Vorkommnisse wie sexueller Missbrauch. Dieser ist meistens nicht das Resultat unserer Jagd nach Genuss, sondern ein gewaltsamer Übergriff. Diese Ereignisse – wie Vergewaltigung, Pädophilie, Inzest, sexuelle Demütigung durch Klassenkameraden usw. – hinterlassen ebenfalls traumatische Prägungen im zweiten Chakra und verbinden unsere Lustzentren für immer mit Schmerz oder sogar Strafe.

Die dritte Art von Blockade wird uns nicht von anderen zugefügt, sondern ist das Resultat einer problematischen Gehirnfunktion. Da die zentrale Funktion des Gehirns darin besteht, sowohl körperlich als auch seelisch Sicherheit und Selbsterhaltung zu gewährleisten, sammelt es Erinnerungen in zwei zentralen Formen:

Das erste sind Prägungen, die eine Verbindung zwischen bestimmten Situationen und einer möglichen Gefahr herstellen, was zu Widerstand und dem Vermeiden von Schmerz führt, die Ursache für das Leiden im ersten Chakra.

Die zweite Form verknüpft bestimmte Situationen mit Lustgewinn. Dieser Mechanismus sorgt dafür, dass jeder Moment der Freude und der Lust im Gehirn genau registriert wird und immer wieder erlebt werden will. Hat das Gehirn sich dann an dieses Erlebnis gewöhnt, reicht ihm die Wiederholung nicht mehr; es will den sinnlichen Reiz verstärken.

Natürlich führt dieser Versuch, jeden Moment von Freude und Lust ewig währen zu lassen, zu Süchten und Besessenheiten. Das unausgeglichene zweite Chakra verwechselt Lust mit Glück; es will also immer die Lust auf jede nur mögliche Weise steigern, was sich selbstzerstörerisch auswirken kann.

Aufgrund dieser drei wichtigen Blockaden – Moral, traumatische Erlebnisse und der Mechanismus der Reizverstärkung – können wir die Verbindung zum natürlichen Fluss unserer Lebenskraft und damit zur Freude am Leben und an der Natur verlieren. Es gibt noch weitere Faktoren, die zu einem Ungleichgewicht führen können, wie zum Beispiel ein von Natur aus niedriges »Jing« oder das Gefühl, keine Verbindung zur schöpferischen Kraft zu haben. Letzteres kann verschiedene Blockaden beinhalten, etwa Unfruchtbarkeit oder die berühmte »Schreibblockade«. Wann immer wir das Gefühl haben, nicht am kreativen Fluss teilhaben zu können, wann immer wir erleben, dass unser schöpferischer Drang in unserem Bauch »feststeckt«, sind depressive Zustände die Folge.

Es gibt verschiedene Formen der schöpferischen Teilhabe am Leben. Am weitesten verbreitet ist Sex und Fortpflanzung – dies ist die körperliche Ebene. Die zweite verbreitete Teilhabe findet durch die verschiedenen Künste statt und durch jede Art schöpferischer Ideen – dies ist die emotionale und mentale Ebene. Doch in diesen kreativen Impuls ist ein viel subtilerer Impuls eingebettet, den man als »den Impuls des Verschmelzens« bezeichnen kann. Dies ist der spirituelle Drang, mit dem Leben zu verschmelzen, in einem ekstatischen und kosmischen

»Orgasmus« alle Schranken zu durchbrechen. Die tantrischen Lehren etwa handeln davon, den Sexualtrieb in spirituelle Verschmelzung umzuwandeln. Dieser Drang treibt uns dazu, vom körperlichen, seelischen und mentalen Einklang mit der Natur zur subtilsten Form des »Liebe-Machens« zu kommen. In Platons Begriffen sind dies die Funktionsweisen des »niederen« und des »höheren« Eros.

Wenn wir nichts »gebären« können – sei es ein Baby, eine Idee oder eine spirituelle Sehnsucht – bedeutet dies, das unser zweites Chakra seinen grundlegendsten Antrieb nicht leben kann.

Psychologische Reaktionen des unausgeglichenen zweiten Chakras

Moral und religiöse Ideale, die erste wichtige Blockade, führen unausweichlich zu Gefühlen von Schuld und Scham und Angst vor Strafe. Sie lassen uns unsere eigenen natürlichen Energien fürchten, geben uns das Gefühl, dass sie von Natur aus unberechenbar sind und uns in gefährlichen und demütigenden Situationen bringen oder zu erschütternden Entdeckungen führen können. Dann fangen wir an, den Fluss der Lebenssäfte in uns und um uns herum einzuschränken. Auf der psychosomatischen Ebene führt dies zu einem sehr niedrigen Energiefluss im zweiten Chakra, und dies kann sowohl zu Depressionen als auch Problemen mit dem Fluss von Wasser und allgemein von Flüssigkeiten im Körper führen. Auf der mentalen Ebene führt es zu Starrheit und Dogmatismus als Mittel, sich nicht mit den sinnlichen Ebenen auseinandersetzen zu müssen.

Man kann sich einen Mönch vorstellen, der sein bestes tut, seine »bösen« und gottlosen Impulse zu transzendieren. Statt die Lebenskraft umzuwandeln, schreckt er jedoch vor ihr zurück, und diese Abwehr führt im wahrsten Sinne des Wortes zur Erstarrung. – Das Leben kann in ihm nicht vom Niedrigen zum Höheren fließen, und er selbst flüchtet sich in eine starre Denkweise über falsche Reinheit und idealisiert diesen Zustand der Starrheit.

In dem Moment, in dem wir das innere Feuer löschen, werden wir leblos und niedergedrückt. Je mehr wir uns danach richten, klein zu sein, »nett« und unsichtbar, desto mehr beschränken wir unsere Freiheit, uns in alle Richtungen zu bewegen, und blockieren unsere Fähigkeit zu fühlen, dass alles möglich ist. Langsam aber sicher werden wir zu »Außenseitern«, jenen Kindern, die am Rand des Spielfelds stehen und anderen Kindern dabei zusehen, wie sie voller Freude spielen. Wir sind eigentlich nicht wirklich lebendig, denn von Zeit zu Zeit verlangt das Leben nach Experimenten, die außerhalb der akzeptierten Moral liegen. Alles Leben fängt mit den Sinnen und der Lust an, und nur durch die Sinne und die Lust kann man einen freudigen und lebensbejahenden Geist schaffen.

So muss beispielsweise gerade der Entscheidung, enthaltsam zu leben, eine sehr bewusste und wohlwollende Auseinandersetzung mit unserer Lust vorausgehen – sonst kommen wir ironischerweise noch weiter vom Pfad spiritueller Vereinigung ab.

Im Falle traumatischer Erlebnisse und eines blockierten schöpferischen Ausdrucks besteht unsere übliche Reaktion darin, dass wir uns dem Fluss des Lebens entziehen – mit anderen Worten, Depression. Da wir zu dem Schluss gekommen sind, dass es ein großer Fehler war, auch nur den Versuch zu unternehmen, mit ganzem Herzen und total am schöpferischen Prozess teilzunehmen, schalten wir unsere Lebenskraft einfach ab und ziehen uns aus der ständigen Bewegung des Lebens zurück. Eine Depression bedeutet ganz einfach die Reaktion des vollkommenen Außenseiters; sie ist ein stiller Prozess gegen die Lebenskraft, die einfach nur voller Freude fließen möchte. Dies führt zu Langeweile und Leere, Abgestumpftheit und chronischer Müdigkeit, Verlust des sexuellen Begehrens und einer Unfähigkeit, orgasmische Erlebnisse hingegeben zu erleben. »Appetitverlust« ist eine sehr gute Metapher für diesen Zustand der »Rache« im Leben. Es gibt natürlich auf der anderen Seite auch noch eine andere mögliche Reaktion: Die Kompensation durch eine Sucht wie Fettleibigkeit oder Abhängigkeit von Marihuana.

Die dritte Blockade, der Mechanismus der Reizverstärkung, ist für viele Menschen ein großes Problem. Wenngleich Begierde mit dem niedrigen Funktionsgrad unseres gegenwärtigen Gehirns zusammenhängt, gibt es jene, die sich stärker darin verfangen als andere. Wenn ein Mensch beispielsweise aufgrund von moralischen oder religiösen Ideen seine natürlichen Energien unterdrückt, wird die Begierde dadurch verstärkt, da die Lebenskraft sich immer verzweifelter Bahn brechen möchte; wenn sie dafür keine natürlichen Möglichkeiten findet, wird sie von ihrer Bahn abweichen und zu einer verdrehten Besessenheit werden oder zu einer Form von Sucht, die den Abhängigen ins »Dunkle« zwingt, um ihr nachzugehen. Im anderen Fall, dem der traumatischen Erlebnisse, führt das Vermeiden des Lebens zu »sicheren« Süchten wie zum Beispiel übermäßigem Essen.

Ein anderer Ausdruck bei Menschen, die von Begierden verfolgt werden, sind die extremen Fälle des Persönlichkeitstyps des zweiten Chakras. Künstler, Dichter, Musiker und Schauspieler sind sehr oft für Selbstzerstörung anfällig. Ihr inneres Feuer fließt über, und sie werden von ekstatischen Empfindungen abhängig. Letztlich werden sie von diesem Feuer unter tragischen Umständen verzehrt.

Im Grunde leiden wir alle in gewissem Maß unter Abhängigkeit von lustvollen Momenten und unter der Angewohnheit, Momente der Freude ewig währen lassen zu wollen. Unser Gehirn ist nicht darauf eingerichtet, eine klare Unterscheidung zwischen Lust und Glück zu treffen. Für uns alle birgt das zweite Chakra daher eine wichtige, wenn auch vielleicht nicht ganz einfache Lehre: Es geht darum, zu lernen, wie wir unserer Lebenskraft erlauben können, sich frei und natürlich nach oben zu bewegen, bis sie uns zur völlständigen spirituellen Umwandlung führt.

Lösungen für das unausgeglichene zweite Chakra

Die tiefgründigste Lehre für das unausgeglichene zweite Chakra ist, dass Lebensfreude nicht von starken Erlebnissen oder lustvollen Höhepunkten abhängt. Lebensfreude muss sich in jedem Augenblick verbreiten, sich zu jeder Zeit durch »Eins-mit-allem-Sein« und schöpferische Teilhabe ausdrücken. Lebensfreude ist in Wirklichkeit ein »grundloses« Gefühl, das in unserem Inneren wartet. Mit allem eins zu sein rührt nicht von irgendeinem Erlebnis her, sondern ist tatsächlich *eine Einstellung,* die alles ganz und gar annimmt, was des Weges kommt.

Diese Lehre schließt sowohl Momente der Lust als auch des Schmerzes ein, die uns auf unserer Suche nach großen Freuden begegnen. Das unausgeglichene zweite Chakra ist vollkommen von der erlebnishaften

Dimension des Lebens abhängig, sieht Erlebnisse und Freude unlösbar verbunden. Wenn uns ein bestimmtes Erlebnis verletzt, glauben wir, daraus lernen zu sollen, weitere Berührungen mit der Flamme des Lebens zu vermeiden. Wenn wir bestimmte Erlebnisse genießen, glauben wir, dass unsere Freude nur von ihnen abhängt, also fangen wir an, sie immer mehr zu verstärken. Aber die Lektion lautet, dass *Freude nicht Lust* ist, und dass Freude uns nicht genommen werden kann, nur weil wir von Zeit zu Zeit verletzt werden oder unsere Lust aus irgendeinem Grund schwächer wird.

Diese Einsicht erweckt das Bild eines Kindes, das vor Lebensfreude strotzt, bis ihm die Quelle seiner Lust weggenommen wird oder es Schmerz erlebt. Plötzlich ist das Gesicht des Kindes voller Enttäuschung und Wut. Dies ist deswegen der Fall, weil es für ein Kind noch keine Trennung zwischen Freude und Lust gibt; die beiden hängen vollkommen voneinander ab. Das Problem ist, dass die meisten Menschen nie wirklich aus dieser Phase herausgewachsen sind. Der wichtigste Lösungsweg und die nötigsten Übungen sind also folgende: Wir müssen in uns die immerwährende Flamme des Lebens finden, die sowohl in Momenten der Lust als auch in Momenten des Schmerzes brennt.

Vielleicht kommt es uns unnatürlich vor, in Momenten der Lust nach dieser Flamme zu suchen, da wir so sehr daran gewöhnt sind, uns ganz von der Lust einnehmen zu lassen. Dennoch muss dies genau in den Momenten, in denen es eine echte Herausforderung ist, geübt werden – wieder und wieder müssen wir erkennen, dass wir nicht nur in Momenten der Lust mit ihr verbunden und niemals von der Lebenskraft abgeschnitten sind. Wir sind die Lebenskraft; wir sind das Leben, daher können wir niemals von ihm getrennt werden. Außerdem müssen wir erkennen, dass wir in diesen Momenten der Lust und in den Höhepunkten der Erregung eigentlich Gefühle und Empfindungen gesucht haben, die mit diesen Momenten einhergehen. – Dies bedeutet, dass wir uns eigentlich nicht nach den Erlebnissen sehnen, sondern nach diesen Gefühlen. Und diese Gefühle können durch eine ununterbrochene innere Verbindung mit der Lebenskraft ganz einfach wachgerufen werden. Wir sind der vibrierende, frohlockende Tanz des Lebens, jetzt und hier.

Natürlich sollten wir uns bemühen, Prägungen aufzulösen, die durch traumatische Erlebnisse geschaffen wurden. Wir sollten mit Hilfe einer spirituellen Therapie alle starren moralischen Vorstellungen auflösen, die wir von der Gesellschaft und Autoritätspersonen aufgenommen haben. Die Arbeit mit der Lebenskraft sollte ein sehr aufmerksamer und sensibler Prozess des Zuhörens sein, der Vorurteile nicht zulässt. Wir müssen alle Traumata auflösen, deren Thema die Trennung vom schöpferischen Prozess ist. Wenn wir etwa herausfinden, dass wir unfruchtbar sind, bedeutet dies nicht, dass wir keine Möglichkeit haben, am großen schöpferischen Strom teilzuhaben. Natürlich müssen wir alle Prägungen auflösen, die zu der schrecklichen Schlussfolgerung geführt haben, kein aufregendes Leben zu wagen, weil wir hier und da verletzt werden könnten. Etwa wenn wir Opfer einer Vergewaltigung wurden, bedeutet dies nicht, dass alle sexuellen Begegnungen Gefahr bergen.

Schließlich müssen wir auch unsere Süchte und Besessenheiten abstellen, indem wir verstehen, dass sie lediglich ein Ersatz für wahre Lebensfreude sind. Damit diese Heilung stattfinden kann, müssen wir begreifen, dass wir die Sucht nicht nur auf der mentalen und emotionalen Ebene geschaffen haben, sondern auch auf der körperlichen. Unser Körper muss sich also erholen und seine natürliche Freude am Leben und Atmen wiederfinden.

Das Leben ist in jedem Augenblick ein Fest der Schöpfung und ein Spiel der Energien. Es muss nicht *allzu* ernst sein. Es gibt viele Möglichkeiten, dieses Gefühl der Verspieltheit, das *wahre* innere Kind, zurückzugewinnen. Osho, ein spiritueller Lehrer des 20. Jahrhunderts, der von Natur aus ein Erwecker des zweiten Chakras war, half Tausenden von Menschen dabei, ihr Recht auf Freude und auf das Feiern zurückzufordern. Durch seine Dynamische Meditation, die wildes Tanzen und kathartische Erlebnisse umfasst, können Menschen sich der Bürde der Moral entledigen und ihre Körper von allen Einschränkungen befreien. Die ganze Menschheit wird deutlich besser aussehen, wenn alle Empfindungen der Schuld, Scham und Sünde – die Überreste starrer Religionen – aus ihrem kollektiven zweiten Chakra entfernt worden sind. Sexualität ist unschuldig, Lust genau so göttlich wie irgend etwas anderes, und selbst die himmlischste Freude muss aus etwas entspringen – in diesem Fall dem irdischen Boden.

Wir sollten immer dafür sorgen, dass in unseren Leben keine Trennung vom Lustgefühl stattfindet. Ein gewisses Maß an körperlichem Genuss, durch den wir mit der Süße des Lebens in Berührung kommen, ist äußerst wichtig. Der Begriff »Rasa« im Sanskrit bedeutet »Saft« oder »Essenz« und bezieht sich auf den mentalen Zustand, den die verschiedenen Künste hervorrufen. Rasa – so lange es in Maßen genossen wird, um eine Überreizung des Nervensystems zu vermeiden – ist eine essentielle Nahrung. Sexuelle Lust, Spaß und Lachen, Aufenthalte in der Natur, schmackhaftes Essen und schöpferischer Ausgleich sind gute Beispiele für Dinge, die das zweite Chakra nähren. Das Leben ist voller sinnenfroher Erlebnisse, und wann immer wir mit ihnen verbunden sind, können wir uns auch mit der Großzügigkeit des Lebens verbinden und mit dem sinnlichen Widerhall einer grundlosen Lebensfreude.

Gleichzeitig müssen wir ein Empfinden dafür entwickeln, wo der Unterschied zwischen Momenten der Lust und dem Wunsch, sie zu wiederholen und zu verstärken, ist. – Letzteres ist Begierde. Wir sollten lernen, voll und ganz zu genießen, ohne Schuld und Zurückhaltung, aber auch ohne uns am Genuss festzuklammern. Wenn er vorbei ist, muss er ganz und gar vorbei sein, ohne in uns eine Spur zu hinterlassen.

Die Fähigkeit, voll zu genießen und dann vollkommen loszulassen, zeigt sich in einem ausgeglichenen zweiten Chakra: Die Lust wird moderat genossen; Lust und Freude werden weise unterschieden; es herrscht die Erkenntnis, dass unser wahres Ziel die Freude ist, und das Verständnis, dass genau die Fähigkeit, voll und ganz und ohne Zurückhaltung zu genießen, dafür sorgt, dass keine Prägung im Körper-Geist-Komplex zurückbleibt. Dies schließlich ist das grundlegende Gesetz sowohl für Traumata als auch für Momente der Lust: Mit ganzem Herzen da zu sein, hundertprozentig präsent, ist das Gegenmittel für irrationale Prägungen und auch für das Anschwellen von Begierde.

Ein interessantes Beispiel dafür ist der große Philosoph Sokrates, der die Gesellschaft der schönsten Jungen Athens zu genießen wusste und es zugleich vermied, sich an ihrer Schönheit festzuhalten; stattdessen nutzte er sie bewusst als Möglichkeit zu weiterer Transzendierung. Der sinnliche Genuss wird so zu einem guten Freund des Geistes, und es gibt daher keinen Grund, ihn zu unterdrücken. Statt dessen kann man auf seinen wundervollen Wogen reiten, so lange sie währen. Vielleicht ist es dies, was Osho mit »Zorba, der Buddha« meinte: einen neuen Menschen, der den Reichtum der Sinne genießen kann, ohne seinen unabhängigen Geist zu verlieren.

Da Genuss mit Erregung verbunden ist, ist dieses *Gefühl* der Erregung das, woran wir uns auf einer tieferen Ebene festklammern. Unser Leben ist allzu oft langweilig und stumpfsinnig, weswegen wir eine subtile Sucht nach Überreizung und immer neuen Höhepunkten entwickeln (sogar negativen). Auch diese Sucht kann gelöst werden, indem wir die Erregung durch das Leben selbst genießen, durch unsere Fähigkeit zu staunen und die Magie zu sehen, die jeder Moment enthält. In Terry Pratchett«s Buch »Hogfather« sagt der Tod, der fasziniert von den Menschen ist, voller Staunen zu seiner Enkelin: »Die Menschen machen das Leben so interessant. Wusstest du, dass sie es in einem Universum voller Wunder geschafft haben, Langeweile zu erfinden?«

Grundlose Freude ist in gewisser Weise das Gefühl, dass wir niemals vom schöpferischen Fluss des Lebens getrennt sind. Wir müssen nicht ständig durch genussvolle Reize mit ihm in Berührung kommen; wir brauchen keinen Genuss, um zu fühlen, dass das Leben wirklich ein Fest ist. Wir müssen noch nicht einmal ständig kreativ sein, jedenfalls nicht in der niederen Bedeutung dieses Wortes. Kreative Schübe sind wunderschöne Momente: Es mag der Augenblick sein, in dem dir klar geworden ist, dass du schwanger bist und dass dein Körper zu einem Träger des schöpferischen Universums wird; es mag das Gefühl sein, dass durch deine Hände Musik geboren wird oder in deinem Geist eine spannende Geschichte erscheint, die eine parallele Wirklichkeit erschafft. In Momenten der Kreativität sind wir eins mit dem Schöpfer und wir kommen mit dem »Warum« der Schöpfung in Berührung – wer muss noch die intellektuelle Antwort auf das Mysterium der göttlichen Schöpfung bekommen, wenn er diesen Grund in genau dem Moment *spürt*, in dem der kreative Impuls in seinem Bauch pulsiert?

Für den Prozess des Ausgleichs des zweiten Chakras ist es wichtig, das eigene Potential zu schöpferischem Ausdruck zu erkennen. Wir können nicht wirklich durch das Leben gehen, ohne kreativ zu diesem Vorgang beizutragen; und zwar nicht, weil wir es aus finanzieller Notwendigkeit müssen oder berühmt und wichtig sein wollen, sondern aus dem einfachen Grund, dass wir mit Hilfe des kreativen Prozesses mit dem Leben eine Einheit empfinden, mit den Bienen und Blüten im Frühling und dem Wunder unseres eigenen Körpers. Das Leben ist schließlich nichts anderes als ein kreativer Ausdruck und man kann es niemals aufs Innigste kennenlernen, ohne diesen Akt der bewussten Teilnahme zu vollziehen.

Aber selbst hier sollte man nicht von diesen kreativen Schüben abhängig sein, um das Gefühl intensiver Einheit mit dem Leben zu erfahren. Wahre Einheit geht mit grundloser Freude einher, kreative Schübe können lediglich eine zeitweise Freude und ein kurzes Erlebnis der Einheit hervorrufen. Als ein Ausdruck von Lebensfreude muss Kreativität sich ausbreiten, muss sie eine Eigenschaft sein, die von Moment zu Moment entsteht. Kreativ sein bedeutet nicht, dass man zwei Bücher pro Jahr schreibt oder dreizehn Kinder bekommt. In den Pausen zwischen dem Schreiben können große Phasen der Stumpfheit und Leere liegen, und jedes Kind macht, wenn es groß wird, seinen Eltern unmissverständlich klar, dass es nicht mehr das Produkt seiner Eltern ist, sondern seine eigene Schöpfung.

Es ist nicht unsere Schöpferkraft, die unsere Schöpfungen hervorbringt; sie kommen nur durch uns, und nachdem wir ihnen als Übermittler gedient haben, lassen sie uns leer und gelangweilt zurück. Hierin liegt die Erkenntnis für ein schöpferisches Leben und einen kreativen Geist: Jeder Augenblick kann schöpferisch sein, wenn wir uns vollkommen in ihn hineingeben. Kreativität ist eine Eigenschaft und keine Handlung. Tatsächlich ist unser wichtigstes kreatives Projekt unser Leben als Ganzes, der Vorgang, das Leben in ein schillerndes Kunstwerk zu verwandeln und unser Sein zu einem Meisterwerk werden zu lassen. Wie wir uns selbst auf allen Ebenen vervollkommnen und das Erlebnis des Menschseins in allen möglichen Dimensionen außergewöhnlich werden lassen, ist sicher unsere größte kreative Herausforderung.

Abgesehen von einem freudigen und kreativen Annehmen jedes einzelnen Augenblicks des Lebens gibt es eine weitere wichtige Energie im zweiten Chakra, die dazu bestimmt ist, sich auszudehnen: die sexuelle Energie. Da unsere wichtigsten Genuss-Organe die Geschlechtsteile sind und sexuelle Erlebnisse für uns sehr oft die vollkommene Ekstase sind, findet bei vielen Menschen eine Fixierung auf das Sexuelle statt. Diese Fixierung kann nicht durch das Unterdrücken dieser kraftvollen Energie geheilt werden, sondern durch das Verständnis, das wir unser ganzes Leben sexuell und orgasmisch erleben müssen, als fortwährendes Liebemachen. Alle Süchte, insbesondere sexuelle Süchte, sind in Wahrheit eine Sehnsucht nach Einheit, nach Selbstvergessenheit. Wir müssen also lernen damit aufzuhören, unsere Lebensfreude auf die engen Kanäle von Genuss, Kreativität und Sexualität zu begrenzen, und anfangen, diese nur noch als Echos der wahren, ganzheitlichen Sache zu sehen.

Die drei Ebenen des Funktionierens

Das funktionsfähige zweite Chakra: Wir sind im allgemeinen recht glücklich und erlauben den Säften des Lebens, in uns und um uns zu fließen. Wir sind bereit, uns gelegentlich auf Experimente einzulassen, neugierig und abenteuerlustig zu sein, selbst wenn eine gewisse Angst vor Gefahren unser Erleben überschattet. Wir sind nicht zu starr und festgelegt und können auch einmal herzlich lachen oder ein bisschen ungestüm werden. Natürlich werden wir manchmal verletzt, aber wir schaffen es, wieder aufzustehen und uns auf neue Erlebnisse einzulassen, ohne allzu dramatische Schlüsse über das Leben zu ziehen.

Wir sind vielleicht manchmal zwanghaft oder haben ein gewisses Suchtverhalten, was bestimmte Genüsse betrifft, aber sie halten uns nicht davon ab, im täglichen Leben zu funktionieren. Meistens halten wir ein Gleichgewicht. Wir können Sexualität genießen und fühlen uns selbst als durchaus sexuelle Wesen. Wir können Schönheit und Ästhetik wertschätzen, schöne Künste und guten Stil und uns an Zeiten in der Natur erfreuen. Es gibt ein gewisses Maß an Kreativität in unserem Leben: Kinder, Kunst oder Projekte, die wir initiieren.

Das ausgeglichene zweite Chakra: Wir besitzen ein beeindruckendes Maß an »grundloser« Freude. Wir empfinden Genuss, ohne dabei zwanghaft zu werden oder uns darum zu bemühen, den Genuss zu erhalten. Wir sind recht frei vom Mechanismus der Begierde; unser Geist ist also frei von Bildern des Genusses, die vorgeben, Bilder des Glücks zu sein. Wir sind bereit, immer wieder zu experimentieren, und haben keine Angst vor den Konsequenzen. Wir genießen die neuen Empfindungen, die neue Erlebnisse mit sich bringen. Wir gehen keine unnötigen Risiken ein, es sei denn, wir fühlen, dass ein bestimmtes Erlebnis wichtig für unsere eigene Entwicklung ist. Wir spüren keine Einschränkung in Bezug auf die vielfältigen Erlebnisse des Lebens und treffen unsere Wahl unter ihnen bewusst und frei. Wir sind selbst dann fröhlich, wenn nichts passiert, selbst wenn wir in einer Ecke sitzen und nichts tun. Wir haben keinerlei Süchte. Sexualität ist etwas Wunderbares, aber wir können auch ohne sie leben, wenn wir keinen gesunden und natürlichen Ausdruck für sie finden. Wir sind in der Begegnung mit wahrer Schönheit und Harmonie tief empfänglich, etwa in Momenten heiliger Einheit mit der Natur. Es gibt ein hohes Maß an Kreativität in unserem Leben, nicht nur schöpferische Handlungen, sondern auch einen schöpferischen Geist und eine kreative Einstellung in Situationen, die unsere Aufmerksamkeit erfordern.

Das erwachte zweite Chakra: Das ganze Leben verwandelt sich in einen ununterbrochenen Zustand grundloser Freude. Wir fließen über von einem echten Glücksgefühl über die Einheit mit dem Leben als Ganzem. Sowohl der biologische als auch der schöpferische Drang werden in den Antrieb umgewandelt, mit der Ganzheit des Lebens zu verschmelzen. Sexualität und Kreativität werden lediglich zu Ausdrucksformen des höheren Impulses der Verschmelzung. Das Leben selbst wird zu einem großen Spiel der Energien, und da wir mit diesem Spiel eins sind, verlieren wir das Interesse an Genüssen und genussvollen Empfindungen und auch an einer Kreativität, die nur der Selbstverwirklichung dient. Wir erleben den Schaffensdrang nur noch in Verbindung mit dem großen Ganzen und im Dienst der Menschheit. Tatsächlich ist dieser Drang eins mit dem kreativen Feuer, welches das Universum geboren hat.

Im System der erwachten Chakren ist das zweite Chakra dasjenige, das für den Vereinigungsimpuls zuständig ist. Dieser Impuls ist der grundlegende Drang nach Einheit mit der größeren Wirklichkeit. Im Prozess des Erwachens fließt er kontinuierlich nach oben, bewegt sich entlang der Chakren und bringt diesen Impuls als alleinigen Antrieb in sie hinein. Die Sehnsucht nach Ekstase, die sich in Sexualität, in Genuss und in Kreativität ausdrückt, wird dann durch die ekstatische Auflösung aller Trennungen in eine vollkommene Einheit hinein aufgehoben.

Polare Emotionen

Leidenschaft/Depression, Begierde/Appetitsverlust, kreative Erregung/Langeweile.

Arten von Trauma

Hier finden sich Traumata, die von Erlebnissen herrühren, in denen etwas gewagt wurde oder in denen man experimentiert hat. Man hat sich getraut, seinen Bedürfnissen und seiner Begierde zu folgen, und wurde enttäuscht und verletzt; vielleicht sogar körperlich, etwa, wenn Abenteuer und Verlangen zu einer lebensbedrohlichen Situation geführt haben; wenn die Verliebtheit zu einem demütigenden Erlebnis wurde oder eine sexuelle Begegnung zu Schmerz führte. In diese Kategorie gehören auch unschuldige Experimente, nach denen wir furchtbar bestraft wurden, ohne zu verstehen, warum. In Fällen sexuellen Missbrauchs, die nichts mit eigenen Experimenten zu tun haben, werden die Geschlechtsorgane traumatisiert, und die irrationale Schlussfolgerung wird darin bestehen, Sexualität für immer mit Schmerz zu verbinden. (Traumata entstehen auch, wenn wir gezwungen werden, ein gefährliches Abenteuer einzugehen.)

Die allgemeine irrationale Schlussfolgerung wird sein: »Es ist gefährlich, zu experimentieren.« Und die unausweichliche psychosomatische Reaktion wird eine Furcht vor riskanten Abenteuern sein, vor Höhepunkten, starken Gefühlen und einer wilden Sexualität. Der Versuch, die starken Erlebnisse des Lebens zu meiden, kann folgendes verursachen:

Depressionen, Kreativitätsverlust, die Unfähigkeit, sexuellen Genuss zu empfinden, sexuelle Störungen, Süchte, zwanghafte trieb- oder begierdegesteuerte Gedanken und eine Scheu vor Gefühlen der Ekstase und überfließender Freude.

Persönlichkeitstyp

Das traditionelle Symbol des Persönlichkeitstyps des zweiten Chakras ist der Schmetterling. Der beste Repräsentant dieses Persönlichkeitstyps ist der Künstler: ein äußerst romantischer Geist, überleidenschaftlich, überhitzt, süchtig sowohl nach Kunst als auch nach Genuss, anfällig für Stimmungsschwankungen (die er liebt!), immer auf der Jagd nach neuen Abenteuern und neuen Empfindungen, bewundert er Liebe, Schönheit und guten Stil. Er leidet vielleicht bis zu einem gewissen Grad an einer bipolaren Störung: Wacht morgens vollkommen deprimiert auf, ist abends beschwingt. Er ist leicht zu langweilen, leicht zu begeistern und wird von dekadenter Sinnlichkeit angezogen, er kann drogen- oder sexsüchtig sein (und manchmal sogar süchtig nach adrenalingeladenen extremen Sportarten). Sehr orgastisch, erlebt er alles auf intensive und extreme Weise. Er liebt Bequemlichkeit und Luxus, ist sehr instabil in Beziehungen und wird vor allem von kurzen Verliebtheitszuständen angezogen. Er genießt Partys und Feiern sehr. Gesetzesbruch fasziniert diesen Persönlichkeitstypus, er bricht gerne Tabus und mag Skandale. Auch sucht er immer nach Zuständen der Selbstvergessenheit, aber ist mit Spiritualität und Meditation ziemlich unglücklich, weil er seine Leidenschaft für Erlebnisse nicht transzendieren kann und will (tranceähnliche schamanische Riten gefallen ihm wahrscheinlich besser). Viele Dichter, Schriftsteller, Maler, Musiker und Darsteller »leben« in diesem Chakra. Im Ayurveda sind sie der Pitta-Typ, das Feuerelement – wenn es nicht gezügelt wird, frisst das Feuer seinen Träger, und er verfällt in selbstzerstörerische Launen.

Der Persönlichkeitstyp des zweiten Chakras kann ein sehr inspirierendes Leitbild für Lebensfreude und Kompromisslosigkeit sein; er zeigt uns, wie man sich den vielen Möglichkeiten des Lebens öffnen und es in vollen Zügen genießen und ausleben kann; dass man nicht übertrieben moralisch leben muss und sich auf gesunde Weise mit seinen natürlichen

Energien verbinden und eine poetische Sicht auf das Leben, seine Schönheit und Natur haben und sie wertschätzen kann. In extremen Fällen aber (und es liegt in der Natur dieses Persönlichkeitstyps, extrem zu sein) bringt diese Persönlichkeit vollkommenen Narzissmus zum Ausdruck und die absolute Unfähigkeit, sich auf dauerhafte Beziehungen einzulassen. Es kommt zu zerstörerischen Süchten und Zwängen sowie einem sehr instabilen und ungesunden Lebensstil.

Berühmte Persönlichkeiten des zweiten Chakras: Arthur Rimbaud, Jim Morrison: kapriziös, poetisch, ekstatisch.

Männliche und weibliche Energien

Die maskuline Qualität des zweiten Chakras wird mit Samenflüssigkeit in Verbindung gebracht. Es ist der schöpferische Impuls, das Verbreiten neuer Samen der Schöpfung in Form von Ideen und Initiativen. Es ist das Verlangen, das uns dazu bringt, am Schöpfungsprozess teilzunehmen.

Die feminine Qualität wird mit der Gebärmutter in Verbindung gebracht. Es ist die reine Lebensfreude und die Fähigkeit, die verschiedenen Freuden des Lebens voll zu genießen, sie im Wortsinne in sich aufzunehmen. Ekstatische Vereinigung und ein Verschmelzen mit den Kräften der Natur ist ebenfalls Teil dieser weiblichen Eigenschaft.

Art des Glücks

Genuss, totales Auskosten der Sinne, Höhepunkte, Abenteuer und Kreativität. Sich durch kreative Mitwirkung und freudiges Entzücken als integraler Teil des gesamten Fests des Lebens zu fühlen.

Bedeutung und Sinn des Lebens

Das Leben ist ein Spiel der Kräfte, das nur durch mutiges Ausprobieren und leidenschaftliche Hingabe wirklich verstanden werden kann. Man findet das Leben in den Extremen von Freude und Schmerz, und es muss, wenigstens bis zu einem gewissen Grad, gefährlich gelebt werden. Liebe bedeutet die Ekstase des Verliebens; der Tod ist ein weiteres Extrem, mit dem man spielen kann; Gott ist die Natur und findet sich in der Ewigkeit, die in jeder Blume und in jeder Kraft der Natur verborgen liegt.

Entsprechende Altersstufe

Vom siebten bis zum vierzehnten Lebensjahr: Dies ist die Zeit, in der wir zum ersten Mal bewusst das Verlangen spüren, Dinge auszuprobieren, aber auch auf die unterschiedlichen Ge- und Verbote von Eltern und anderen Autoritätspersonen stoßen. Wir erkennen, dass unsere möglichen Erlebnisse und Entdeckungen Grenzen haben und entwickeln den Mechanismus der Begierde, der danach strebt, verbotene Früchte im Dunkeln zu essen, und gleichzeitig Wege sucht, der Strafe zu entgehen. Für viele von uns ist dies immer noch eine magische Zeit; wir fühlen uns von Fantasiegeschichten und Mythen angezogen und stellen uns vor, dass das Leben voller magischer Begebenheiten ist. Gleichzeitig erkennen wir, dass das Leben voller Verbote ist, und fangen an, unsere Lebensfreude und Unschuld in der direkten Begegnung zu verlieren, manchmal werden wir sogar depressiv. Unser erster Kontakt mit sexuellen Gefühlen und der Prozess der Pubertät ist aufgrund der seltsamen Kombination von Genuss und Moral, Erregung und Enttäuschung oft ein recht peinliches Erlebnis.

Psychosomatische Störungen

Die erste körperliche Ausdrucksform des zweiten Chakras ist das gesamte Reproduktionssystem – von der Prostata zur Samenflüssigkeit, von den Eierstöcken bis zur Gebärmutter. Wenn es auf dieser Ebene der Mitwirkung im Schöpfungsprozess psychosomatische Störungen gibt, können allerlei körperlich oder seelisch bedingte sexuelle Funktionsstörungen auftauchen: vorzeitiger Samenerguss und Erektionsstörungen, Probleme im Menstruationszyklus und die Unfähigkeit, Orgasmen zu genießen oder sogar zu ejakulieren, Unfruchtbarkeit und die verschiedenen Funktionsstörungen der Gebärmutter.

Eine weitere Ebene hängt mit der Hauptfunktion der Nieren zusammen, die die Kontrolle über den Flüssigkeitshaushalt im gesamten Körper ausüben. Die Flüssigkeiten in unserem Körper sind eine perfekte Metapher für unsere Fähigkeit, den natürlichen Fluss der Lebensenergien in uns zuzulassen und zugleich die Lebenssäfte frei und unschuldig fließen zu lassen. Wenn wir uns zu sehr dem Moralkodex unterwerfen und uns für unser Verlangen und dem Erliegen von Versuchungen schuldig fühlen, kann diese Funktion der Nieren geschädigt sein. Dies kann sich in chronischen Schmerzen oder Infekten der Harnröhre, Nierensteinen oder Prostatabeschwerden äußern. Wasser ist der Träger des Lebens, und es ist auch mit Durst verbunden, somit eine Metapher für den Durst nach Leben.

Der dritte körperliche Ausdruck des zweiten Chakras sind die Nebennieren, die neben anderen Funktionen auch Adrenalin ausschütten, wenn das sympathische Nervensystem stimuliert werden soll. Adrenalin ist der körperliche Ausdruck der Kampf-oder-Flucht-Reaktion auf bedrohliche Situationen, der Teil eines Mechanismus ist, welcher versucht, mit dem emotionalen und physischen Druck in solchen Situation umzugehen. Natürlich erschöpfen ein gefährliches Leben und ein Zuviel des Herumprobierens die Nebennieren. Auch traumatische Erlebnisse können dazu führen, dass der Körper bei jedem Erlebnis »denkt«, es müsse gefährlich sein und unbedingt vermieden werden. Auch dies führt dazu, dass er zu viel Adrenalin ausschüttet.

Für uns ist es essentiell wichtig, uns vor der Angst vor dem Ausprobieren und Experimentieren zu befreien und uns gleichzeitig nicht dadurch zu erschöpfen, dass wir unsere Sinne überstimulieren. Die Lösung für überstimulierte Nebennieren und auch die Wahrung und Erhöhung der lebenswichtigen Essenzen von Jing und Ojas liegt in der Mitte zwischen der Bereitschaft, die Säfte des Lebens zu genießen, und einer ruhigen Lebensweise.

Kollektive Prägungen

In unserer westlichen Kultur sind wir unaufhörlich einer Überreizung der Sinne ausgesetzt, und zugleich tragen wir viele Tabus und Hemmungen, etwa im Hinblick auf Drogen oder sexuelle Experimente, mit uns herum; wir werden ständig ermuntert, nach Genüssen und gesteigerten Gefühlen zu jagen, indem verschiedene kollektive Süchte kultiviert werden, etwa Pornographie, während zugleich Institutionen wie die heilige Ehe hochgehalten werden. Dieses Bewusstsein von Sittlichkeit und Moral, das die monotheistischen Religionen uns eingepflanzt haben, zusammen mit genussgesteuertem Konsumdenken, schafft in uns eine ständige Spannung zwischen »Gut« und »Böse«. Hinzu kommt die lange Geschichte sexuellen Missbrauchs (besonders durch Männer – der Penis wird mit Missbrauch in Verbindung gebracht). Dies schürt eine unbewusste Furcht davor, das »Monster der Sexualität« von der Leine zu lassen. Andererseits wohnt, überkultiviert wie wir sind, eine innere Sehnsucht nach freien, ungebundenen, ursprünglichen und dionysischen Kräften in uns.

Evolution der Welt

Das zweite Chakra hat sich in der Zeit der ersten Stämme entwickelt. Es wurde vor allem durch ein Stammesbewusstsein ausgebildet: Wenn Menschen zusammenkamen, um die Kräfte der Natur als Götter zu verehren, beim Feiern der verschiedenen Mächte und der Kraft der Fruchtbarkeit, der Jahreszeiten und der großen Zyklen der Natur, in Zeremonien und künstlerischen Ausdrucksformen der ganzen Gemeinschaft; Schamanismus verstanden als menschliches Zusammenwirken mit den Kräften der Natur; die Entdeckung heilender oder magischer Kräuter; die Kraft von Stammestänzen; Sex als Urkraft, die den Menschen durchfließt. Der Körper bleibt nackt oder fast nackt als natürlicher Ausdruck des Lebens; Einheit mit dem materiellen Universum, anstelle einer Trennung vom großen Ganzen, von Mutter Erde und dem Ursprung.

Häufige Wechselbeziehungen mit anderen Chakren

Das zweite Chakra ist stark mit dem ersten Chakra verbunden, da beide mit der Urangst vor dem Leben zu tun haben. Der einzige Unterschied besteht darin, dass die Angst des ersten Chakras allein von körperlicher Gefahr handelt, während es beim zweiten Chakra um die Furcht geht, wie Erlebnisse ausgehen könnten. Die beiden Ängste bündeln sich in Erlebnissen, deren Ergebnis körperlicher Schmerz war.

Das zweite Chakra ist auch mit dem dritten Chakra verbunden, auf der Ebene von Libido im Gegensatz zu Ego. Das Ego ist der Mittler zwischen Verlangen und Begierde einerseits und der gesellschaftlichen Moral andererseits. Dabei unterdrückt es zu häufig die natürlichen Energien, anstatt sie sanft zu steuern. Die Erkenntnis daraus ist, besonders wenn viele Gefühle der Sünde und Schuld da sind, dass es manchmal besser ist, lockerzulassen und es den Kräften zu erlauben, frei zu fließen. Es ist wichtig, ein Gleichgewicht zwischen Selbstdisziplin und Freude zu finden. Eine weitere Verbindung mit dem dritten Chakra ist die Entwicklung von Eigen-Autorität, die aus der inneren Freiheit erwächst, moralische Schranken manchmal zu missachten und sich die Erlaubnis zu erteilen, frei aus den Möglichkeiten des Lebens zu wählen.

Eine starke Verbindung gibt es auch zwischen dem zweiten und vierten Chakra: Hier kommen aufgrund von Erfahrungen mit Sünde und Strafe Gefühle wie: »Ich bin schlecht«, »Ich bin unrein«, »Ich bin nichts wert« und »Ich verdiene bestimmte Dinge nicht« ins Bild.

Das zweite Chakra ist der Ursprung und die Grundlage des schöpferischen Drangs und beihaltet auch die Fähigkeit, die verschiedenen Künste zu genießen und wertzuschätzen. Jeder künstlerische Ausdruck beginnt im Drang des zweiten Chakras; der schöpferische Akt an sich ist eine Zusammenarbeit des vierten und sechsten Chakras, während das Endergebnis durch das fünfte Chakra verarbeitet und freigesetzt wird.

Im Kundalini-Prozess

Das zweite Chakra ist ein wesentlicher Bestandteil der ersten drei Chakren. Wenn diese drei synchronisiert sind und sich miteinander in Einklang begeben, ist eine stabile spirituelle Grundlage geschaffen, die es uns erlaubt, uns von einer sicheren Grundlage aus in Richtung Himmel zu bewegen. Das zweite Chakra enthält eine der drei grundlegendsten Eigenschaften des inneren Selbst. Die Eigenschaften sind: Sicherheit (erstes Chakra), Freude (zweites Chakra) und Stärke (drittes Chakra).

Empfohlene Übungen

Die lebenswichtigen Essenzen (Jing und Ojas) sollten durch einen gemäßigten Lebensstil erhalten werden: mäßige Stimulation der Sinne, maßvolle Arbeit und schöpferisches Tun, eine ausgeglichene Lebensweise, Minimieren der Ejakulation, gut schlafen, natürliche Lebensmittel essen, Unterstützung durch Kräuter (besonders stressabbauende) und sanfte Sportarten wie dynamische Formen von Yoga. Umgekehrt ist es aber auch wichtig, ein gewisses Maß an Genuss und Freude zu erhalten – durch Lachen und Singen, dynamische Meditationstechniken (z. B. die von Osho), sexuellen Genuss, gutes Essen, Schönheit und

Künste. Darüber hinaus ist es wichtig, von Zeit zu Zeit alles hinter sich zu lassen, die Routine zu durchbrechen und bewusst ein Abenteuer einzugehen – etwas, das das tägliche Einerlei durchbricht.

Zeiten in der Natur sind für die Gesundheit des zweiten Chakras äußerst wichtig, ebenso wie genügend Freizeit.

Gerade schöpferisches Tun – Schreiben, Komponieren, Malen und so weiter – ist eine wichtige Möglichkeit, die Schönheit des Lebens mit anderen zu teilen. Man sollte durch seine Kreativität nicht selbstbezogene und negative Emotionen ausdrücken, sondern nach Schönheit und Einheit streben. Falls deine wichtigsten Themen in diesem Chakra Zwanghaftigkeit und Süchte sind, übe dich darin, Genuss ohne Verhaftung zu praktizieren; erlebe den Genuss voll und ganz und dann *lasse ihn ebenso vollständig los.*

Wenn es einen zwanghaften sexuellen Hunger gibt, bekämpfe ihn nicht, sondern versuche, diese starke Energie in schöpferisches Tun zu verwandeln, in einen Dienst an anderen und an deiner geistig-seelischen Entwicklung (im Wesentlichen handelt es sich um die gleiche Energie in anderer Form).

Wenn dein Hauptproblemen in diesem Chakra die Furcht vor neuen Erlebnissen ist, schaffe von Zeit zu Zeit bewusst Zustände der Grenzenlosigkeit und Ekstase (durch wildes Tanzen, wilde, hemmungslose Sexualität, Ausdauersport, tranceartige Meditationen und so weiter).

Wenn du unter einem schlechten Gewissen leidest, weil du dich sündhaft fühlst, spiele absichtlich mit der verbotenen Frucht und sage dir dabei: »So lange das hier niemandem weh tut, darf ich es tun.«

Wenn du ein Suchender bist, bemühe dich, deine Verbindung zu den spirituellen Dimensionen des Lebens zu entwickeln, während du die Energie gleichzeitig natürlich in dir fließen lässt. Spirituelle Entwicklung wird blockiert, wenn man sein irdisches Verlangen blockiert. Vertraue darauf, dass du einige deiner irdischen Begierden mühelos loslassen wirst, wenn die Zeit reif ist – vermeide es also, deine derzeitigen Bedürfnisse und dein Verlangen durch ein starres spirituelles Selbstbild zu tyrannisieren.

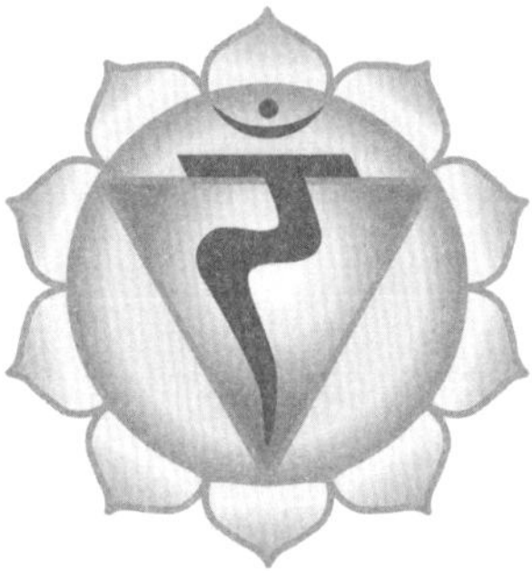

Das dritte Chakra: Das Streben nach Macht

Lage und allgemeine Orientierung

Das dritte Chakra befindet sich zwischen dem Bauchnabel und dem Solarplexus. Es steuert das gesamte Verdauungssystem (vor allem Magen, Leber, Bauchspeicheldrüse und Darm). Folglich kann das dritte Chakra auch als das Verdauungssystem unserer Seele verstanden werden, in dem Sinne, dass es die vielen verschiedenen Energien des Lebens aufnimmt und verteilt, während es gleichzeitig versucht, fremde Einflüsse und feindliche Reize abzuwehren. So ist es der wichtigste Schutz unserer Psyche, ein Schild der Stärke, das Überreizung aller Art verhindert (die körperliche Entsprechung wären »Immunität« versus »Giftstoffe«). Natürlich hängt die Fähigkeit des dritten Chakras, diese Funktion vollkommen auszufüllen, von der in ihm liegenden Kraft ab.

Grundlegende psychologische Themen

Der Fokus des dritten Chakras liegt auf dem Thema Macht. Wie viel individuelle Macht oder Stärke fühlen oder haben wir? Leiden wir unter einem Gefühl der Schwäche oder missbrauchen wir unsere Kraft und nutzen sie gar, um Dinge zu erzwingen? Wie verleihen wir unserer Stärke Ausdruck: gegenüber anderen Menschen, gegenüber den Kräften des Lebens und gegenüber unserer eigenen inneren Energie? Dies sind die drei Schlüsselfragen, die bestimmen, wie ausgeglichen unser drittes Chakra ist.

Macht umfasst eine breite Skala von Gefühlen und Ausdrucksformen. Auf der einen Seite steht das Gefühl der Schwäche bis zu dem Punkt, an dem unsere eigene Existenz kaum noch vorhanden ist. In der Mitte der Skala lässt sich Macht für sehr spezifische und richtige Zwecke einsetzen; Macht ist dann ein Werkzeug, eine Form des Ausdrucks. Am anderen Ende der Skala befinden sich Größenwahn, Selbstherrlichkeit und Arroganz, die sich in aggressiven Verhaltensweisen ausdrücken, etwa Kontrollzwang und Ausbeutung. An diesem Ende der Skala verwandelt sich *Macht* in *Gewalt.*

Das Thema Macht findet im dritten Chakra auf drei Ebenen statt. Auf der ersten Ebene geht es um unsere innere Stärke, auf der zweiten um unsere Beziehung zum Leben und auf der dritten Ebene schließlich um unsere Beziehung zu anderen Menschen.

Die erste, innerste Ebene hängt vor allem mit dem grundsätzlichen Gefühl: »Ich bin« zusammen. Je stärker diese grundlegendste Wahrnehmung der eigenen Existenz, also die eigene, innere Präsenz (die das Fundament echter Individualität bildet) ausgeprägt ist, desto mehr innere Stärke besitzen wir. Wenn wir das Gefühl haben, dass wir kaum da sind, müssen wir uns unausweichlich auch machtlos fühlen; wenn wir hingegen ein Gefühl übermächtiger Präsenz haben, kann das Ergebnis ein übertriebenes Machtgefühl sein. In psychologischen Begriffen ist dieses »Ich-Bin«-Gefühl das Ego, dessen Funktion darin besteht, zwischen dem »Es« – den natürlichen Kräften des Menschen – und dem Über-Ich zu vermitteln, also den Bedürfnissen und Werten der Gesellschaft. Wenn das Ego schwach ist, kann es die natürlichen Kräfte im Inneren nicht kontrollieren. Im Zusammenhang mit dem Chakrensystem bedeutet dies, dass das dritte Chakra nicht mit dem Fluss der Energien, den Begierden, Bedürfnissen und Trieben im zweiten Chakra umgehen kann und auch nicht mit den instinktgeleiteten Kräften des ersten Chakras. Um das eigene Verlangen, kreative Impulse und grundlegendste Gefühle beherrschen zu können, braucht man ein starkes Ego.

Wenn dagegen Selbstdisziplin und Eigenautorität nur schwach ausgeprägt sind, bringt dies ein Gefühl der Machtlosigkeit mit sich. Man wird von den verschiedenen widersprüchlichen inneren Energien überwältigt, was bedeutet, dass man diese Energien auch nicht für die eigenen Ziele und die eigene Erfüllung nutzen kann. Die Fähigkeit, sich zusammenzunehmen und die Energien auf die Erfüllung eines bestimmten Ziels hin auszurichten, ist es, was allgemein als »Wille« bezeichnet wird. Wenn uns also diese Fähigkeit zu Konzentration und Ausrichtung fehlt, wird uns notwendigerweise auch die Willenskraft fehlen. Um Willenskraft zu haben, müssen wir die Fähigkeit besitzen, manch inneren Antrieb zu meistern, ganz besonders Faulheit, plötzliches Verlangen, Angst vor Fehlschlägen, Pessimismus und Angst vor Schmerzen. Dies sind unsere inneren »Feinde«, und sie müssen von uns besiegt werden, bevor irgend etwas anderes passieren kann.

Während das Thema des zweiten Chakras Verlangen ist, geht es im dritten Chakra um Ehrgeiz. Verlangen ist ein Drang, der aus einem Gefühl erwächst, und kann daher sehr kurzlebig sein. Ehrgeiz dagegen ist eine Eigenschaft, die auf Durchhaltevermögen fußt; sie verlangt Geduld und Vorausdenken. Dafür brauchen wir ein starkes »Ich-bin«-Gefühl, denn man kann nichts wirklich *wollen,* bevor man wirklich *existiert.*

Ein freier Wille und freie Entschlüsse sind folglich die Früchte eines starken »Ich-bin«-Gefühls. So lange man nicht wirklich existiert, wird man von den Kräften der eigenen naturgegebenen Impulse aufgefressen und kann deshalb keine wirkliche Wahl treffen – man ist selbst der eigene natürliche Impuls. Umgekehrt hat man in dem Augenblick, in dem das Gefühl des eigenen Selbst stabil genug ist, die Freiheit, aus diesen naturgegebenen inneren Kräften auszuwählen. Mehr noch, man ist fähig, den Körper-Geist-Komplex auf ein höheres Ziel hin auszurichten, das nicht mehr im Reich der Instinkte und Impulse liegt. Der geniale armenische Mystiker George Gurdjieff hat entgegen der allgemeinen Annahme, dass jeder Mensch sowohl ein Selbst als auch einen

Willen besitzt, erklärt, dass die meisten Menschen auf diesem Planeten noch gar nicht existieren und daher auch keinen wirklichen Willen haben können. Jeder Mensch, so machte er geltend, bestehe aus zahlreichen zersplitterten und widersprüchlichen »Ichs« und sei an sich eine Art Schlachtfeld, auf dem jedes kleine »Ich« jeweils zeitweise gewinne. Die Vorstellung, dass diese totale Zersplitterung jemals Ausdruck eines wirklichen und freien Willens werden könne, sei ein großes Missverständnis der Menschen. Um echte Willenskraft *entwickeln* zu können, müssen wir uns darin üben, uns an unser Selbst zu erinnern, und ständig bemüht sein, die instinkthaften Gewohnheiten unseres ersten und zweiten Chakras zu bewältigen. Nur durch eine vollkommen bewusste Anstrengung kann je ein echtes Selbst geschaffen werden, das die verschiedenen seelischen und körperlichen Energien meistern und steuern kann.

Das Gefühl, das wir nicht genug Macht haben, um unsere Energien durch Willenskraft zu bündeln, ist sehr weit verbreitet. Manchmal geht dieses Gefühl so weit, dass man noch nicht einmal eigene Ansichten und Meinungen entwickeln kann. Leicht wird ein Mensch so von den Standpunkten anderer mitgerissen und unter Druck gesetzt, und er passt sich einfach an diejenigen an, die die Macht haben. Ohne das Gefühl einer eigenen Existenz nimmt man sich als durchsichtig wahr und spürt kein einzigartiges Selbst. Wir werden so zu dem, was wir nach Ansicht anderer sein sollten; wir passen uns einfach an und »fließen« im negativen Sinne dieses Wortes.

Wenn die innere Stärke allerdings übermächtig ist, können wir selbst zu unseren schlimmsten Unterdrückern werden. In diesem Fall werden die Energien des »Es« auf starre und dogmatische Weise durch das Ego kontrolliert. Anstatt seiner regulierenden Funktion nachzugehen, dominiert es die natürlichen Energien. Es wird die Lust ersticken und dem Körper-Geist-Komplex das Kommando geben, verschiedene Missionen und Ziele zu erfüllen, als wäre man eine Armeeeinheit. Die eigene Identität kontrolliert so die natürliche Lebenskraft und verhindert mögliche »Überraschungen«. Damit schränkt sie unsere Bewegungsfreiheit im Leben ein und konzentriert sich allein auf den Ehrgeiz,

»etwas zu werden«. Ihr Interesse besteht nicht in *Einzigartigkeit*, sondern darin, die eigene *besondere* und abgetrennte Identität und ebensolche Eigenschaften abzustecken. Wenn die Willenskraft alles bestimmt und ausmacht, wird Selbstdisziplin zu Härte sich selbst gegenüber.

Die zweite Ebene der Machtthematik betrifft unsere Beziehung zu dem wechselhaften Strom des Lebens. Ist das dritte Chakra unausgeglichen, drückt sich dies fast immer in einem Gefühl der Machtlosigkeit und Hilflosigkeit angesichts »schicksalhafter« Kräfte aus. Wir fühlen, dass wir keine Kontrolle über die Ereignisse im Leben haben und sie nicht wirklich beeinflussen können; wir fühlen uns als Opfer des Lebens, fühlen, dass das Leben willkürlich und launisch ist und niemals Rücksicht auf uns arme, hilflose Wesen nimmt, die es kontrolliert. Da wir also völlig diesem schrecklichen Leben ausgeliefert sind und nur auf seine Gnade hoffen können, ist es uns so gut wie unmöglich, jemals irgendeine Form von *Dharma* (unseren höchsten und wichtigsten Dienst an der Welt) zu erfüllen. Nein, wir werden stets vom Strom karmischer Ereignisse mitgerissen und können ihm gar nicht mehr widerstehen und unser grundlegendes Recht einfordern, Einfluss zu nehmen. Uns fehlt das Gefühl, dass wir Meister unseres eigenen Geschicks sind, und daher glauben wir, dass es überhaupt keinen Sinn hat, überhaupt über freien Willen und Entscheidungen nachzudenken. Das Ergebnis ist natürlich große Frustration.

Umgekehrt können wir der Auffassung sein, dass unser Schicksal und die Art und Weise, wie Ereignisse ihren Lauf nehmen, allein in unserer Hand liegt. Dies ist eine andere Art Illusion, da wir zwar alle ein gewisses Maß an Einfluss haben, das Leben aber doch aus vielschichtig miteinander verflochtenen Beziehungen besteht, die wir niemals ganz begreifen können. Manchmal ist die einzige Wahl, die uns bleibt, eine möglichst einsichtsvolle und tief gegründete Einstellung gegenüber einem bestimmten Ereignis zu haben. Wenn wir jedoch in der Vorstellung leben, dass Willenskraft alles bestimmt, wird dies ein hohes Maß an Aggressivität und eine Dominanz-Haltung in uns hervorrufen.

Dies bringt uns zur dritten Ebene des Machtthemas, bei dem es um unsere Beziehung zu anderen geht.

Wenn wir uns anderen gegenüber schwach fühlen, werden wir kaum in der Lage sein, aufzustehen und auf unsere eigene Individualität zu bestehen. Ein Individuum zu sein bedeutet, dass wir großem gesellschaftlichen Druck standhalten können – sogar dem von Freunden und der Familie – und nie aufgeben. Manchmal üben andere Druck auf uns aus, damit wir unsere Meinung ändern und wir uns an eine gesellschaftlich-moralische Norm anpassen und uns entsprechend verhalten. Wenn wir das Gefühl haben, dass wir unsere Authentizität und unsere innersten persönlichen Werte aufgeben müssten, wenn wir diesem Druck nachgeben, ist es meistens das beste, »nein« zu sagen. Doch obwohl wir es sicher *fühlen*, haben wir doch Angst vor den Konsequenzen, die uns drohen, wenn wir uns von der Masse absetzen.

Allzu oft tragen wir unbewusste oder bewusste Erinnerungen an Unabhängigkeitskämpfe in uns, die als Katastrophe geendet sind. Dies führte uns zu dem Schluss, dass wahre Individualität ziemlich gefährlich ist, nicht allein, weil sie uns anderen entfremden, sondern, schlimmer noch, weil sie zu einer leiblichen Bedrohung werden kann, etwa Exil, Gefängnis und Tod.

Es kann auch sein, dass wir Autoritätspersonen fürchten, uns vor ihnen völlig hilflos fühlen und stets versuchen, uns den »Anforderungen« anzupassen. Von anderen dominiert zu werden, ist ein klares Zeichen für Unausgeglichenheit im dritten Chakra: Wenn wir von anderen als Schwächere wahrgenommen werden – sei es von einem Liebespartner, einem Lehrer oder einem Geschäftspartner –, werden wir bald merken, wie sie unseren Geist und unseren Körper kontrollieren können, um ihr Machtbedürfnis zu befriedigen.

Auf der anderen Seite kann es aber auch sein, dass wir selbst zum Täter werden und es genießen, andere zu dominieren und zu kontrollieren. So missbrauchen wir vielleicht die Macht, die wir als Autoritätspersonen haben, etwa als Eltern oder Arbeitgeber, im Umgang mit Menschen, die wehrlos sind. Es kann passieren, dass wir nach Willensschwäche bei scheinbar gleichwertigen Partnern suchen, wie beispielsweise bei Liebespartnern oder Freunden. In jedem Fall ist das Genießen von Machtgefühl, das auf der Schwächung eines anderen beruht, ein Ungleichgewicht, das einer tiefen inneren Heilung bedarf. Ein weiterer Aspekt eines starken Machtgefühls in Beziehungen mit anderen ist die Sucht nach dem Gefühl von Eigenständigkeit. Wir sagen nicht nur furchtlos unsere eigene, ganz spezifische Meinung, sondern wir lassen die Tatsache, dass unsere hochentwickelte Individualität aus einem ausgeglichen Zustand heraus anderen dienen sollte, vollkommen außer acht. Wenn wir diesen eigentlichen Zweck ignorieren, befassen wir uns lediglich mit unserem persönlichen und besonderen Ausdruck, unseren einzigartigen Meinungen und Sichtweisen und verletzen andere immer wieder, weil wir glauben, uns unbedingt selbst treu sein müssen.

Zusammengefasst lässt sich sagen, dass Ungleichgewichte im dritten Chakra sich um die widersprüchlichen Gefühle und Ausdrucksformen von Macht drehen. Sie haben immer mit Gegensätzen zu tun wie etwa: dem Gefühl des eigenen Nicht-Vorhandenseins oder von zu viel Selbstbewusstsein; dem Gefühl der Minderwertigkeit oder einem überhöhten Selbstwert; völligem Mangel an Kontrolle und Einfluss oder dem Versuch, immer alles im Griff zu haben; keinerlei Ehrgeiz oder zu viel Ehrgeiz; keine Meinung haben oder zu meinungsstark und kritisch sein; sich dominanten Individuen zu unterwerfen oder sich anderen aufzuzwingen; leicht unter Druck gesetzt zu werden oder andere unter Druck zu setzen; klein und unsichtbar sein zu wollen oder zu versuchen, immer größer und sichtbarer zu werden; sich mit gar nichts zu identifizieren oder das eigene Selbst äußerst klar abzugrenzen.

Psychologische Reaktion des unausgeglichenen dritten Chakras

Menschen, die unter dem Gefühl der Machtlosigkeit im dritten Chakra leiden, neigen dazu, im Leben sehr zerstreut und nicht ausgerichtet zu sein. Sie haben kein wirkliches Ziel und immer das Gefühl, dass die eigene Erfüllung in weiter Ferne liegt. Manchmal leiden sie unter plötzlichen Wutausbrüchen, da Wut das letzte Mittel der Machtäußerung ist. Aber in dieser Wut steckt ein sehr hohes Maß an Frustration.

Probleme hängen bei diesen Menschen oft mit dem Selbstbild und der Selbsteinschätzung zusammen. Wer ist das echte »Ich«? Und was will *ich* wirklich? Die Antworten auf diese Fragen suchen sie meist im Außen und hoffen darauf, dass eine anerkannte Autoritätsperson es ihnen schon sagen wird, etwa ein Priester, ein Medium, ein Experte oder ein Guru.

Die am weitesten verbreitete Reaktion eines schwachen dritten Chakras ist das Bemühen, bloß durchzuhalten und ewig darauf zu warten, dass die Kraft zum Handeln eines Tages kommen wird. In der Zwischenzeit tun diese Menschen, was man ihnen sagt, und definieren ihre »individuellen« Vorlieben mit Hilfe stärkerer Persönlichkeiten. Wenn sie glauben, eine Entscheidung zu treffen und diesen Entschluss dann mit Durchhaltevermögen und echter Willenskraft zu verfolgen versuchen, dann endet dies fast immer mit Fehlschlägen und Enttäuschungen. Dies lässt natürlich wenig Raum für eigene Initiativen und unabhängige Projekte. Als der beste Weg erscheint es ihnen, der Stärke und dem Charisma anderer zu folgen. Dieses Mitläufertum kann entweder zu völliger Passivität führen oder, um den anderen zu gefallen, zu übertriebenen Anstrengungen. Oft gibt es dabei – im Hinterkopf oder klar und bewusst – eine Unzufriedenheit mit der eigenen Position.

Viele suchen sich eine Autoritätsperson, der sie sich unterwerfen können, oder entwickeln sogar eine Neigung zu verschiedenen Formen des Masochismus. Es kann sexueller Masochismus sein, aber auch die Tendenz, sich auf Gewaltbeziehungen einzulassen. Im Kern steckt dahinter die Angst, eine starke Position einzunehmen und selbst verantwortlich zu sein. Es besteht insgeheim der Wunsch, unsichtbar zu sein und die Willenskraft eines anderen zu übernehmen.

Manche haben noch als Erwachsene Konflikte mit ihren lebenden oder toten Eltern oder anderen Autoritätspersonen aus der frühen Kindheit. Sie rebellieren weiter gegen sie und ringen um ihre Unabhängigkeit, sei es im Geiste oder in tatsächlichen Auseinandersetzungen.

Menschen mit einem schwachen dritten Chakra fühlen sich leicht unter Druck gesetzt und haben große Angst davor, was die Gesellschaft von ihren Handlungen und Taten denken könnte. »Wie werden die Leute reagieren?« ist für sie ein äußerst wichtiger Faktor in ihrer Entscheidungsfindung. Gegenüber Druck und äußeren Reizen sind sie überaus empfindlich, wie beispielsweise der Angst oder der Unzufriedenheit anderer. Sie fühlen sich machtlos angesichts der Gefühle und Forderungen, die sie umgeben.

Dagegen schafft ein Übermaß an Macht im dritten Chakra Personen, die sich selbst als »Macher« definieren. Sie sind von Arbeit und Karriere, Status und Anerkennung abhängig, aber aus anderen Gründen als jene, die ein Ungleichgewicht im ersten Chakra haben – sie tun es nicht der Sicherheit und beständigen Routine wegen, sondern um selbst größer zu werden. Es ist mehr eine Sucht nach dem Erobern, die Lust daran, das Machtgefühl durch Besitz und Geld zu verstärken oder dadurch, dass man die Massen davon überzeugt, bestimmte Produkte zu kaufen. Diese Personen genießen das Gefühl, mehr Macht zu haben, und stecken sich immer weitere Ziele. Sie wollen immer noch mehr Dinge, die sie erobern können. Sie identifizieren sich also hauptsächlich durch das, was sie im Leben tun, was sie bereits erreicht haben und was sie noch erreichen wollen.

Solche Menschen neigen stark zu Wutausbrüchen und Jähzorn. Wenn etwas nicht genau nach ihrem Plan verläuft oder andere sich nicht ihrem Willen unterwerfen, können sie im Wortsinne den Verstand verlieren, indem sie versuchen, den Fluss des Lebens mit Gewalt zu manipulieren und umzulenken.

Das übermäßige Machtgefühl führt zu einer überhöhten Spannung, die sowohl psychosomatische Krankheiten verursacht als auch einen ungesunden Lebensstil: Wenn du etwas erreichen willst, solltest du nicht zu gut schlafen, du musst dich überarbeiten und überanstrengen, schlecht essen und niemals Zeit für andere Dinge haben. Diese Form von Ungleichgewicht im dritten Chakra äußert sich immer in Zeitknappheit. Und selbstverständlich führt diese Spannung dazu, dass man sich durch allerlei Suchtformen zu entspannen versucht: Essen, Sex, Fernsehen, Drogen und Alkohol sind nur einige Beispiele. Dies ist nicht die gleiche Suchttendenz wie die des zweiten Chakras; hier geht es nicht um den Wunsch nach starken Erlebnissen, sondern um den Wunsch, sich von einem gewaltigen Erfolgsdruck abzulenken. Man kann dieses Ungleichgewicht leicht auch in der allgemeinen erschreckenden Beschleunigung der westlichen Kultur wiedererkennen.

Erfolg kann zu Gefühllosigkeit führen. Wenn Geld und Status den wichtigsten Wert darstellen, werden Liebe und emotionaler Ausdruck dem untergeordnet. – Wer hat schon dafür Zeit? Menschen, die so denken, sind wie abgeschossene Pfeile, die im Leben nur Ziele sehen. Sogar ihr Glück binden sie an Ziele. Die andere Seite dieses zwanghaften Denkens ist Frustration (wenn die Dinge sich nicht in die »richtige« Richtung bewegen) oder Wut und Manipulation.

Das Leben wird als natürliche Auslese gesehen, als »Überleben des Stärkeren«. Für Gleichheit gibt es keinen Platz. Es gibt die Überlegenen und die Unterlegenen, und genau so sollte es sein, denn so ist die »Natur«. Daher drückt sich diese Form des Ungleichgewichts durch ein unterschwelliges oder offen zur Schau gestelltes Gefühl der Überlegenheit aus: Ich bin *jemand,* du nicht. Dieser Haltung wohnt Arroganz und Kritik inne (sogar Verachtung bis hin zu Formen des Sadismus). Wir sind nur neidisch auf jene Menschen, die bessere Positionen einnehmen als wir, und wenn wir sie brauchen, schmeicheln wir ihnen und geben vor, sie zu bewundern, damit wir das bekommen, was wir wollen.

Wir identifizieren uns mit Machtpositionen. Wenn man sie uns wegnimmt, bleibt im wahrsten Sinne nichts übrig. Wir existieren, weil wir Macht zum Ausdruck bringen, sei es als großer indischer Schamane, als mächtiger Yogi, der Siddhis erlangt hat (übernatürliche Fähigkeiten) oder als Börsenmanager. Wir können nicht sehen, dass unsere Macht lediglich eine Rolle und Funktion ist, mit der wir dem Spiel des Lebens dienen.

Wenn dieses übermäßige Machtstreben im dritten Chakra in der spirituellen Dimension des Lebens auftritt, findet sie in einer Form Ausdruck, die man das »spirituelle Ego« nennen könnte. Diese Form von Ego ist der überehrgeizige Drang, spirituelle Macht zu gewinnen, anstatt alle Trennung aufzulösen und sich mit allem verbunden zu fühlen. Spirituelle Erlebnisse werden dann nur als Machtrausch gesehen; Erleuchtung wird zur absoluten Ausdehnung des narzisstischen Selbst und die verschiedenen Kräfte, die durch Selbstkontrolle gewonnen werden können (von Telepathie bis zum Feuerlauf), haben große Anziehungskraft. Spiritualität wird dann als Fähigkeit gesehen, alles zu manifestieren, was man will; mit anderen Worten, als Geistesmacht. Genau so hat die Idee vom »positiven Denken« ihre unglaubliche Beliebtheit gewonnen. Man hat Menschen tatsächlich die Vorstellung vermittelt, sie könnten alles, was sie sich jemals gewünscht haben, durch die Kraft ihrer Gedanken anziehen.

Im allgemeinen neigen eher Männer dazu, den exzessiven Aspekt des Ungleichgewichts im dritten Chakra auszudrücken (Überehrgeiz, Machtmissbrauch und Wut), während Frauen dazu neigen, den schwachen Aspekt des unausgeglichenen Chakras zum Ausdruck zu bringen. Sowohl energetisch als auch physiologisch ergibt dies Sinn: Das mehr maskuline Testosteron ist in gewisser Hinsicht das Hormon der Eroberung und Macht, während das eher mütterliche Oxytozin das Hormon von Beziehungen und Abhängigkeit ist.

Lösungen für das unausgeglichene dritte Chakra

Die wichtigste Lösung für Ungleichgewichte im dritten Chakra liegt in dem Verständnis, dass Macht nicht bedeutet, nach außen hin Zwang und Kontrolle auszuüben, sondern in der Kraft der eigenen Präsenz und Selbstkontrolle liegt. Es geht darum, eine echte eigene Existenz zu entwickeln. Erreicht wird dieses durch bewusste Eigenanstrengung, Reinigung und Meditation. Dabei wird Kraft in die Fähigkeit umgewandelt, unser Selbst zu ordnen und zu vervollkommnen; ein Selbstverständnis, das sich vom Tun und Haben herleitet, wird zu einem Selbstverständnis, das sich aus dem Sein speist; das Bedürfnis, andere zu kontrollieren, wird auf Selbstbeherrschung gerichtet. Sobald diese vollständig erreicht und ein wahrhaft integriertes Selbst verwirklicht ist, suchen wir nicht mehr nach äußerer Macht und setzen sie nur dann ein, wenn wir sie wirklich brauchen.

Wenn wir ein Gefühl der Machtlosigkeit im dritten Chakra haben, müssen wir verstehen, dass unsere Aufgabe nicht darin besteht, im Außen zu *versuchen* jemand anderes zu sein, sondern unsere Energie darauf zu richten ist, ein ganzheitliches und integriertes Selbst zu schaffen. Es ist essentiell wichtig, Verletzungen aus Ereignissen zu heilen, in denen wir unsere persönliche Macht unterdrückt oder uns der Macht anderer unterworfen haben. Wir müssen auch die Rebellion gegen unsere Eltern und andere starke Persönlichkeiten zu Ende bringen, da es dabei in keiner Weise um sie geht, sondern um uns.

Abgesehen davon, dass wir unser Gefühl des Nichtvorhandenseins heilen müssen, verlangt das dritte Chakra vor allem nach aktivem Handeln.

Von großer Wichtigkeit sind dabei Übungen, bei denen Selbstkontrolle entwickelt wird. Es gibt in diesem Feld eine reiche Auswahl an Methoden. Ein gutes Beispiel sind Übungen für die Selbstdisziplin, wie etwa frühes Aufstehen oder eine verantwortungsvolle Tagesplanung. Anspruchsvolle Meditationstechniken, anstrengende Körperübungen und bewusstes Essen sind weitere Beispiele – alles, was es erfordert, Impulse und Verlangen zu transzendieren, etwa Faulheit, Langeweile, Ablenkungen und so weiter. Anstrengungen, die mit einem gewissen Maß an Unbequemlichkeit einhergehen, sind das beste Training für das unausgeglichene dritte Chakra. Für Männer können auch Ejakulationskontrolle oder gelegentliche Abstinenz eine gute Übung sein.

Doch die Übung der Selbstbeherrschung ist nur ein Aspekt. Weitere Aspekte sind die Entwicklung von Durchhaltevermögen in Drucksituationen und bei großen Herausforderungen (man kann diese sogar absichtlich für sich schaffen) und die Konzentration auf ein einziges Ziel, bis es erreicht ist. Um zu mehr innerer Stärke zu gelangen, ist es nicht nötig, alles auf einmal zu wollen und sich zum entgegengesetzten Pol übertriebenen Ehrgeizes hin zu bewegen. Indem wir von Mal zu Mal die Anstrengung und das Unbehagen aushalten, das in der jeweiligen Situation durch Druck von außen entsteht, werden wir – Schritt für Schritt – immer mehr in der Lage sein, ein größeres Maß an Willenskraft zu halten, bis dies zu einer Gewohnheit unserer Persönlichkeit wird.

Als Übung für das Durchhaltevermögen können wir zudem freiwillig Verantwortung für andere übernehmen und uns auf Machtpositionen einlassen. Eine weitere interessante Möglichkeit ist es, einer Sache treu zu bleiben, die wir für wahr und richtig halten, selbst wenn wir dabei großem gesellschaftlichen Druck ausgesetzt sind und das Verständnis anderer verlieren. Wenn die Meinung anderer Druck auf uns ausübt, können wir sie einfach benutzen, um die Zweifel und Schwächen unseres »seelischen Rückgrats« zu reflektieren.

Unserer inneren Wahrheit treu zu bleiben bedeutet nicht, dass wir sie forcieren müssen, um sie zu »verteidigen«. Es ist eigentlich genau umgekehrt: Solange wir unter einer Schwäche im dritten Chakra leiden, kann es passieren, dass wir angreifen, um uns vor Reizen zu schützen, die wir als gefährliche »Übergriffe« empfinden. Aber innere Stärke muss sich niemals verteidigen.

Wir müssen zudem genug Energie sammeln, um in der Welt aktiv sein zu können. Es geht nicht darum, nur durchzuhalten, sondern auch darum, unseren eigenen, starken Ausdruck zu manifestieren, ihn im Hier und Jetzt zu verwirklichen. Wir müssen uns bewusst bemühen, etwas zu wagen und eine einflussreiche und mitwirkende Präsenz in dieser Welt von Zeit und Raum zu werden. Dafür sollten wir anfangen, uns selbst zuzuhören, ohne uns zu Experten und Freunden zu flüchten, ohne Abhängigkeit von der Stärke anderer, bis wir unser eigenes Dharma-Potential erkennen. Wir können ganz einfach damit anfangen, uns zu fragen: Wenn es keinerlei Einschränkungen geben würde, keinen gesellschaftlichen Druck und keine anderen Meinungen, und wenn ich einen riesigen Energievorrat hätte, wie würde ich in der Welt handeln? Wie würde ich mich zeigen, wenn ich nicht das Gefühl hätte, dass das Schicksal mich einschränkt und wenn es nur meine freie Wahl gäbe? Diese Form des sich selbst Zuhörens bedeutet jedoch nicht, dass wir behütet in einer stillen Ecke sitzen und uns besinnen, sondern dass wir handeln und Fehler machen und dass aus diesen Handlungen und Fehlern unsere echten, individuellen Neigungen emporwachsen.

Im wesentlichen kann man diesen Prozess des Ausgleichs als Entwicklung der maskulinen inneren Gefühle betrachten: ein Fundament des Selbstvertrauens, auf dem man das eigene, individuelle Selbst aufbauen kann.

Wenn wir zu viel Macht im dritten Chakra spüren, die sich in Frustration und Wut zeigt, ist dies ein Aufruf, innezuhalten und zu erkennen, dass der Sinn des Lebens niemals durch Erfolge und wachsenden Machtbesitz erfüllt werden kann. Macht kann berauschend sein, aber sie erfüllt uns nicht und lässt unser tieferes Sein immer hungrig und unzufrieden zurück. Anders als Nietzsche behauptet – im übrigen ein klassischer Glaubenssatz des dritten Chakras –, wird das Leben nicht nur durch den Willen zur Macht motiviert. In erster Linie bedeutet dies, dass unser Gefühl der eigenen Existenz nicht über unser Tun definiert werden sollte. Wenn unsere eigene Existenz nur durch unser Tun oder durch unsere Absichten bestätigt wird, haben wir keine wirklich eigene Existenz. Unsere Identitäten im Leben sind nur Träger unseres Ausdrucks; unser Selbstgefühl muss tief in unserem Wesen wurzeln. Wir müssen das Gefühl der eigenen Existenz von der Zwanghaftigkeit befreien, etwas darstellen zu müssen, und es auf eine ewige Präsenz hin bewegen. Innerlich sind wir immer gleich, egal, was wir in der Welt tun. Das Meditieren lehrt uns, wie wir allgegenwärtig sein können, und zwar nicht durch unser Tun, sondern auf der Ebene des allumfassenden Selbst.

Wir müssen daher eine eher feminine Form von Meditation entwikkeln. Wenn wir in der ewigen Wirklichkeit aufgehen, löst sich unsere Verhaftung an unser Selbstverständnis und an das Gefühl, das wir etwas *tun* müssen, um existieren zu können. Gemeinsam mit dieser Verhaftung schwinden dann auch alle Arroganz, alle Selbstherrlichkeit und das »besondere Selbst«.

Wir müssen zudem bewusst Zeit und Raum für die wichtigen Dinge im Leben schaffen, die nichts mit dem unverwandten Streben nach Erfolg zu tun haben. So sehr es uns möglich ist, sollten wir uns im Leben als ein offenes und weiträumiges Wesen erleben, von welchem Selbstverwirklichung nur ein kleiner Teil ist. So kann es einen sehr verjüngenden Effekt haben, möglichst lange Zeit allein in der Natur zu verbringen, ohne jede Unterbrechung.

Wir müssen zweitens akzeptieren lernen, dass der Fluss des Lebens größtenteils nicht in unserer Kontrolle liegt. Es gibt viele Fälle, in denen unsere einzige Wahl darin besteht, mit einer ganzheitlichen Einstellung zu reagieren. Unsere Einflussmöglichkeiten sind begrenzt, und manchmal können wir nicht mehr tun, als uns harmonisch mit den Kräften des Lebens zu bewegen.

Es ist nicht nur anstrengend, sondern auch völlig disharmonisch, das Leben immer so manipulieren zu wollen, dass es sich an unsere Pläne und Ziele anpassen möge. Ehrgeiz ist eine gute Sache, aber mir müssen lernen, zwischen harmonischen und disharmonischen Bestrebungen zu unterscheiden. Wann immer wir im Leben etwas erzwingen wollen, ruft dies schrecklichen Frust hervor. Diese Verdrießlichkeit verschwindet in dem Augenblick aus unserem Leben, in dem wir genug Weisheit entwickelt haben, nur das zu wollen, was harmonisch mit dem Leben fließt, und unser Wollen zu unterbinden, wenn es zu einem gewaltsamen Kampf gegen die einfachen Fakten des Lebens wird. Es ist schön, wenn unsere Bestrebungen im Leben ihre Erfüllung finden, aber durchaus nicht nötig. – Das Leben ist ein weites Feld, und wir verpassen zahlreiche seiner Aspekte, wenn wir uns an Einzelheiten festhalten.

Große Visionen sind eine wunderbare Sache, aber sie verlangen nach achtsamer und langsamer Entfaltung. Eilig ihre Vollendung anzustreben, führt zu Frustration – denn nochmals: Darum geht es im Leben nicht.

Die letzte Ebene von Machtmissbrauch, der nach Ausgleich verlangt, zeigt sich darin, dass wir Schwächere im Leben zu kontrollieren versuchen. Wir müssen diesen Drang in ein Streben nach Selbstbeherrschung verwandeln. Wann immer wir Wut spüren – die im Grunde nichts anderes ist, als der Wunsch, dass andere sich genau so verhalten sollen, wie wir es uns wünschen –, bedeutet dies, dass wir die Kontrolle über uns selbst verlieren; wir schaffen es nicht, unsere eigenen niederen Energien zu meistern. Unsere große Herausforderung besteht darin, diese Wut zu überwinden, wenn sie sich zeigt, und sie wieder in reine Präsenz umzuwandeln. Selbst wenn uns jemand psychisch oder emotional angreift, ist unser Hauptanliegen das Maß an Selbstkontrolle, das wir bei unserer Reaktion haben. Dies ist eine tiefgehende Übung der Gewaltfreiheit. Natürlich sollten wir wiederum nicht süchtig danach werden, unsere eigenen Energien zu kontrollieren, und eine weitere Karriere des dritten Chakras daraus machen. Dies ist dann erneut die

»Freude« am Erfolg. Die Lehre besteht darin, unsere niederen Energien so steuern und kanalisieren zu lernen, wie ein weiser König sein Reich regieren würde: friedlich, sanft und liebevoll. Wir wollen unsere Lebenskraft nicht mit einer weiteren starren Form der Identifikation ersticken.

Zusammenfassend lässt sich sagen, dass Ungleichgewichte im dritten Chakra durch die Erkenntnis gelöst werden können, dass es wirklich nicht nötig ist, unsere persönliche Macht darauf zu verschwenden, das Leben, andere Menschen oder uns selbst zu kontrollieren. – Macht ist eine Energieform, die man für gute Ziele einsetzen sollte. Sie ist sicher nicht das Zentrum unserer Identität. Sollte dies noch der Fall sein, kann der Prozess des Ausgleichs als Bewegung in Richtung der eher femininen inneren Gefühle gesehen werden: Unsere individuelle Kraft kommt in Einklang mit allen anderen Kräften – dem Leben, anderen Lebensformen und den Energien in uns. In gewisser Weise wird die Macht nur dann gebraucht, wenn es nötig ist; nur dann, wenn unser aktives Engagement wirklich gebraucht wird.

Die drei Ebenen des Funktionierens

Das funktionierende dritte Chakra: Wenn unser drittes Chakra funktioniert, besitzen wir ein angemessenes Maß an eigener Identität. Dieses Maß an Eigenidentität erlaubt uns, eigene Ansichten, Neigungen oder Bestrebungen zu haben und Entscheidungen zu treffen. Dank eines ausreichenden Gefühls persönlicher Macht, können wir Druck und Anforderungen von außen standhalten, für unsere Überzeugungen einstehen und uns sogar manchmal von der Masse absetzen und für eine sehr unbeliebte Position eintreten. Wir haben auch das Gefühl, dass wir ein gewisses Maß an Einfluss auf die Ereignisse im Leben haben, und können unsere grundlegenden Triebe und unser Verlangen kontrollieren. – Wir können früh aufstehen und arbeiten, unseren Pflichten und Verantwortungen nachkommen und langfristige Aufgaben abschließen. Wir können unsere Trägheit überwinden. Im allgemeinen sind wir recht zuverlässig, da wir einen immerhin mittelmäßigen Grad geistiger Integrität besitzen. Ja, es gibt für uns Momente großer Wut und des Kontrollverlusts, wenn die Dinge nicht so laufen, wie wir das erwarten, und ja, wir haben ein Problem mit Macht, wie etwa Angst vor Autoritätspersonen und Abhängigkeit von willensstarken Menschen. Wir können auch sehr kritisch und aggressiv gegenüber den Entscheidungen anderer sein und eine Neigung zu Unterwürfigkeit oder Überlegenheit haben. Aber im allgemeinen können wir diese Probleme unterdrücken, wenn Handeln angesagt ist.

Das ausgeglichene dritte Chakra: Unser Gefühl der eigenen Existenz wurzelt nicht im Handeln und in einer von außen abhängigen Identität, sondern im Sein. Wir fangen an, ein echtes spirituelles Selbst zu entwickeln, das unabhängig von Zeit und äußeren Umständen im Leben ist. Unser Selbst ist stark, aber nicht im alltäglichen Sinne von Stärke oder Macht: Es erzwingt nichts und muss sich auch nicht verteidigen; es braucht seine Individualität nicht zu schützen und weiß, wie es mit dem Leben fließen kann, *während* es seine harmonischen Ambitionen erfüllt. Dieses starke spirituelle Selbst kann keine Wutanfälle erleiden, weil es keine Ambitionen hat, die enttäuscht werden können. Es befindet sich in der Mitte zwischen Sein und Werden, Ehrgeiz und Fluss, Individualität und Dienen, Widerstand gegen Druck und völliger Offenheit, Selbstdisziplin und Spontaneität, Selbstvertrauen und Bescheidenheit. Es kann große, weltumspannende Visionen haben und dennoch fast mühelos auch allein für sich harmonische Kanäle nutzen. Es benutzt seine persönliche Macht nur, wenn sie für Schöpferisches gebraucht wird, für konstruktives Schaffen oder um authentisch zu bleiben. Es gibt so gut wie keinen Ehrgeiz, sich um seiner selbst willen zu bessern, sondern eher einen Drang, der darauf abzielt, der Menschheit als Ganzes zu dienen.

Das erwachte dritte Chakra: Die große Aufgabe, ein integriertes und einheitliches Selbst zu schaffen, das einen einzigen Willen und Antrieb hat, ist vollendet. Das Selbst ist transzendent, frei von Zeit und Raum. Das Gefühl der Macht ist in eine reine Lebenskraft umgewandelt worden. Das Selbst wird von den Prozessen der Zeit und des Werdens nicht mehr gestört und hat deswegen eine enorme spirituelle Kraft und Stabilität. Der Körper, die grundlegenden Triebe, die Lebenskraft, stehen alle unter der Führung des inneren Meisters, der die verschiedenen Kräfte zu steuern weiß und nicht gebunden ist an die Kraft der Angst und der Begierde, der Gedanken und Emotionen. Es ist wie eine Wiedergeburt in einen gleichzeitig einfachen und vielschichtigen neuen Bewusstseinszustand hinein, in dem alle widersprüchlichen Kräfte des Körper-Geist-Komplexes zu einem harmonischen, vollständig funktionierenden System werden. Wenn dieses Chakra ganz erwacht, verbindet es sich mit den zwei darunterliegenden Chakren zu einem spirituell erwachten, unzerstörbaren Selbst.

Polare Emotionen

Macht / Machtlosigkeit, Ehrgeiz / Frustration, Kontrolle / Hilflosigkeit

Arten von Trauma

Im dritten Chakra sind gesellschaftliche Traumata angesammelt, die entstanden, wann immer wir auf gesellschaftliche Kräfte gestoßen sind, deren Druck uns bis an den Rand eines Zusammenbruchs gebracht hat. Darin eingeschlossen sind Begegnungen mit Autoritäten, die ihre Macht missbraucht und uns gedemütigt haben; ein Umfeld, das unsere Individualität unterdrückt hat oder ihr feindlich gegenüberstand; eine abweisende Umgebung, in der wir den Druck von außen oder die negative Energie nicht aushalten oder verarbeiten konnten; ebenso jede andere erstickende Konfrontation mit Tyrannei, Machtpositionen und einer kontrollierenden Gesellschaft.

Natürlich werden wir reichlich Beispiele aus der Zeit finden können, in der unsere Individualität sich am stärksten entwickeln wollte: in der Jugendphase. In dieser Zeit haben wir um die Entwicklung unserer Individualität gekämpft und uns gleichzeitig von Eltern, Lehrern und anderen Autoritätspersonen zurückgewiesen gefühlt. Sehr oft wurden wir von Klassenkameraden oder anderen Gleichaltrigen verletzt, die genau wie wir angestrengt um ihre eigene Individualität rangen, indem sie andere niedermachten. Falls wir zu »anders« und außergewöhnlich waren, hat man wahrscheinlich viel Druck auf uns ausgeübt, damit wir wie »alle anderen« werden sollten. In anderen Fällen wurden wir zu Außenseitern. Manchmal wurden wir dafür bestraft, dass wir störrische

Individuen blieben oder für unsere Ansichten einstanden.

Das herabwürdigende Verhalten anderer Menschen hat uns zu der Schlussfolgerung geführt, dass Menschen gefährlich sind, besonders jene, die Macht und Status besitzen. Dies kann uns ein starkes Gefühl der Bedeutungslosigkeit eingeprägt haben, eine Angst davor, Verantwortung zu übernehmen und selbst Macht auszuüben, auch die Macht zum Zweck der Selbstkontrolle. Vielleicht haben wir sogar eine seltsame Form der Rebellion entwickelt, die vor jeder Verantwortung zurückschreckt. Wir verhalten uns weiter wie kleine Kinder, nur um zu zeigen, dass wir immer noch nicht gehorchen.

Abhängig von unserer persönlichen Konstitution, kann uns diese Art von Trauma zu zwei gegensätzlichen Handlungen führen. Die erste Reaktion ist verstärkte Konformität und die Sehnsucht danach, von einer dominanten Vaterfigur angenommen zu werden; wir sehnen uns vielleicht nach einem Gefühl der Sicherheit, das uns eine selbstsichere Autorität vermeintlich schenken kann. Dies kann sogar zu einem masochistischen Begehren führen! Die zweite mögliche Reaktion ist eine stärkere Individualisierung. Wir schließen uns selbst aus jeder Gruppe oder Gesellschaft aus und bestehen stets auf »Unabhängigkeit«, sogar wenn wir dadurch gesunde Einflüsse anderer und Nähe opfern müssen. Wir können gegenüber jeder Form sozialer Akzeptanz Misstrauen entwickeln, besonders wenn es sich um idealistische, geschlossene Gruppen handelt. In seltenen Fällen bringt uns diese Art von Trauma dazu, gezielt nach schwächeren Menschen zu suchen, die wir selbst dominieren und missbrauchen können. Dies stellt eine verzerrte Art dar, unseren eigenen Machtverlust auszugleichen.

Persönlichkeitstyp des dritten Chakras

Das traditionelle Symbol des Persönlichkeitstyps des dritten Chakras ist der Hirsch. Heutzutage wird dieser Typ am besten durch den Geschäftsmann repräsentiert: stets beschäftigt, extrem ehrgeizig, immer in Eile, wetteifernd, immer auf der Jagd nach einem besseren Status, stets hungrig nach der »Spitze« strebend und Geld anhäufend, weil er das damit einhergehende Gefühl von Macht und Kontrolle genießt. Der Geschäftsmann kann zudem recht manipulierend agieren, hinterhältig und sogar brutal. Er identifiziert sich völlig mit dem, was er tut: »Ich handele – also bin ich.«

Ursprünglich war der treffendste Repräsentant des Persönlichkeitstyps des dritten Chakras der Krieger, der Held und Eroberer. In manchen Teilen der Welt ist dies immer noch das authentischere Bild, dennoch scheint es, als habe unsere westliche Gesellschaft seine Form verändert: Sie ist raffinierter geworden; es geht nicht mehr um direkten, physischen Kampf, sondern eher um Bewusstseinskontrolle. Der Geschäftsmann kämpft um Geld und Status, nicht um Land und Ehre. Seine Waffe ist sein listiger Verstand. Seine Strategie besteht nun darin, sich eloquent und glatt zu bewegen, um zu bekommen, was er will. Anstelle von Imperien haben wir weltweite Unternehmen mit einer Neigung zu immer stärkerem Wachstum.

In beiden Fällen – Krieger und Geschäftsmann – geht es ganz darum, Ziele zu erreichen und Land oder Märkte zu erobern. Diese Definition schließt natürlich auch Bergsteiger ein und olympische Athleten, die nach den höchsten Erfolgen streben, ebenso wie große Rebellen wie Che Guevara. Harte Rockmusik wie Heavy Metal, die Rebellion und Ausbrüche existentieller Wut zum Ausdruck bringt, ist ebenfalls ein gutes Beispiel. Ebenso der Schamane, Yogi oder Magier, der esoterische Kräfte um des Machtgewinns willen entwickelt. In »Star Wars« ist die Anziehungskraft der dunklen Seite der Macht gleichbedeutend mit dem Wunsch nach Macht um der Macht willen.

Unsere heutige westliche Gesellschaft ist von dem feurigen Element des Erfolgs und Wettbewerbs gefärbt und hat die Tendenz, ständig nach Verbesserung und Weiterentwicklung zu verlangen. Wenn das Streben einer Gesellschaft sich ums Geldverdienen dreht, ist dies Ausdruck eines Machtüberflusses im dritten Chakra.

In der ayurvedischen Tradition ist der zugehörige Persönlichkeitstyp der Pitta-Typ, das Feuerelement. Es ist das gleiche Element wie das im zweiten Chakra, nur dass es hier nicht um starke Erlebnisse und Empfindungen geht, sondern um Ziele und beeindruckende Errungenschaften.

Wenn dieser Persönlichkeitstyp unausgeglichen ist, zeigt er sich arrogant, aggressiv, wütend und destruktiv. Er benutzt alle Macht, die er gewonnen hat, um einen scheinbaren Feind zu vernichten, kann sich dabei aber selbst verbrennen.

Berühmte Persönlichkeiten des dritten Chakras: Alexander der Große, Che Guevara: Eroberer, Ehrgeizige, Kämpfer

Männliche und weibliche Energien

Die männliche Energie des dritten Chakras kann durch das Schwert symbolisiert werden: eine wuchtige Kraft, die jedes Hindernis durchschlagen und sich beharrlich auf ihr Ziel zu bewegen kann. Sie schwankt nie, weil sie ein enormes Streben ist, und auch die Kraft hat, zum Erfolg zu führen. Wir brauchen diese maskuline Energie immer dann, wenn wir eine Vision haben, die wir in der Welt von Zeit und Raum verwirklichen wollen.

Die weibliche Energie des dritten Chakras kann durch den Schild symbolisiert werden. So, wie wir das Schwert brauchen, benötigen wir auch den Schild: Das Schwert wird für den Angriff, der Schild für die Verteidigung gebraucht. Die feminine Energie gibt uns also einen schützenden Schild, der tatsächlich jede Form von Druck und Überreizung abwehren kann. Sie gibt uns Stille, wenn wir angegriffen werden, und Durchhaltevermögen, wenn man Druck auf uns ausübt, unsere Authentizität aufzugeben.

Art von Glück

Glück entsteht für das dritte Chakra, wenn weltweite Anerkennung oder eine hochgeschätzte Auszeichnung errungen wird; wenn eine wichtige Position erlangt wird oder eine beeindruckend hohe Geldsumme; wenn ein sehnlichst erwartetes Ziel erreicht wurde oder gewünschte Kräfte erlangt wurden. Es geht stets darum, etwas zu bekommen, dass Erfolg symbolisiert oder eine Spitzenposition.

Bedeutung und Sinn des Lebens

Das Leben wird als eine natürliche Auslese gesehen, ein mehr oder weniger subtiles Schlachtfeld, auf dem derjenige, der die stärksten Fähigkeiten hat und am hartnäckigsten strebt, gewinnt. Im Leben geht es darum, Hindernisse zu überwinden, Herausforderungen zu begegnen und uns den Weg zum Erfolg zu erkämpfen. Das Gefühl, mehr

Macht zu haben, ist die wunderbarste Bestätigung der eigenen Vervollkommnung. Ehrgeizig sein bedeutet, am wahren Fluss des Lebens teilzuhaben. Der Sinn des Lebens besteht darin, alles zu erobern, was eroberungswürdig erscheint. Auch die Liebe ist eine Errungenschaft, Teil unseres Besitzes; der Tod ist etwas, das wir eines Tages dank Medizin und Technik zu überwinden hoffen; Gott ist das größtmögliche Machtgefühl und das allmächtige, allgewaltige Wesen, an das wir glauben oder zu dem wir selbst werden wollen.

Die dem dritten Chakra entsprechende Altersstufe

ist jene vom vierzehnten bis zum einundzwanzigsten Lebensjahr. Nach der Entwicklungsphase des zweiten Chakras, die von Unterdrückung, Verletzlichkeit und Empfänglichkeit gekennzeichnet wurde, ist dies nun die Zeit der Rebellion: Wir bestehen darauf, uns zu profilieren, unsere Grenzen als getrennte Egos klar abzustecken. An diesem Punkt kommt ein großer Drang zur Selbstbestimmung auf, und gleichzeitig begegnet uns der stärkste gesellschaftliche Druck: die Eltern, die noch einmal darum kämpfen, unsere Persönlichkeit formen und beeinflussen zu können; die Lehrer, die uns Inhalte aufhalsen, an denen wir kaum Interesse haben; und natürlich unsere Freunde und Klassenkameraden, die viele große Zwiespalte zwischen Anpassung und Eigensinn in unser Leben bringen. In manchen Ländern schleicht sich im Alter von 18 Jahren zudem das Militär ein, erschüttert unsere Welt durch die Begegnung mit abweisenden Autoritätspersonen und mit einer Anbetung von Macht und (Selbst-)Disziplin.

Auf diesem Schlachtfeld also beginnt unsere Willenskraft zu wachsen. Wir probieren dieses oder jenes Ziel aus, um zu testen, ob wir die Dinge, die wir wollen, bekommen können oder nicht. Das Leben ist in dieser Zeit wirklich nicht besonders nett zu uns: Es stößt uns von unseren begehrten Zielen fort und hinterlässt bei uns allzu oft zerbrochene Träume und Enttäuschung. Manchmal fühlen wir uns so schwach, dass wir, als letzten kathartischen Ausdruck unserer persönlichen Macht, davon träumen, Selbstmord zu begehen. Meistens sind dies bloß Rachegedanken, und wir geben uns mit der milderen Variante zufrieden, indem wir gegenüber unseren verblüfften Eltern in Wutanfälle ausbrechen.

Es kann verwirrend sein, uns selbst zu bestimmen. Wer sind wir wirklich? Unsere Persönlichkeit ist noch nicht gefestigt, und daher haben wir noch nicht den Schutzschild der Gewissheit, den Erwachsene zu besitzen scheinen. Wir versuchen, in den Abenteuern und Experimenten unseres zweiten Chakras ein zusammenhängendes Selbstgefühl aufzuspüren, sind uns aber immer noch nicht sicher: Was für eine Frau sollte ich sein? Was bedeutet es, meinen Eltern zu gleichen oder mich klar von ihnen abzugrenzen? Und wenn ich eine flüchtige Anziehung zu einem Freund fühle, bedeutet dieses *Gefühl* dann, dass ich schwul bin?

Diese Phase ist also durch das Bemühen gekennzeichnet, die wilden Energien aus dem Inneren zu zügeln und so zu lenken, dass ein stabiles Selbst zutage tritt.

Psychosomatische Störungen

Psychosomatische Störungen im dritten Chakra hängen fast immer mit den verschiedenen Teilen des Verdauungssystems zusammen: Magen, Leber, Bauchspeicheldrüse und Darm. Ihre Ursache sind entweder eine seelische Schwäche – wenn es uns schwerfällt, Eindrücke zu »verdauen« und uns von allem unter Druck gesetzt fühlen – oder ein Machtmissbrauch, wenn wir zu ehrgeizig werden und daher zu angespannt oder wütend.

Wenn Schwäche die Ursache ist, kann unser Verdauungssystem die Bürde stressvoller Eindrücke nicht abwehren. Das bedeutet eine Unfähigkeit, Giftstoffe loszuwerden (eine Funktion der Leber) und mit der Menge äußerer Reize fertigzuwerden. – Dies kann zu einem Ungleichgewicht im Magen-Darm-System führen. Wenn unsere Umgebung Feindseligkeit ausstrahlt oder zumindest als feindselig wahrgenommen wird, können wir negative Eindrücke nicht neutralisieren. Chronische Probleme können die Folge sein, vom Reizdarmsyndrom bis zu Darminfektionen, von Sodbrennen bis zu Magengeschwüren.

Wenn die psychosomatische Ursache Machtmissbrauch ist, hängen die Störungen eher mit Wut und übermäßigem Ehrgeiz zusammen. Diese können natürlich noch weitere Probleme verursachen, etwa hohen Blutdruck oder Herzrhythmusstörungen. Eine weitere Komplikation besteht in dem Bedürfnis nach Kompensation, das zu Ungleichgewichten wie etwa unausgewogener Ernährung und Schlafstörungen führen kann. Oft führt der Gebrauch zu viel aufputschender Mittel wie Kaffee und Drogen zum »Weitermachen« dazu, dass sich eine Abhängigkeit entwickelt und sich Gifte ansammeln.

Kollektive Prägungen

Unsere tiefsten kollektiven Prägungen hängen mit Tyrannen zusammen, mit Herrschern und Diktatoren, die es mit Charisma und Gewalt geschafft haben, Nationen und Königreiche zu regieren. Da dies schreckliches Unglück mit sich brachte, hat sich eine tiefgehende Angst vor mächtigen Menschen in unseren Herzen eingegraben. Faschismus in all seinen Formen, selbst denen, die sich subtil in unserer eigenen Nation und unserem Militär zeigen, ist zum Synonym für die Liebe zur Macht geworden. Imperien und riesige Unternehmen erwecken Misstrauen; alles, was um der Selbsterweiterung willen wächst, wirkt gefährlich. Alle Formen kollektiver Macht wirken gefährlich, weil sie das Individuum ersticken könnten, weswegen wir auch große Angst davor haben, eine »utopische« Gesellschaft aufzubauen – natürlich werden wir sie »sektiererisch« finden und damit »böse«.

Wir sind alle von den Beispielen erschreckenden Machtmissbrauchs in der menschlichen Geschichte gezeichnet, der vor allem durch Männer stattfand. Diese Angst vor der zerstörerischen Seite der Macht führt zu oft dazu, dass wir sie selbst meiden. Die Männer haben sich selbst absichtlich geschwächt und unterdrücken ihre Energie. Sie sind lieber »sensibel«, manchmal sogar übersensibel, um bloß die Gefahr zu vermeiden. Dies mag der Entwicklung der Welt nicht besonders guttun: Indem wir Macht und Gewalt miteinander verwechseln, verlieren wir viel Energie, die wir unbedingt brauchen, damit unsere Kultur sich weiterentwickelt. Sensibilität ist eine wunderbare Eigenschaft – in Kombination mit konstruktiver Machtausübung kann sie die Welt verbessern.

Auf der anderen Seite fangen die unterdrückten Gruppen – Frauen, Homosexuelle, Schwarze und so weiter – langsam aber sicher an, ihre eigene Macht zu beanspruchen und sich damit zu identifizieren; so kommen sie über ganze Zeitalter, in denen ihr drittes Chakra geschwächt war, hinweg.

Abgesehen vom Machtthema besteht eine wichtige kollektive Prägung in einem immer stärkeren und weiter verbreiteten Materialismus. Uns wird vermittelt, dass wir nach Geld, Status, Erfolg und Ruhm streben sollen und dass wir das Gefühl brauchen, Macht nach außen ausüben zu können. Man lehrt uns: »Zeit ist Geld«, und so werden wir zu neurotischen Wesen, die auf diesem Planeten umherirren und sich vorstellen, dass sie demnächst irgendwo ankommen werden. Unsere Gesellschaft spricht zudem Individualität heilig, so dass wir alle nach unserer »eigenen« Macht streben und uns schließlich ein sehr isoliertes und begrenztes Selbstgefühl schaffen.

Evolution der Welt

Das dritte Chakra hat sich auf der Ebene der Masse in der Zeit der Antike entwickelt, bei den alten Griechen oder mehr noch, durch den Willen »die ganze Welt zu erobern«, im römischen Imperium, der Wiege des imperialistischen Verlangens. Dieses Verlangen wurde in den Köpfen ehrgeiziger Individuen geboren, die unbedingt herausstechen wollten, während die Mentalität des größten Teils der Gesellschaft eher das zweite Chakra repräsentierte: Verehrung der Götter und der Natur, Stammeswesen und Rituale. Einzelne spürten den Drang, selbst Götter zu werden; sie entehrten sie häufig, um sich selbst zu verherrlichen. Alexander der Große ist dafür das perfekte Beispiel: Sein Streben nach Welteroberung wurde zu einer unbeherrschten Kraft – das ist das dritte Chakra, wie es leibt und lebt (zumindest seine Schattenseite).

Dies bedeutet, dass mit dem Verlangen nach Aufbruch und Eroberung auch ein verstärktes Gefühl abgesonderter Individualität einherging. Das Wagnis, sich von der Mentalität des zweiten Chakras abzusetzen, war ein Akt der Selbstbestimmung.

Das stete Streben nach Überwindung aller Widersacher war laut Nietzsche die Triebkraft, die hinter dem großen kulturellen Entwicklungsschub des antiken Griechenlands stand. Die Weltsicht oder Perspektive dieses Chakras ist die einer Weiterentwicklung durch Anstrengung, darin eingeschlossen sind auch das Darwinsche Gedankengut und sogar die Ära des Kapitalismus.

Die Bewegung der Massen vom zweiten zum dritten Chakra vollzog die endgültige Trennung von der Natur. Die Verehrung ihrer Kräfte und die damit verbundene Demut wurden durch den Versuch ersetzt, die Natur zu beherrschen, die Energien im Innen und Außen zu zähmen, sie für menschliche Bedürfnisse und Wünsche zu nutzen und zu missbrauchen. Die Natur wurde so zum Werkzeug.

Die Abspaltung von der Natur hatte mit der monotheistischem Betonung der Minderwertigkeit des Fleisches gegenüber der Überlegenheit des Geistes begonnen, ebenso wie mit der Vorstellung, dass wir Menschen, Zentrum der Schöpfung, uns die Welt untertan machen sollten. Technologie ist ein weiterer Aspekt dieser Abspaltung.

Häufige Wechselbeziehungen mit anderen Chakren

Traumatische Ereignisse treten oft in einer Verbindung zwischen dem ersten und dem dritten Chakra hervor. Denn es ist so, dass die Begegnung mit Machtmissbrauch normalerweise sowohl die Ebene des Instinkts als auch die Ebene der Wahrnehmung der eigenen Existenz schwächt.

Eine Wechselbeziehung zwischen dem ausgeglichenen zweiten und dritten Chakra gibt uns dagegen die Möglichkeit, auf eine ideale Weise für unseren Lebensunterhalt zu sorgen: Ein bewusster Schaffensdrang verbindet sich mit weiser Disziplin, und der individuelle Wille kommt mit dem kosmischen Willen in Übereinstimmung.

Die wichtigste Wechselbeziehung besteht jedoch zwischen dem dritten und dem vierten Chakra. Eine Kombination oder Harmonisierung bildet sogar den Lösungsweg für das dritte Chakra, wenn nämlich die entscheidende Frage: »Wie kann ich meine persönliche Macht am besten nutzen?« tiefgehend und ohne Umwege beantwortet wird. Die Verschmelzung von Macht und Liebe, Energie und Emotion führt uns zu dem Verständnis, dass es wichtig ist, unsere individuelle Macht zu entwickeln – aber nur, damit sie sich als Dienst an anderen äußern kann. Wir sind nicht dazu bestimmt, uns bloß deswegen Macht anzueignen, damit sich unsere Individualität stärker ausprägt, sondern damit wir stark genug sind, anderen zu helfen. Unser Selbstvertrauen ist eine Eigenschaft, die andere stützen oder schwächen kann. Ein guter König ist einer, der sich ständig fragt: Wie kann ich meinen Untertanen dienen?

Wenn diese Verschmelzung beginnt, geschehen mehrere Dinge: Die Informationen, die das dritte Chakra durch äußere Reize bekommt, werden durch das vierte Chakra aus der Perspektive der Liebe interpretiert; das emotionale Gleichgewicht und die verwandelte Kraft der niederen Emotionen, die durch die Selbstkontrolle des dritten Chakras erlangt worden sind, verschmelzen mit universeller Liebe; und so kann man aus einer starken Sensibilität heraus dienen, selbstlos, gewissenhaft und moralisch. Wir können nichts geben, solange wir nicht selbst genug Energie haben, und dafür ist das dritte Chakra essentiell wichtig. Erst dann können wir eine Position in der Gesellschaft finden oder entwickeln, die sowohl profitabel als auch liebevoll ist, erfolgreich und der ganzen Menschheit dienend.

Wir können diese Verschmelzung im Symbol des Bundes zwischen Löwe und Lamm sehen, oder – im Bilde Nietzsches – zwischen dem Löwen und dem Kind. Das klassische Ringen zwischen der Versuchung reiner Macht oder der Liebe und dem Dienst an anderen wird zum Beispiel auch im Film »Star Wars« dargestellt, in Tolkiens »Herr der Ringe« oder in der »Harry Potter«-Serie.

Eine wichtige Eigenschaft, die aus der Verschmelzung von Macht und Liebe geboren wird, ist ein Gefühl des Gleichklangs zwischen dem eigenen und dem göttlichen Willen. Obwohl wir dazu geboren sind, starke Individuen zu sein, lassen wir unser persönliches Verlangen los und öffnen uns einer höheren Fügung. Wenn wir unsere Energie zum Wohle des großen Ganzen einsetzen, ist dies ein Opfer, das unser drittes Chakra versüßt.

Eine gemeinsame Ausrichtung des dritten und fünften Chakras ist unbedingt notwendig, wenn wir unsere Ambitionen tatsächlich verwirklichen wollen. Während uns das dritte Chakra die Energie und die Willenskraft gibt, ist das fünfte Chakra der Schlüssel zur eigentlichen

Verwirklichung. Es transportiert den inneren Traum ins Hier und Jetzt.

Eine gemeinsame Ausrichtung des dritten und sechsten Chakras wird gebraucht, um die verschiedenen Teile des Selbst zu bündeln. Das dritte Chakra kann die inneren Energien durch Disziplin und Willenskraft einbinden und so das Gefühl eines einheitlichen Selbst an das sechste Chakra senden. Dieses überwacht alle Gedanken und Emotionen, kann aber nur mit Hilfe eines integrierten dritten Chakras wissen, wie es die Kraft seiner Aufmerksamkeit ausrichten soll. Entsprechend bringt das sechste Chakra, wenn das dritte Chakra unausgeglichen ist, vollkommen zerrüttete Gedanken und Emotionen hervor und in der Folge auch ein unorganisiertes und zerrüttetes Leben.

Schließlich gibt es noch eine interessante Verbindung zwischen dem dritten und dem siebten Chakra. Während das dritte Chakra Meister der Urkräfte in den beiden unteren Chakren ist und das sechste Chakra alle Gedanken und Emotionen meistert, ist das siebte Chakra Meister der gesamten Psyche. Dies bedeutet, dass das dritte Chakra entscheidend wichtig für das Erwachen des inneren Meisters ist. Mit anderen Worten: Die erste wichtige Schicht zum inneren Meister muss durch das dritte Chakra erschaffen werden.

In vielen Traditionen gibt es die Lehre, dass man sich Gott hingeben soll. Aber wenn niemand da ist – was bedeutet, dass das dritte Chakra keine Kraft hat –, wie kann man dann etwas geben, das noch gar nicht existiert? Um die eigene Kraft an den höheren Plan abgeben zu können, muss das dritte Chakra zunächst ein enorm kraftvolles Selbst entwickeln.

Im Kundalini-Prozess

Wenn das dritte Chakra im Kundalini-Prozess erwacht, markiert es damit die Öffnung des ersten Granthi (dem Knoten, der den freien Fluss von Prana entlang der zentralen Säule erlaubt oder stört). Die Lösung des ersten Granthi ist gleichbedeutend mit einer ersten und unumkehrbaren Befreiung des Selbst, nämlich der Freiheit von weltlichen Zwängen. In dem Moment, in dem dieser Granthi sich öffnet, vereinen sich die ersten drei Chakren. Diese Vereinigung ist die Geburt des spirituellen Selbst. Zeit und Umstände können ihm nichts anhaben. Sobald dieses Selbst geschaffen wurde, gibt es ein unzerstörbares spirituelles Fundament, auf dem alle weitere Entwicklung sicher aufgebaut werden kann. Wir können nicht zurückfallen, da die ersten drei Chakren, die zuvor ein großes Hindernis in der spirituellen Evolution darstellten, nun den seelischen »Grund und Boden« unseres spirituellen Bauwerks bilden. Dieses neue solide Selbst ist stabil (erstes Chakra), freudig (zweites Chakra) und mächtig (drittes Chakra).

Empfohlene Übungen

Zum dritten Chakra passen alle Übungen für Selbstdisziplin und Selbstkontrolle. Das Spektrum reicht hier von der Kontrolle unserer Ernährungsweise und unserer sexuellen Gewohnheiten über die Beherrschung überfließender Emotionen und automatischer Reaktionen (wie Angst, Furcht oder Wut) bis hin zur Mäßigung von Impulsen und Trieben wie etwa Trägheit oder die Neigung, Verbindlichkeiten, Projekte und Herausforderungen zu meiden.

Alle spirituellen Praktiken bauen, wenn sie regelmäßig und ernsthaft betrieben werden, das dritte Chakra auf, da wir geneigt sind, solche Praktiken für gewöhnlich nach kurzer Zeit aufzugeben. Alles, was eigene Anstrengung verlangt, *besonders* wenn wir eigentlich keine Lust dazu haben, passt. Es ist so, dass eine bewusste Anstrengung, die die Energien genau dann sammelt, wenn wir den Drang spüren, sie zu zerstreuen, dazu dient, Willenskraft aufzubauen.

Dabei ist es wichtig, zwischen dem Fließen der Lebenskraft (im zweiten Chakra) und der Transzendenz der Impulse und des Verlangens (im dritten Chakra) eine Balance zu wahren. Die Tatsache, dass wir Verlangen und Trägheit kontrollieren können, heißt nicht, dass wir auch Genuss und gesunde Pausen im Laufe des Tages aufgeben sollten. Ein gewisses Maß an freudigem Genuss muss selbst dann erhalten werden, wenn wir angestrengt versuchen, unsere niederen Neigungen zu besiegen.

Die wichtigste Übung für diejenigen, die einen Überschuss an Macht im dritten Chakra haben, ist die Entwicklung eines Seinszustands, der sowohl die Sucht nach dem Werden und Tun als auch das Forcieren im Außen ersetzt. Dazu dienen Meditation, Mußestunden mit sich allein,

Rückzug in die Natur, Zeit für Genuss, liebevolle Beziehungen und alle Formen von Dienst an anderen. Da mit zuviel Macht im dritten Chakra normalerweise heftige und plötzliche Ausbrüche einhergehen, sind Übungen in Gewaltfreiheit, etwa meditative Praxis und Techniken, die Gewalt in Kraft verwandeln, sehr zu empfehlen.

Für diejenigen, die zu Schwäche im dritten Chakra neigen, ist es neben den bereits erwähnten Übungen zur Selbstdisziplin wichtig zu lernen, die persönliche Macht innerlich bewusst zu verstärken. Dies kann zum Beispiel mit Hilfe der verschiedenen Kampfkünste gelingen, die dem dritten Chakra dabei helfen, einen Schutzschild zu bilden.

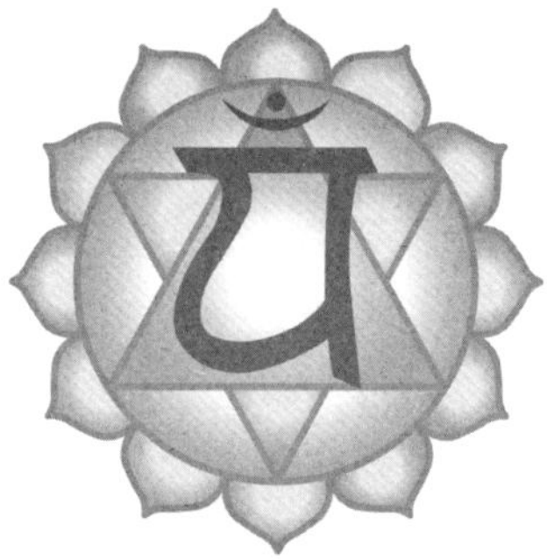

Das vierte Chakra: Die Suche nach Liebe

Lage und allgemeine Orientierung

Das vierte Chakra befindet sich in der Mitte der Brust, auf der Höhe des Herzens. Es beeinflusst das Herz, die Lungen und die Thymusdrüse. Die Lungen bringen Sauerstoff aus der Atmosphäre in den Blutstrom und geben Kohlendioxid aus dem Blutstrom in die Atmosphäre ab. Gleichzeitig sorgt das Herz für einen ständigen Blutfluss durch das Kreislaufsystem und bringt so Sauerstoff in den Körper, während Kohlendioxid aus dem Körper abgegeben wird. Dieser ständige Austausch durch das lebenswichtige Ein- und Ausatmen weist auf die seelische Entsprechung hin: Sauerstoff und Kohlendioxid sind eine Metapher dafür, dass man es der Welt erlaubt, in einen einzudringen, und es zulässt, in die Welt hinauszutreten. Dies ist die Grenzlinie unserer *Beziehungen:* Der ständige Verbindungsstrom zwischen dem »Ich« und dem »Anderen«, dem »Mir« und »der Welt«.

In diesem Zusammenhang ist auch die Thymusdrüse interessant. Da sie besonders in jungen Jahren für das erworbene Immunsystem verantwortlich ist, stellt sie die körperliche Entsprechung zum Abwehrmechanismus dar, der uns helfen soll, wenn wir auf der emotionalen Ebene einen Schock erleben. Die energetische Entsprechung der Thymusdrüse ist der Speicher für alle Verletzungen auf der Beziehungsebene.

Zu guter Letzt erstreckt sich das vierte Chakra auch noch auf unsere Hände. Durch sie nehmen wir an dem endlosen Austausch zwischen dem »Ich« und der »Welt« teil, am Geben und Nehmen. Dies ist ein Hinweis auf die seelische Herausforderung des vierten Chakras, das lernen muss, auf ausgewogene Weise zu geben und zu empfangen, um schließlich beides zu transzendieren.

Im Chakrensystem liegt das vierte Chakra genau in der Mitte und scheidet die unteren drei von den oberen drei Chakren. Dies ist von großer Bedeutung, da das vierte Chakra so das Bindeglied zwischen den irdischeren und den geistigeren Energien herstellt, zwischen den instinktgeleiteten ursprünglichen menschlichen Anteilen und den intellektuellen, kognitiven Anteilen. So kann das vierte Chakra als Brücke zwischen dem Niederen und dem Höheren verstanden werden. Es vereint sozusagen Himmel und Erde. Vielleicht ist dies der Grund dafür, dass manche es als den »Sitz des Selbst« bezeichnet haben. Im Kundalini-Prozess markiert das Erwachen des vierten Chakras die Mitte des gesamten Vorgangs. Dieser Umstand scheint recht gut mit der zentralen Funktion des Herzens, das Leben aufrechtzuerhalten, übereinzustimmen.

Grundlegende psychologische Themen

Der Fokus des vierten Chakras liegt auf Beziehungen jeglicher Art. Zwischen jedem »Ich« und jedem »Anderen« besteht eine Beziehung, eine subtile Spannung der Anziehung oder Abwehr. Es vibriert ein ganzer Strom von Gefühlen in dieser grundlegenden Spannung. Das vierte Chakra ist daher nicht nur der Sitz aller Beziehungen, sondern auch derjenigen Gefühle, die sich um Beziehungen drehen. Während die drei unteren Chakren die eher instinktgeleiteten und ursprünglichen Gefühle enthalten – etwa Angst und Sicherheitsstreben, Genuss und Begierde, Schwäche und Kraft – finden wir im vierten Chakra die große emotionale Verstrickung, die aus unserer vielschichtigen Verbundenheit entsteht.

Beziehungen finden wir überall, wohin der Blick auch fällt: Zwischen mir und meinem Körper, mir und meinem Hund, mir und meinem Liebhaber oder mir und Gott (zumindest in der Art, wie ich Gott wahrnehme). Beziehung ist der Inbegriff von Dualität schlechthin und bringt eine ganze Welt von widersprüchlichen Gefühlen hervor. Es gibt eine Grenzlinie, die jedes Selbst von einem anderen trennt und es emotionale Bewertungen vornehmen lässt: Bedeutet mir dieser andere etwas, oder ist er mir gleich? Sollte er mir leid tun, sollte ich ihm gegenüber Mitgefühl haben, sollte ich ihn umarmen und lieben, mich an ihn binden und von ihm abhängen oder ihn einfach verlassen? Lasse ich ihn in mich hinein, oder sollte ich die Türen meines Herzens verschließen und alle Gefühle abstellen?

Das vierte Chakra ist für die gesamte Bandbreite der Liebe verantwortlich. Im Verständnis ihres Wesens gibt es eine enorme Spannbreite: von der biologischen Liebe über die Liebe, die zwischen gleichberechtigten Partnern (Liebhabern ebenso wie Freunden und Gefährten) geteilt wird, über die spirituelle Liebe, welche ein Ausdruck von Einheit ist, bis zur Liebe als Sinn und Antrieb des Lebens selbst – und schließlich ist da noch die Liebe als Ahnung der Essenz unseres eigenen Wesens. Am Ende verschmelzen wir mit der Liebe an sich.

Am Anfang unserer Entwicklung von Liebe steht eine tiefe seelische Anspannung, ein Gefühl des Mangels oder der Entbehrung. Es handelt sich um das Gefühl, dass wir uns eigentlich innerlich nicht ganz und vollständig fühlen, weshalb wir Liebe von anderen brauchen und einfordern. Beziehungen werden so zu einer Sache von Abhängigkeit: Wir suchen stets im Außen nach Erfüllung, nach etwas, das diese Lücke oder Leere füllen könnte. Entsprechend können wir nicht nur kaum freigiebig sein, wir fühlen uns auch noch ziemlich elend, da unsere tiefere Empfindung ist, dass uns etwas fehlt. Das Gefühl, nichts zu geben zu haben und darauf angewiesen zu sein, dass uns gegeben wird, ist das Ergebnis eines leeren oder »gebrochenen« Herzens.

Diese Leere und Bedürftigkeit des Herzens kann mehrere Gründe haben. Zunächst einmal kann sie die Folge traumatischer Ereignisse sein, in denen wir uns verlassen und vernachlässigt gefühlt haben.

Wann immer wir uns zutiefst ungewollt und betrogen gefühlt haben, hat dies eine Art bodenloses Loch hungriger Bedürftigkeit in uns geschaffen. Dann sind wir darauf angewiesen, von anderen (sei es Mutter oder Vater, Gott oder ein Liebhaber) die Bestätigung zu bekommen, dass wir trotz allem geliebt und angenommen werden. Bis uns diese Erwartung erfüllt wird, benehmen wir uns fast jedem Menschen gegenüber mehr oder weniger misstrauisch und argwöhnisch, und selbst jene, die uns gerne annehmen würden, werden zunächst häufig brüsk zurückgewiesen.

Manchmal ist unser Herz aber nicht deswegen leer, weil wir vernachlässigt wurden, sondern weil wir selbst unsere Lieben tief verletzt haben, weil wir uns ignorant, ablehnend oder verantwortungslos verhalten haben. Dies kann uns auf eine Weise verfolgen, dass wir uns selbst einfach nicht vergeben können und das Gefühl haben, es noch nicht einmal wert zu sein, um Vergebung zu bitten. Dies ist eine Form von Verletzung, wo wir uns selbst als Täter erlebt und anschließend begriffen haben, wozu wir in der Lage sind, wenn wir von Nichtachtung und Selbstverleugnung beherrscht werden.

Ein zweiter wichtiger Grund für ein leeres Herz ist eine völlig instabile Struktur der unteren drei Chakren – besonderes einer unentwickelten Individualität im dritten Chakra. Wie ich bereits erläutert habe, schaffen die drei unteren Chakren, wenn sie ausgeglichen sind, ein stabiles, glückliches und kraftvolles Selbst. So lange wir dieses integrierte und ganzheitliche Selbst noch nicht besitzen, sind wir schlicht nicht in der Lage, vollständig, ganzheitlich und furchtlos zu lieben. Wir sind zu sehr damit beschäftigt, unsere grundlegenden Probleme zu lösen, und nutzen (besser gesagt: missbrauchen) unsere Beziehungen als bloßen Spiegel dieser Probleme.

Um es einfach zu sagen: Wir sind schlechterdings nicht zugänglich. Solange wir nicht fühlen, dass wir ein vollständiges Selbst sind, haben wir kein »Ich«, das einen anderen wirklich lieben und sich in ihn einfühlen kann. Diese grundlegende Struktur der Unvollständigkeit schafft ein großes Problem: Das Ungleichgewicht erstreckt sich auf unser Herz und verzerrt sein emotionales Zentrum. Aus diesem Grund gibt es bei uns fünfzig oder sechzig Jahre alte Männer und Frauen, die einen Grad emotionaler Verbindlichkeit an den Tag legen, der besser zu drei oder vier Jahre alten Kindern passt. Dies ist *nicht* das Resultat eines einzigartigen Traumas – schließlich trifft es auf fast alle Menschen zu –, sondern der weit verbreitete Umstand, dass viele Menschen kein echtes, inneres Selbst haben.

Das vierte Chakra kann sich so lange nicht entwickeln und organisch reifen, wie die ersten drei Chakren uns mit grundlegenden Problemen belasten – etwa Ängsten und Sorgen, Begierden und Kontrollbedürfnissen. Um wirklich liebesfähig, um zugänglich zu sein und uns von der Gegenwart des anderen erfüllen lassen zu können, brauchen wir ein volles und gesundes Herz. Aber da unser Herz beschädigt und gebrochen ist, hängen wir immer wieder davon ab, dass ein anderer uns erfüllt und gesunden lässt. Diese Abhängigkeit ist der Grund für alle Konflikte in Beziehungen. Nur wenn wir dem anderen auf halbem Weg begegnen, mit einem unabhängigen und vollständigen Herzen, haben wir die Freiheit, zu lieben. Aber wenn wir nach Liebe verlangen, weil wir uns nur dann vollständig fühlen, wenn wir Liebe von einem anderen bekommen, schaffen wir eine tragische Verbindung zwischen diesen vorübergehenden angenehmen Begegnungen und unserem eigenen inneren Sehnen nach Ganzheit.

Ein letzter wichtiger Grund für ein leeres Herz ist der Mangel an echter spiritueller Entwicklung: Die meisten von uns zeigen kein Interesse, der Liebe eine breitere Bedeutung zu geben. In gewisser Weise bedeutet dies, dass wir uns weigern, die Lehre des vierten Chakras anzunehmen. Wenn wir Liebe bloß in einem biologischen und sexuellen Kontext erleben, sind wir von einer gewaltigen Kraft getrennt. Wir genießen bloß winzige Tropfen eines gewaltigen Ozeans. Dabei können selbst unsere biologischen Beziehungen von einem breiteren Verständnis und Erleben der Liebe profitieren. Solange wir uns dieser Erkenntnis verschließen, werden wir die Menschen, die uns nahe sind, nur in kurzen Anwandlungen von Großmut lieben können.

Seelische Reaktionen des unausgeglichenen vierten Chakras

Ein Gefühl des Mangels und der Leere im Herzchakra kann im wesentlichen zwei seelische Reaktionen mit sich bringen: entweder eine hauptsächliche, wenn nicht sogar alleinige Ausrichtung auf sich selbst, oder die Tendenz, sich ausschließlich auf andere auszurichten. Beides ist Ausdruck emotionaler Abhängigkeit, in denen die Erfüllung durch andere Menschen von außen erfolgen muss.

Die Selbstbezogenheit, die eine narzisstische Lebenshaltung ist, ist in menschlichen Beziehungen am weitesten verbreitet. Wenn das narzisstische Selbst dem »Anderen« begegnet, kann es dessen »Andersartigkeit« nicht wirklich erkennen und wertschätzen. Der hauptsächliche, wenn nicht gar einzige Fokus liegt auf der Frage, wie der andere »mir« dienen oder »mir« geben kann, was »ich« brauche. Der andere ist nicht mehr als ein Werkzeug, das benutzt wird, um für das eigene Leben gewisse Vorteile zu erlangen.

Es ist wichtig zu verstehen, dass das narzisstische Selbst nicht notwendig voller Selbstliebe ist, sondern dass es durchaus auch von Selbsthass erfüllt sein kann. Die Essenz des Narzissmus besteht in der Selbstbezogenheit, in der ständigen Beschäftigung damit, wie *ich mich fühle* und was *du mich fühlen lässt.*

Für das narzisstische Selbst gibt es den anderen nicht wirklich als eigenständiges Wesen, denn dieses Verständnis würde notwendigerweise die Anerkennung eines vollkommen anderen Sets an Bedürfnissen und Wünschen voraussetzen. Der andere ist vielmehr bloß eine Verlängerung des eigenen Selbst. Aus diesem Grund sind mit einer narzisstischen »Liebe« immer Besitzanspruch, Eifersucht und Rache verwoben. Der andere gehört »mir«, und da er »mein« ist, muss er ständig eine emotionale Bestätigung liefern. Tut er dies nicht – wenn er gegen seine »natürliche« Funktion in meinem Leben aufbegehrt oder mich sogar verlässt – führt dies genau zum Gegenteil von Liebe, zu Groll und Hass.

Als wir kleine Kinder waren, war dies unsere natürliche angemessene Haltung, aber die meisten Erwachsenen verharren ihr ganzes Leben in dieser narzisstischen Position. Je mehr sie sich auf ihre eigenen Bedürfnisse und Wünsche konzentrieren, desto mehr nehmen sie ihre Gefühle als bodenloses Loch aus Bedürftigkeit wahr. Das narzisstische Selbst ist immer unzufrieden und braucht immer noch mehr Bestätigung. Es will immer noch stärker angenommen und unterstützt werden, braucht noch mehr Liebe und Komplimente. »Ich brauche dich, damit du mir das Gefühl gibst, gewollt, gebraucht und geliebt zu werden.« – So lautet die grundlegende Forderung, und da dieses Selbst gleichzeitig zudem oft eine Überempfindlichkeit entwickelt, lauert es auf jedes Wort und jede Geste und untersucht genau, wie viel Liebe und Fürsorge darin enthalten ist. Da dieses bedürftige Selbst seinem Wesen nach immer Fehler finden muss, wird es stets genug Beweise dafür haben, um dem anderen Teil der Beziehung einen Mangel an Liebe vorwerfen zu können. Natürlich hält es sich selbst für so gut wie perfekt und weiß auch genau, was Liebe und Respekt bedeuten. Daher ernennt es sich selbst mit Vergnügen zum Lehrer des anderen, den es auf dem Pfad der Liebe anleiten möchte.

Der Pfeil der Aufmerksamkeit deutet hier immer auf das eigene Selbst. Sogar wenn das narzisstische Selbst liebend und gebend ist, spiegelt der andere bloß seine enorme Großzügigkeit. Die dazugehörige allgemeine Bandbreite an Gefühlen reicht von einer Leere und Härte des Herzens bis hin zu Unzufriedenheit und Beklommenheit. Wir sind vorübergehend zufrieden, wenn wir genügend emotionale Nahrung erhalten haben, aber schon bald werden mir mehr brauchen, und der andere wird vielleicht dafür nicht zur Verfügung stehen. Da wir in unserer Erfahrungswelt voll und ganz von der emotionalen Nahrung des anderen abhängen, wuchten wir das ganze Gewicht unseres emotionalen Ungleichgewichts auf dessen Schultern und beschuldigen ihn, uns »allein« und mit »gebrochenem Herzen« zurückzulassen.

Das narzisstische Selbst kann auch einen Zustand erreichen, in dem es einfach nicht in der Lage ist, irgendeine Form von tiefer und anspruchsvoller Beziehung aufrechtzuerhalten. Es wird sich dann dafür entscheiden, einsam zu leben, nur kurzzeitige Beziehungen einzugehen oder in einer stark vernachlässigten Beziehung zu bleiben. Es wird ganz einfach die Türen seines Herzens verschließen, seine eigene Welt falscher »Unabhängigkeit« erschaffen und nichts fühlen. Das Herz wird in schrecklicher Weise verhärten und vollkommen unbeteiligt, also gleichgültig werden. Es wird jedwede Abhängigkeit und emotionale Verbundenheit meiden und der eigenen Individualität und der Kraft des dritten Chakras huldigen. Zum Ausgleich wird es seltsame neue Arten von Beziehungen finden; dazu gehören: Geld, Status, Sex, Essen oder andere Formen der persönlichen Befriedigung.

Ein beschädigtes Selbst kann sich aber auch in genau entgegengesetzter Weise ausdrücken. So kann es eine zwanghafte Neigung zu Selbstaufopferung und Hingabe entwickeln, die sich in allen Arten von Beziehungen oder nur in einer bestimmten Beziehung zeigen. Diese Tendenz zur Selbstverleugnung, das Investieren all unserer Energie in einen anderen Menschen (manchmal in einem Maß, das unsere Gesundheit gefährdet) und die Unfähigkeit, allein zu sein, sind deutliche Zeichen eines Mangels an Selbstwahrnehmung. Da wir das Gefühl haben, unvollständig zu sein, suchen wir nach Bestätigung, indem wir anderen dienen und ihre Wünsche befriedigen. Wir existieren nur so lange, wie der andere existiert. Manchmal begründen wir dieses Verhaltensmuster religiös oder moralisch. – »Wir verlieren uns ganz in der Liebe.« – Aber in Wirklichkeit fühlen wir uns im tiefsten Inneren unzufrieden und unerfüllt. »Was ist mit mir? Wer wird sich um mich kümmern?« – So wird unsere stumme Klage lauten, da uns gewiss etwas fehlen wird. Gleichzeitig genießt jeder die Gesellschaft der selbstaufopfernden Persönlichkeit, weil es immer angenehm ist, bedient zu werden. Aus diesem Grund wird ein solches Verhalten gesellschaftlich oft gefördert. Dennoch ist es ganz sicher nicht der richtige Weg, wenn wir uns jemals aus uns selbst heraus vollständig und zufrieden fühlen wollen.

Im allgemeinen tendieren Männer eher zur seelischen Reaktion des narzisstischen Selbst, während Frauen eher zu Selbstverleugnung und Aufopferung neigen. Aus biologischer Sicht liegt dies an der seelischen Ausdrucksform von Testosteron (der Fähigkeit, zielgerichtet zu handeln) beziehungsweise Oxytozin (dem Drang, sich ausschließlich über Beziehungen zu definieren).

Der Satz von der »Liebe, die nicht an Bedingungen geknüpft ist«, ist bekannt, jedoch müssen wir der bitteren Realität jenseits des Klischees ins Gesicht sehen. Es ist nämlich so, dass die Liebe des beschädigten Selbst sich sehr leicht in erschreckenden Hass und Gewalt verwandeln kann. Wenn das Herz nicht vollständig ist, entwickelt es eine Abhängigkeit, die nur zwei entgegengesetzte emotionale Seiten kennt. Aus irgendeinem Grund sind die meisten damit einverstanden, diese seltsame Mischung aus Liebe und Hass, Zuneigung und heftiger Eifersucht, aus Leidenschaft und Rache zu leben – dazwischen gibt es nur die eher introvertierten und verzerrten Formen der »Liebe«: Leiden, schnelles Gekränktsein, Enttäuschung, Selbstmitleid und ein Abschalten aller Emotionen.

Die allgemeine Vorstellung von der Liebe besteht für das beschädigte Selbst in einer völligen Abhängigkeit von einem anderen. Manchmal kämpft es dagegen an und versucht, ihr zu entkommen, indem es alle möglichen Formen unabhängiger Verbindungen zu schaffen versucht – etwa eine »gleichberechtigte« Beziehung, die auf Geben und Nehmen beruht –, und dennoch kann es niemals der enormen Bandbreite gewalttätiger Emotionen entfliehen; gewalttätig entweder dem anderen oder sich selbst gegenüber. Nur, wenn wir ein inneres Gefühl der Ganzheit besitzen, können wir diesem emotionalen Teufelskreis wirklich entkommen.

Auf religiöser Ebene haben wir vor dem Hintergrund eines solch beschädigten Selbst eine sehr komplizierte Beziehung zu »Gott« entwickelt. Wir erwarten von ihm, uns genau so zu lieben, wie wir sind, und unsere Gebete und Wünsche zu erhören. Wir folgen ihm in unserem moralisches Verhalten und im Gehorsam gegen sein Gesetz, erwarten als Gegenleistung aber auch einige Vorteile: Gnade, materiellen Besitz oder einfach nur das Gefühl, dass wir in diesem Universum nicht allein sind. Da Gott die meiste Zeit still ist und wir damit sozusagen in einem gott- und gnadenlosen Reich bleiben, fühlen wir uns wohl betrogen und ungeschützt. Wo ist Gott, wenn wir ihn brauchen? Warum antwortet er nicht auf unsere Gebete?

Mit diesem »stummen Verrat« gehen wir auf unterschiedliche Art und Weise um, etwa indem wir zu einsamen und frustrierten Atheisten werden oder eine ambivalente Beziehung zu Gott entwickeln, indem wir noch mehr beten oder indem wir uns einbilden, dass unsere Gebete trotz aller offensichtlichen Gegenbeweise ankommen – und so fort.

Ein anderes Beispiel ist in diesem Zusammenhang die biologische Liebe eines Elternteils zu seinem oder ihrem Baby. Die biologische Liebe ist ganz zufällig. Hätte man uns im Krankenhaus versehentlich ein anderes Kind untergeschoben, hätten wir es nicht gemerkt und sofort eine »einzigartige« Liebe zu ihm entwickelt. Wir würden nach kurzer Zeit das Gefühl haben, dass es wirklich das schönste Kind aller Zeiten ist. Wenn wir mit einem beschädigten Selbstgefühl ein Kind aufziehen, wird unsere Erfüllung und unser Glück ganz von dem armen Mädchen oder Jungen abhängen. Wenn dieses Kind dann groß wird, uns widerspricht und seiner eigenständigen, von uns getrennten Persönlichkeit Ausdruck verleiht, reagieren wir enttäuscht und wütend. Das bisherige Gefühl der Einheit zerfällt und der Fluss der Liebe ist erneut unterbrochen.

Lösungen für das unausgeglichene vierte Chakra

Die entscheidende Lösung für Ungleichgewichte des vierten Chakras liegt in dem Verständnis, dass wahre Liebe immer aus einer ungebrochenen *Ganzheit* erwächst, niemals aus einer *Bedürftigkeit* heraus, und dass sie nicht durch das erfüllt wird, was wir *bekommen,* sondern durch das, was wir *geben.*

Dieses Lösungskonzept erfordert eine allmähliche Entwicklung unseres Verständnisses des Wesens der Liebe. Solange wir Liebe mit bestimmten Menschen und Erfahrungen verbinden, die zeitgebunden sind und sich ändern können – wie das beschädigte Selbst zu tun geneigt ist – kann der Fluss der Liebe gestört und unterbrochen werden. Menschen können sterben oder uns verlassen, die Intensität des Verliebtseins kann verblassen, eine Beziehung kann uns plötzlich viel abverlangen oder in schwierige Situationen bringen, unser Kind kann gegen uns aufbegehren und uns sagen, dass es »uns hasst«; Gott kann gleichgültig sein, wenn wir schreckliches Leid erleben. Für das beschädigte Selbst, welches glaubt, dass Liebe etwas ist, das ihm gegeben wird, ist all dies eine Quelle großen Leidens.

Die Liebe kann jedoch nie unterbrochen werden. Sie ist ein ununterbrochener Fluss, der sich manchmal durch unsere Herzen ausdrückt, manchmal aber auch nicht. Dennoch ist die Liebe immer da, als kosmische Sonne, die niemals stirbt. Wenn wir zu sehr damit beschäftigt sind, ihr mit Bedürftigkeit und emotionalen Wünschen im Weg zu stehen, werden wir die Strahlen dieser Sonne nicht spüren, und sie wird ihr Licht nicht in uns zum Ausdruck bringen können. Wir wissen ja, dass wir das allumfassende Licht der Sonne ganz einfach abhalten können – wenn wir nur unsere Augen mit der Hand abschirmen!

Wenn wir begreifen, dass Liebe eine kosmische Sonne ist, die immer scheint, werden wir ihre Spiegelung in unserem Leben wahrnehmen – durch Menschen und Ereignisse, die wir als vorübergehende Ausdrucksformen des Lichts der Liebe selbst erkennen. An diesem Punkt beginnen wir, mit dem ununterbrochenen Fluss in Verbindung zu treten. In dieser Verbindung liegt die einzig echte Quelle der Heilung für das unausgeglichene vierte Chakra. Selbst wenn einer »unserer« Lieben stirbt, werden wir weiterhin Liebe spüren. Selbst wenn unser Partner uns verlässt, werden wir dieses Licht trotzdem weiter erleben. Das Licht der Liebe ist in Wirklichkeit ein innerer Fluss, mit dem man unmittelbar in Verbindung treten kann. Dies bedarf keiner Menschen oder Objekte als Vermittler. Die Liebe kommt aus dem Inneren heraus, als innere Offenbarung. Sie ist eigentlich kein Erlebnis, sondern ein ständiger Zustand. In diesem Zusammenhang können wir sogar sagen, dass wir die Liebe nicht erleben, sondern dass *die Liebe uns erlebt.* Wir sind nur Träger dieses Flusses.

Durch die Kraft dieser wunderbaren Erkenntnis wird unser Herzchakra endlich von allen Fesseln gelöst. Es hat nun die Freiheit, ein ganzheitliches wirkliches Selbst zu sein, das niemals darauf wartet, dass die Liebe zu ihm kommt, und das niemals fürchtet, dass die Liebe gehen könnte. Natürlich wird, wenn ein geliebter Mensch stirbt, eine gewisse Sehnsucht bleiben, aber selbst diese Sehnsucht wird sanft und süß sein. Sobald das Herz ganz und vollkommen geworden ist, ist alle emotionale Verstrickung vorbei. Die vielschichtigen Gefühle, die normalerweise die Leuchtkraft und Leichtigkeit der Liebe überschatten, verschwinden. Deine Liebe kann sich niemals in Hass verwandeln, deine Zuneigung kann sich niemals in Rache verwandeln und deine Wärme kann nicht plötzlich in Zorn umschlagen. Die drei unteren Chakren werden das Licht der Liebe weder missbrauchen noch ihm seine Reinheit rauben können.

In jenem Moment, in dem die harten Emotionen aus dem Reich des Herzens verbannt worden sind, müssen wir nicht mehr narzisstisch sein. Statt dessen sind wir bedingungslos zugänglich für die Gegenwart des anderen, da unsere eigenen hungrigen Emotionen nicht mehr da sind. Außerdem hören wir damit auf, uns in Beziehungen selbst zu verleugnen, denn alle Beziehungen werden im Kontext der unermesslichen Weite der Liebe ins richtige Verhältnis gerückt. Wir müssen unsere Herzen nicht mehr verhärten, da wir es nicht nötig haben, uns zu verteidigen – schließlich ist diese Verteidigung nur eine Reaktion, hinter der im Kern die tiefsitzende klägliche Abhängigkeit von äußerer Erfüllung steht.

Aber zu diesem wichtigen Lösungskonzept gehört noch etwas. Die Ganzheit des Herzchakras führt zu einer Freiheit von Bedürftigkeit und Abhängigkeit. Diese Freiheit ist ein neuer Zustand der Zugänglichkeit, der natürlich und entspannt ist; Fürsorge, Einfühlsamkeit und Wärme sind lediglich seine Nebenprodukte. Dann ist Liebe wirklich absichtslos und kein Programm, das Menschen und Situationen auferlegt wird. Sie ist dann ein Zustand der Offenheit, aus dem heraus man immer bereit ist, zu teilen, und immer bereit, zu geben.

Aus diesem Zustand heraus können wir anfangen, eine Verbindung zum Sinn des Lebens zu spüren. Das vierte Chakra ist der Schlüssel zu dieser Bedeutung. Jeder weiß irgendwie, dass das Leben ohne Liebe keinen Sinn hat. Wenn diese Idee aber aus der Perspektive des beschädigten und unvollständigen Selbst interpretiert wird, führt dies erneut zu einer Abhängigkeit von anderen. Die Bedeutung des Lebens liegt aber im genauen Gegenteil: Seine Botschaft ist, wie ich bereits oben angedeutet habe, dass Liebe nicht durch das, was wir *empfangen* ihre Erfüllung findet, sondern durch das, was wir *geben.*

Die Fragen, die allen Spielarten des emotionalen Materialismus zugrunde liegen, sind: Was habe ich davon? Was kann mir das geben? Wie kann es meinem Bedürfnis nach Glück und Ganzheit dienen? –

Welche Art Liebe wir aus dieser materialistischen Herangehensweise auch empfangen mögen, sie kann doch niemals das Verlangen nach Liebe erfüllen. Die Liebe fragt niemals: »Was habe ich davon?« sondern vielmehr: »Wie kann ich dem anderen oder sogar allen anderen dienen?« Der Pfeil wahrer Liebe zeigt immer nach *außen.*

Hierin besteht die Reifung des Herzchakras, die zu einer andauernden Verbundenheit mit dem Sinn des Lebens führt. Wir bitten Gott niemals um etwas; wenn überhaupt, enthalten unsere Gebete nur die Fragen: »Wie kann ich dir besser dienen? Wie kann ich noch mehr von mir geben?« Wir brauchen keine Liebe, wir geben sie. Wir lassen sie durch unser ganzes und vollständiges Herz hindurch scheinen. Dann, und nur dann, erkennen wir, dass unser tiefstes Sehnen niemals darauf gerichtet war, zu empfangen, sondern immer darauf, geben zu können.

Auf diese Weise gleicht sich das Herzchakra der kosmischen Sonne der Liebe an. In gewisser Weise wird unser Herzchakra selbst zu einer kleinen Sonne, die überfließend alles überstrahlt, auf das sie ihre Aufmerksamkeit richtet. Diese kleine Sonne könnte, wenn sie nicht durch die Bedürfnisse des Körpers eingeschränkt wäre, unermüdlich und 24 Stunden am Tag geben und immer noch mehr geben. Tatsächlich hat diese Liebe keine andere Wahl: In dem Augenblick, in dem ihre ganze Kapazität erwacht ist, strahlt sie genau wie die Sonne selbst – immerzu und ohne die Absicht, es zu tun.

Dieser Lösungsweg des Herzens, die Erkenntnis seiner Ganzheit, verwandelt das Wesen unserer Beziehungen: Wir begreifen, dass Liebe ist, wenn wir nicht da sind, und wenn wir da sind, ist sie nicht da.

Wir begreifen, dass die wahre Bedeutung von Selbstverleugnung darin besteht, den illusorischen Zustand des beschädigten Selbst hinter uns zu lassen und ein ganzheitliches Selbst zu erlangen, das leer genug ist, um von der Präsenz des anderen gefüllt zu werden. Diese Zugänglichkeit macht den Weg frei für eine ganze Reihe neuer, überwältigender Gefühle. Dies mag als gewaltige Aufgabe erscheinen, aber nur deswegen, weil das beschädigte Selbst uns so real vorkommt; es sagt uns, dass wir erst dann lieben können, wenn wir *vollkommen* geheilt sind. Zwar dürfen wir das Bedürfnis nach Heilung nicht vernachlässigen – denn sicher hat jeder von uns seinen Teil an Herzschmerz und Enttäuschungen – jedoch besteht die erstaunliche Realität der Liebe darin, dass sie in ihrer Ganzheit bereits da ist!

Jede junge Mutter kann dies bestätigen. Vor dem Akt des Gebärens war die junge Frau vielleicht recht narzisstisch, sogar verwöhnt, aber in dem Moment, in dem ihr Baby auf die Welt kommt, sagt ihr der Instinkt, dass sie – ihre ganze Welt von Wünschen und Bedürfnissen – eine Zeitlang »verschwinden muss«, um Raum für die Bedürfnisse und Wünsche des Babys zu schaffen. Sie verschwindet also vollkommen, leert sich selbst, um mit der Präsenz des anderen Wesens gefüllt zu werden. Erstaunlicherweise empfindet die Mutter in den meisten Fällen trotz aller Müdigkeit und Erschöpfung dabei ein überwältigendes Glück. Denkt man über die Bedeutung des Lebens nach, ist dies nicht besonders erstaunlich – tatsächlich ist es sogar sehr einfach: Echtes Glück ist nicht in unserem eigenen Glück zu finden, sondern in unserer Fähigkeit, andere glücklich zu machen.

Dies gilt nicht nur für Höhepunkte des Lebens wie eine neue Mutterschaft. Diese Erfüllung des Selbst wird immer dann verwirklicht, wenn wir keine Zeit haben, an unser eigenes Interesse zu denken, weil wir unsere gesamte Energie auf andere richten müssen. Für gewöhnlich passiert dies in Notsituationen, wenn uns keine andere Wahl als die der Selbstaufopferung bleibt. Unser Herzchakra erreicht in solchen Momenten einen vorübergehenden Zustand der Ausgeglichenheit; seine schlummernde Ganzheit wird sanft geweckt. Dies ist das vielleicht deutlichste Zeichen für die uns innewohnende Göttlichkeit: Es gibt etwas in uns, das uns nur dann echt sein lässt, wenn wir als strahlende Liebe wirken, genau wie die Sonne, genau wie Gott. Wenn wir uns nur um uns selbst kümmern, werden wir sofort elend, und unser Herz wird leer. Ist dies nicht das deutlichste Zeichen für unsere Bestimmung im Leben?

Die beste Übung für das Herzchakra besteht darin, aus sich herauszugehen und für den anderen vollkommen zugänglich zu werden. Auch wenn unsere Gedanken so konditioniert sind, dass wir dies für unmöglich halten, weil wir meinen, dass wir erst von den anderen alles bekommen müssen, was wir brauchen – also Liebe und Bestätigung, Sicherheitsgefühl und bedingungslose Akzeptanz –, werden wir schnell erkennen, dass wir diesen Sprung tatsächlich jederzeit machen können. Es gibt eine Ebene des Lebens, auf der es nur um das Selbst geht, und es gibt eine weiterentwickelte Ebene, auf der es um gleichberechtigtes und an bestimmte Bedingungen geknüpftes Geben und Nehmen geht. Aber uns allen steht außerdem die Möglichkeit offen, unser ganzes Wesen einem anderen zu widmen und daraus sofort großes Glück zu ziehen. Dies ergibt sich daraus, dass wir mit der Bedeutung des Lebens in Berührung kommen. Wir müssen nur an die Momente denken, in denen wir jemanden glücklich gemacht haben – ist es nicht aufregender, einem anderen ein Geschenk zu machen als selbst eines zu bekommen? Wenn deine Antwort darauf: »Nein« lautet, schaue tiefer in dein Herz hinein; du wirst dort wahrscheinlich eine starke Überzeugung finden, dass dir alles gegeben werden muss, bevor du bereit bist, am Fest der Liebe teilzunehmen.

In den Lehren der Kabbalah besteht die wichtigste Übung – eigentlich handelt es sich mehr um eine Lebensweise – darin, »zu empfangen, um zu geben«. Dies bedeutet, dass wir uns zunächst dafür öffnen, innerlich vom großen ganzheitlichen göttlichen Licht erfüllt zu werden. Wenn wir davon überströmen, können wir es weitergeben. Liebe bedeutet ganz einfach, dass unser Kelch so sehr vom Nektar der Liebe überfließt, dass wir diesen Schatz nicht für uns behalten können. Wir müssen geben, weil wir zu viel haben, und je mehr wir geben, desto mehr begreifen wir, dass die Quelle der Liebe ohne Unterlass sprudelt.

Aus diesem Grund verlangt das Ausbalancieren des vierten Chakras nach einer spirituellen Entwicklung. Spirituelle Übungen erweitern unser Erleben der Liebe und befreien uns von der fixen Idee, dass Liebe nur aus Biologie, Sex und Romantik besteht. Übungen, die uns die großartige Ganzheitlichkeit der Liebe näherbringen, setzen all unsere verherrlichenden Vorstellungen von der romantischen Liebe und sogar von Elternschaft ins richtige Verhältnis – denn auch sie sind nur der schwache Widerschein des göttlichen Lichts!

Gewiss, um das Herzchakra auszugleichen, müssen wir mit innerer Arbeit auch seine Traumata heilen; jene tiefen Wunden und Narben also, die wir in Beziehungen bekommen haben. Vergebung etwa, die aus der Ganzheit des Selbst fließt, weckt das Herz auf wunderschöne Weise auf. Sie lässt sich mit Hilfe spiritueller Therapien üben. Im Anschluss ist es sehr wichtig (etwa mit Hilfe mentaler Techniken), jegliche Erwartungen und Bedürfnisse in Bezug auf das Geliebtwerden und jede Projektion, die wir auf andere richten, zu hinterfragen. Eine weitere wesentliche innere Arbeit besteht darin, die drei unteren Chakren zu reinigen, da dies, wie schon erwähnt, eine absolute Bedingung für ein ausgeglichenes Herz ist.

Und dann ist da noch die innere Arbeit am eigenen Selbsthass – an der Unfähigkeit, uns selbst anzunehmen. Selbstverurteilung kann zu unseren liebsten Beschäftigungen gehören. (Und Religionen unterstützen uns oft darin. Schließlich war der Mensch angeblich seit Anbeginn von Sünde befleckt; wir haben die göttliche Gnade verloren.) Selbstverurteilung kann auch daher kommen, dass wir andere ungerecht behandelt oder verletzt haben, ein Trauma also, durch das wir den Hass und die Negativität eines anderen Menschen aufgesogen haben. Sie kann auch daher rühren, dass wir Urteile anderer Menschen über uns angenommen haben. Noch einmal: Wenn wir zu kritisch und verurteilend sind – wenn das Selbst in zwei Hälften geteilt ist, den Richter und den Verurteilten –, bedeutet dies nichts anderes, als dass unser Herz nicht vollständig ist. In diesem Fall sollten wir aber nicht anfangen, in die genau entgegengesetzte Richtung zu gehen, denn Selbstliebe ähnelt in vieler Hinsicht dem Selbsthass. Beides sind Formen von Narzissmus, die aus der gleichen Wurzel wachsen – einer instabilen Struktur der ersten drei Chakren. Sind diese aber gereinigt, werden beide emotionalen Seiten transzendiert, und es findet ein sofortiger Sprung in Richtung ganzheitlicher Liebe statt.

Abgesehen von der inneren Arbeit durch spirituelle Praktiken und psychologische Heilung, kann man das vierte Chakra auch durch die zwei folgenden Übungen ins Gleichgewicht bringen. Die erste besteht darin, anderen zu dienen. Wir müssen eine Liebe üben, die weder biologisch noch romantisch ist, eine Liebe also, die nicht mit den drei unteren Chakren verbunden ist. Der Dienst an anderen ist eine wunderbare

Haltung, die uns dazu zwingt, über uns selbst und die gewohnten Einschränkungen der Liebe, wie wir sie kennen, hinauszuwachsen. In der höchsten Form dieses Dienens widmen wir uns einer Sache, die eine größere Bedeutung hat als unser eigenes, persönliches Leben.

Die zweite Übung ist für das narzisstische Selbst bestimmt, das der Verbindlichkeit der Liebe ständig ausweicht und für das »Liebe« gleichbedeutend mit »Verliebtheit« ist. Auch wenn die gesamte Welt der Unterhaltung – insbesondere das Kino – diese Vorstellung fördert, verlangt die Verwirklichung der Liebe uns vieles ab und erfordert eine sorgfältige und tagtägliche Weiterentwicklung unseres Einfühlungsvermögens. Um das vierte Chakra auszugleichen, müssen wir bereit sein, die Bürde der Liebe auf uns zu nehmen – die Verpflichtung, uns ganz zu schenken, selbst dann, ja sogar ganz *besonders* dann, wenn uns nicht danach ist.

Die drei Ebenen des Funktionierens

Das funktionierende vierte Chakra: Wir sind in der Lage, uns verbindlich auf eine langfristige Beziehung einzulassen und laufen nicht vor den Problemen und den Belastungen der Beziehung davon. Wir sind in der Lage, Dankbarkeit und Reue auszudrücken, zu vergeben und um Vergebung zu bitten. Wir sind außerdem in der Lage, echte Intimität und tiefen emotionalen Austausch zu erleben. Wenn ein Akt der Selbstlosigkeit und der Aufopferung nötig ist, ist es uns möglich, unser narzisstisches Selbst ruhig zu stellen.

Natürlich kann es sein, dass wir von Zeit zu Zeit in den Fluten emotionaler Bedürftigkeit versinken, aber wir werden mit dieser Flut fertig, indem wir realistisch sind und begreifen, dass es im Leben nicht nur um uns geht und dass wir nicht der Mittelpunkt der Schöpfung sind (obwohl wir es gerne hätten, dass es zumindest ab und zu so wäre). Wir nehmen an Aktivitäten teil, die der Welt helfen, da dies einen Teil unseres Lebenssinns ausmacht. Unsere Auffassung von Liebe ist im wesentlichen noch auf biologische Verbindungen, Sex, romantische Beziehungen, Familie und Freunde beschränkt, aber wir können auch für Menschen Mitgefühl zeigen, die nicht zu unseren nächsten Kreisen gehören. Wir sind tolerant, können andere Ansichten gelten lassen und streben nach Frieden in unserer Umgebung und in der Welt.

Das ausgeglichene vierte Chakra: Wir empfinden unser Herz als Einheit und sind daher fast frei von emotionalem Materialismus und Anhaftung. Der Pfeil unserer Aufmerksamkeit weist ohne jede Anstrengung von uns nach außen. Wir empfinden einen Überfluss grundloser Freude (die als Qualität der Seele gesehen werden kann). Dies bringt uns dazu, uns anderen freudig mitzuteilen und echte Nähe zu vielen Menschen empfinden zu können. Wenn wir jemandem begegnen, richtet sich unsere Aufmerksamkeit und Energie selbstverständlich darauf, seine Bedürfnisse und seine Perspektive zu verstehen. Wir fühlen uns auf natürliche Weise zum selbstlosen Dienen an anderen hingezogen und spüren, dass dies untrennbar zu einem für uns sinnvollen Leben gehört. Wir fühlen sowohl Leidenschaft – ein emotionales Mitschwingen mit dem Leben als ganzem – als auch Mitgefühl. Unsere Herzen können angesichts des Elends anderer niemals verschlossen und versiegelt sein. Dieses Mitgefühl kann schmerzhaft sein, weil wir die Fähigkeit haben, uns tief in den Schmerz anderer hineinzufühlen. Eine gewisse Form von Aktivismus in der Welt ist für uns selbstverständlich.

In der Tiefe unseres Herzens tragen wir das Wissen einer spirituellen Verbindung mit dem Göttlichen, das unserem Leben Bedeutung verleiht. Dieses Herzenswissen bleibt selbst dann klar, wenn unser Verstand es vergisst und verwirrt wird. Wir spüren einen ständigen Fluss spiritueller Sehnsucht und wollen mit der Ganzheit des Lebens verschmelzen. Diese Sehnsucht und das Erleben der Liebe stellen unsere direkte Verbindung zum Reich des Göttlichen her. Unsere Beziehung zu Gott bewegt sich weg von Glauben und Gehorsam und hin zu der Sehnsucht, mit ihm zu verschmelzen und eins zu werden. Die Liebe ist für uns ein universelles Phänomen, und wir spüren einen Wunsch nach Vereinigung. – Wir wollen den Himmel auf die Erde bringen und Frieden in der Welt schaffen, indem wir unsere Tendenz zur Selbsterhaltung transzendieren.

Das erwachte vierte Chakra: Das Thema des erwachten vierten Chakras ist die wachsende Erkenntnis der innewohnenden Einheit. Hier finden Erweckungserlebnisse statt, durch die wir die Tatsache erkennen, dass wir eins mit allem sind. Dank dieser Erweckungserlebnisse hören wir damit auf, an der Vorstellung eines »Ich« und eines »Anderen« festzuhalten. Dies ist also der Anfang vom Ende der »Beziehung« an sich. Tatsächlich ist man selbst der Andere, da er die Erweiterung des eigenen Selbst ist. Dies empfindet man als ebenso offensichtliche Tatsache wie die, dass die eigenen Arme und Beine Teil des eigenen Körpers sind.

Die Menschheit, alle fühlenden Wesen und das Universum insgesamt, bilden ein miteinander verwobenes Netz der Einheit. Mit diesem Wissen wächst unser Gefühl der Verantwortung: Da wir alle ein und dasselbe Wesen sind, können wir uns auf niemand anderen verlassen.

Das erwachte vierte Chakra setzt eine gewaltige Menge Energie frei, die es uns ermöglicht, eine strahlende Sonne zu werden, die des Gebens niemals müde wird. Wir »kennen« stets die Wahrheit in unserem Herzen, und unser Herz, unser Geist und unsere Handlungen befinden sich stets in Harmonie mit der Einsicht, dass der einzig gute Grund zu atmen und zu leben das Geben ist. Das Bodhisattva-Gelübde, das unser eigenes Glück und unsere Befreiung an das Glück und die Befreiung aller anderen knüpft, ist ein Beispiel für dieses erwachte Herz. Das Herz kann als der Ort gesehen werden, an dem alle Polaritäten zusammentreffen (jedes »Eine« gegenüber jedem »Anderen«). Es verbindet unsere irdischen mit unseren himmlischen Elementen und ermöglicht durch diese Verbindung einen ständigen Fluss der Güte aus dem Himmel zur Erde. Mit anderen Worten: Es ist die Verwirklichung einer göttlichen Realität in der Welt von Zeit und Raum.

Polare Emotionen

Emotionaler Mangel/emotionale Erfüllung, Bedürfnis zu nehmen/Wunsch zu geben, Narzissmus/Liebe.

Arten von Trauma

Immer wenn einer wichtigen Beziehung eine schmerzhafte Enttäuschung folgt, entsteht ein emotionales Trauma. Dazu gehören das Verlassenwerden durch die Eltern oder andere geliebte Menschen; der Verlust geliebter Menschen; ein plötzlicher oder offensichtlicher Betrug, der von einem Menschen, der uns nahe ist, begangen wird. Das kann jemand sein, dem wir vertraut haben oder dem wir gar unser Leben gewidmet haben. Dies kann auch ein spiritueller Lehrer sein oder sogar Gott selbst. Auch können solche Momente Auslöser sein, in denen wir von wichtigen Menschen die Bestätigung gebraucht haben, geliebt zu werden, und zurückgewiesen wurden. Traumata des vierten Chakras sind dadurch gekennzeichnet, dass es uns unmöglich erscheint, den Herzschmerz loszulassen, der von den Erinnerungen an eine Liebe oder dem Verlust einer Liebe herrührt.

Die grundlegende Schlussfolgerung aus Traumata des Herzens lautet: »Es ist gefährlich, sich an jemanden oder etwas zu binden.« Dieser Schluss wird von dem Gefühl begleitet, dass wir allein auf der Welt sind und es in diesem gesamten gleichgültigen Universum keine echte Liebe gibt. Von diesem Punkt an wird das Gehirn jedes Mal, wenn wir uns einem anderen auf intime Weise öffnen und verletzlich werden, Gefahrensignale an den Körper und die Seele senden – schließlich könnten wir, wenn wir uns zu sehr an einen anderen binden, für unsere Verletzlichkeit einen schrecklichen Preis zahlen.

Mit diesen Traumata hängen viele Emotionen zusammen. Wir können Rachsucht entwickeln und voller Groll und Hass sein, was uns wiederum dazu führen kann, in Beziehungen aggressiv zu werden. Wir können sehr misstrauisch werden, eifersüchtig, besitzergreifend und dominant, weil wir fürchten, dass uns in jedem beliebigen Moment »unsere« Liebe weggenommen werden könnte (und wir sind uns dabei nicht bewusst, dass die Liebe eine rätselhafte Kraft ist, deren Aufwallen und Absinken wir kaum kontrollieren können). Wir werden nicht glauben, dass ein anderer uns tatsächlich lieben kann, werden dies aber gleichzeitig vehement von ihm oder ihr verlangen. Es kann natürlich auch sein, dass wir unser gesamtes emotionales System abschalten, nichts mehr fühlen und nur noch auf der intellektuellen Ebene Verbindungen zu anderen herstellen.

Persönlichkeitstyp

Das Symbol für den Persönlichkeitstyp des vierten Chakras ist traditionell die Antilope. Dieser Persönlichkeitstyp nimmt das Leben im Grunde als einen Austausch von Gefühlen wahr, als einen Raum, in dem ein wechselseitiges Geben und Nehmen stattfindet. Es sind Menschen, für die Beziehungen die größte Wichtigkeit haben. Sie sind sehr empfindsam und hochemotional; sie spüren die Verbindung zum Leben durch kraftvolle Emotionen, und diese sind tatsächlich das, was ihnen am wirklichsten erscheint.

Für diesen Persönlichkeitstyp gibt es eine Vielzahl von Ausdrucksformen. In seiner einfachsten Form sind es jene Menschen, die sich ständig mit ihrer Familie und mit romantischen Beziehungen beschäftigen. Das Aufziehen von Kindern oder die Liebe zu einem Mann oder einer Frau sind die bedeutsamsten und größten Erlebnisse in ihren Leben. Die vielschichtigere Form dieses Persönlichkeitstyps ist der Aktivist und Idealist, jener Mensch, der viel geben kann und dieses Geben als Zentrum des eigenen Lebens sieht. Eine noch komplexere Form dieses Typs ist jener Mensch, der sich unermüdlich dem selbstlosen Dienst an anderen widmet und aktiv universelles Mitgefühl praktiziert. Sehr oft schaffen solche Menschen internationale Bewegungen, die der Heilung des Planeten und dem Weltfrieden dienen. Dahinter stehen meist große Visionen, denen die Idee zugrundeliegt, »den Himmel auf die Erde« zu bringen.

Es gibt noch eine weitere Form dieses Typs. Er artikuliert die Liebe zu Gott durch spirituelle Praktiken der Hingabe (in der Yoga-Tradition wird dies »Bhakti Yoga« genannt).

In der Ayurvedischen Tradition werden Menschen dieser Persönlichkeit meist als Vata-Typ betrachtet. Sie sind dem Element der Luft zugeordnet. In ihrer unausgeglichenen Ausdrucksform sind sie durch Übersensibilität und hysterische Emotionalität gekennzeichnet. Sie legen starke Eifersucht und Besitzansprüche an den Tag, die sich manchmal gewalttätig äußern können. (Es handelt sich dabei um den Versuch, die übergroße Verletzlichkeit zu überspielen.) Es kann eine Unfähigkeit hinzukommen, logisch zu denken, sowie eine zwanghafte und narzisstische Beschäftigung mit der Welt der Emotionen.

Berühmte Persönlichkeiten des vierten Chakras: Jesus, Mutter Theresa: Bedingungslose Liebe als direkter Ausdruck des Göttlichen in menschlichen Wesen.

Männliche und weibliche Energien

Der männliche Aspekt des vierten Chakras ist die Herangehensweise des Aktivisten, der die Welt verbessern will: Sein ganzer Einsatz gilt dem Wunsch, die Welt positiv zu verändern, ständig zu geben, Liebe und Fürsorge zu schenken. Er sät die Inspiration der Liebe in die Welt, manchmal schreit er sie sogar von den Dächern herunter. Dies ist ein wichtiger Punkt: Wenn das Herz den Schleier der Gleichgültigkeit verliert und dem Elend der Welt voll ausgesetzt wird, muss sein Mitgefühl sich im Handeln ausdrücken.

Der weibliche Aspekt dieses Chakras besteht in der bedingungslosen, absoluten Akzeptanz von allem und jedem. Es nimmt alle fühlenden Wesen genau so an, wie sie sind – unabhängig von ihrer Entwicklungsstufe und davon, was sie in ihrem Leben getan haben, selbst wenn sie sich selbst oder anderen geschadet haben. Die Bereitschaft zur Akzeptanz ist gewaltig, das allem innewohnende Göttliche wird in allem gesehen. Man kann sogar sagen, dass die Welt durch Gottes Augen gesehen wird. Dieser weibliche Aspekt hat für die verletzten Herzen, die ihm begegnen, eine erstaunliche Heilkraft und kann durch das Bild der göttlichen oder universellen Mutter symbolisiert werden.

Art des Glücks

Glück besteht für das vierte Chakra darin, die höchsten positiven Gefühle mit anderen zu teilen. In der Verbindung zwischen dem »Ich« und dem »Anderen« gibt es ein kraftvolles Fließen, das uns mit Gefühlen der Schönheit, Güte und Selbstlosigkeit überwältigt. Wann immer wir dies erleben können, kommen wir in Berührung mit etwas, das uns wie die einzig wahre Bedeutung des Lebens vorkommt. Liebe, Intimität, Dienst an anderen und Hingabe sind die Energien, die uns mit Glück erfüllen. Mit Glück erfüllen uns auch jene Momente, in denen wir uns selbst ganz vergessen und alle Schranken zwischen dem »Ich« und dem »Anderen« verlieren. Dazu gehört auch die Teilnahme an großen Friedensbewegungen, das Gefühl, die Welt positiv verändern zu können, oder eine spirituelle Offenbarung, in der die vollkommene Einheit mit allem erlebt wird.

Bedeutung und Sinn des Lebens

Liebe ist der eine und einzig wahre Beweggrund des Lebens. Sie ist sein ursprünglicher Grund, sein Antrieb, seine Bedeutung und sein Sinn. Das Leben hat keinen Sinn, wenn unsere Herzen leer sind und wenn wir nicht unser Bestes geben, um tiefen emotionalen Austausch mit anderen zu haben. Indem wir einem höheren Ziel dienen, finden wir Erfüllung. Wir alle sind hergekommen, um die Liebe in menschlicher Form zu verkörpern. Liebe ist ewig, und indem wir uns mit ihr verbinden, überwinden wir den Tod. Natürlich ist Gott Liebe, und wir können mit ihm direkt durch unsere Herzen kommunizieren und durch unsere edle Art, selbstlose Liebe zu leben.

Die dem vierten Chakra entsprechende Altersstufe

ist jene vom einundzwanzigsten bis zum achtundzwanzigsten Lebensjahr. Während sich das dritte Chakra entwickelt (im Alter von 14 - 21 Jahren), sind wir ganz darauf ausgerichtet, unsere Individualität auszubilden und uns von den anderen abzugrenzen. Wenn wir diesen Prozess gründlich vollzogen und das Aufbegehren hinter uns und persönliche Ungebundenheit erlebt haben, besteht der natürliche nächste Schritt in der Rückkehr in die Gesellschaft, von der wir uns abgesondert haben. Wir entwickeln nun echte Beziehungen, deren *Grundlage* unsere neu entdeckte Individualität und Unabhängigkeit ist.

In der Entwicklung des vierten Chakras besteht die Aufgabe des jungen Menschen darin, seinen Reifeprozess zu vollenden, indem er das Vorhandensein anderer anerkennt und bereit ist, anspruchsvolle Beziehungen mit Sorgfalt und Respekt zu pflegen. Mit unseren narzisstischen Gewohnheiten können wir nicht weitermachen; an die Stelle vorübergehender Verliebtheit tritt Verbindlichkeit und echter Respekt für die Weltsicht anderer. Es geht nicht mehr um unsere spontanen Triebe und Wünsche, und so sehen wir andere nicht mehr nur als Unterstützer und Helfer auf unserem Weg. In einer Position finanzieller Abhängigkeit oder in einer jugendlichen Lebensweise fühlen wir uns nicht mehr wohl und möchten statt dessen unseren Beitrag zur Gesellschaft leisten. Allmählich finden wir unseren eigenen, einzigartigen Weg, um der Welt zu dienen.

In dieser Phase kann es einen Kampf zwischen unseren narzisstischen Gewohnheiten und den neuen Anforderungen von außen geben. Es kann sein, dass wir zu Beginn tief beleidigt, frustriert, wütend oder enttäuscht sind, wenn andere sich weigern, uns in den Mittelpunkt ihrer Aufmerksamkeit zu stellen und ihre eigenen, für uns seltsamen Bedürfnisse und Forderungen nicht einfach aufgeben möchten. Natürlich ist es möglich, dass wir unser kindisches Verhalten noch eine ganze Weile aufrecht erhalten, vielleicht gar für den Rest unseres Lebens. Dies aber würde bedeuten, dass wir uns der Herausforderung des vierten Chakras nicht stellen. Es würde unterentwickelt bleiben (und oft tadeln andere uns dann für unser liebloses Verhalten). Es ist sehr wichtig zu verstehen, dass der Narzissmus eines Kindes – seine Unfähigkeit, die Eigenständigkeit anderer anzuerkennen – ganz lustig sein kann. Wenn sich aber Erwachsene so verhalten, ist dies ein deutliches Zeichen dafür, dass die seelische Entwicklung nicht angemessen stattgefunden hat.

Psychosomatische Störungen

Ungleichgewichte des vierten Chakras betreffen meist Herz oder Lunge. Da sie beide den lebenswichtigen Austausch mit der Luft repräsentieren – und damit die grundlegendste Beziehung zur Welt – treten psychosomatische Störungen in erster Linie in einer Unfähigkeit, richtig zu atmen, zutage; Asthma ist dafür ein besonders gutes Beispiel. Auch andere Arten von Druck in der Brust können auf psychosomatische Ebenen hindeuten. Herzkrankheiten können auf Probleme mit Themen wie Intimität, Vergebung, Mitgefühl und dem Loslassen alten Herzschmerzes verweisen (und auch auf ein übereifriges drittes Chakra, das den gesamten Organismus anstrengt und die grundlegenden Herausforderungen des vierten Chakras überlagert). Das Ausschalten aller Emotionen oder das Unterdrücken tiefer Gefühle, positiver oder negativer, kann sich auch sehr zerstörerisch auf den Fluss in den Lungen und im Herzen auswirken.

Die Thymusdrüse, die für das Immunsystem verantwortlich ist – besonders in der frühen Kindheit – ist in seelischer Hinsicht der Verteidiger des Herzens. Wenn sie dem Druck angesammelter emotionaler Traumata nicht standhalten kann, kann sich dies körperlich in

Krankheiten ausdrücken, die mit einem schwachen Immunsystem zusammenhängen.

Kollektive Prägungen

Die Entwicklung religiöser Moralvorstellungen ist die wichtigste kollektive Prägung des vierten Chakras. Auf der einen Seite gibt es das ständige Gefühl, vor Gottes Auge nicht gut genug dazustehen und von ihm nicht akzeptiert zu werden. – Schließlich bestand (nach biblischer Überlieferung) unser erster Schritt als Menschheit darin, dass Gott uns den Rücken gekehrt und uns in die irdische Existenz fallengelassen hat. Dies ist der Grund für einen kollektiven Selbsthass, der von Religionen oft gepflegt wird und so ein kollektives Ungleichgewicht im zweiten und vierten Chakra aufrechterhält.

Auf der anderen Seite gibt es viele moralische Vorschriften in Bezug auf unsere Einstellung und unsere Verhaltensweisen anderen gegenüber. Diese Gebote fordern Respekt, Liebe, Dienst an der Gemeinschaft und so weiter, und doch haben wir als Menschheit diese Werte nicht besonders gut angenommen. Heutzutage weisen viele säkulare Gesellschaften sie sogar zurück. Unser Herzchakra bleibt leer, da es nicht mit neuen, inneren Geboten gefüllt wird. So tragen wir eine seltsame Mischung aus den Überresten religiöser Moralvorstellungen (die Heiligkeit der Ehe zum Beispiel) und einer aus dem dritten Chakra kommenden Rebellion gegen unsere Vorfahren mit uns herum.

In unserer gegenwärtigen materialistischen und vor allem von Konkurrenzdenken geprägten Gesellschaft ist es sehr schwer, emotionalen Materialismus und Narzissmus zu vermeiden. Alles wird zu Konsumgütern, die wir einfach verbrauchen und dann wegwerfen können. Unsere Verständigung untereinander ist aus diesem Grund stark eingeschränkt. Das Zusammentreffen einer Atmosphäre von gegenseitigem Ausnutzen mit dem Fehlen moralischer Werte schafft ein großes Loch, das angefüllt werden will.

Die zweite wichtige kollektive Prägung ist die Ablehnung aller Arten von »Minderheiten« (Schwarze, Frauen, Homosexuelle – um nur wenige Beispiele zu nennen), denen die innewohnende Göttlichkeit abgesprochen wird und die in vieler Hinsicht respektlos behandelt werden.

Glücklicherweise wird diese Prägung in der westlichen Gesellschaft langsam berichtigt und geheilt.

Evolution der Welt

Das vierte Chakra hat sich auf gesellschaftlicher Ebene vor allem durch die Evolution der Moralvorstellungen entwickelt. Moral, also die Regelung menschlicher Beziehungen im Kontext höherer Werte, schafft die Grundlage für die Bewegung weg vom narzisstischen Selbst und hin zu einer tatsächlichen Anerkennung des »Anderen«. Ohne Moral hätte das immer noch kindische Gehirn den Bereich menschlicher Beziehungen noch chaotischer gestalten können.

Moral ist im Grunde die kulturelle Stütze für höhere Werte wie Ehre, Opferbereitschaft, Hingabe, Gewaltlosigkeit und Verbindlichkeit. Im Prinzip gibt es schon seit vielen Tausenden von Jahren moralische Regeln. Konfuzius und Gautama der Buddha sind beeindruckende Beispiele aus dem Osten, während die Moral im Westen durch die wachsende Macht monotheistischer Religionen ihrem größten Einfluss in den letzten zweitausend Jahren hatte. Die monotheistischen Religionen haben zweierlei moralische Grundsätze festgelegt: zwischen Gott und dem Menschen und zwischen dem einzelnen Menschen und der Gesellschaft. Diese beiden Grundsätze sind oft miteinander verflochten. Die Evolution der Moral scheint mit dem Aufstieg des Christentums einen gewissen Höhepunkt erreicht zu haben. Das römische Reich war im Grunde ein Regime des dritten Chakras, denn Macht und Ruhm standen dort im Mittelpunkt. Das Christentum hat die monotheistische Auffassung der Bibel weitergeführt. Eine rachsüchtige und äußerst kritische Vaterfigur wie den jüdischen Gott gibt es darin nicht. Jesus war ein prominenter Verfechter der Auffassung, dass Gott sich durch menschliche Beziehungen als bedingungslose Liebe offenbart. Der Gehorsam gegenüber dem Gesetz verlor gegenüber der direkten und mächtigen Kraft des Mitgefühls an Bedeutung. Wenngleich im Mittelalter und in vielen folgenden Jahrhunderten dieser fundamentalen Lehre kaum Beachtung geschenkt wurde, war sie wahrscheinlich die Quelle für das »New Age«, in der Gott eher als ein inneres Bewusstsein verstanden wird, der sich in menschlicher Form als Liebe offenbart.

Durch den monotheistischen Glauben ist die Vorstellung von einer individuellen Seele immer stärker geworden: ein Funken göttlichen Lichts, der sich auf eine lange Reise begibt, um in gereinigter und erhabener Form zu seinem Schöpfer zurückzukehren. Die individuelle Seele erhält in ihrem irdischen Leben eine unabhängige Beziehung zum »Vater« aufrecht, eine Beziehung, die eine tiefe Verpflichtung zu moralischem Verhalten beinhaltet. Während ihres persönlichen Entwicklungsprozesses ist sie angehalten, die richtigen Absichten und Handlungsweisen zu pflegen, dem unvergänglichen Gesetz von Belohnung und Vergeltung zu gehorchen und für eine angemessene Position im Jenseits zu sorgen. Diese Idee von der Seele hat für eine starke Entwicklung im Herzzentrum des Menschen gesorgt, und das Gefühl von Verantwortung und Individualität in der Beziehung mit dem Göttlichen gestärkt.

Häufige Wechselbeziehungen mit anderen Chakren

Traumata des Betrogen- und Verlassenwerdens sowie solche, die durch den Verlust geliebter Menschen entstehen, treten in einer Wechselbeziehung zwischen dem ersten und dem vierten Chakra hervor.

Das zweite und vierte Chakra kreuzen sich, wenn das Gefühl der Sünde geweckt wird, etwa durch zu starre moralische Grundsätze. Wir fühlen, dass wir bestimmte Erfahrungen nicht machen dürfen, und wenn wir es doch wagen – oder sogar, wenn wir uns dies nur wünschen – sind wir »schlecht« oder sogar böse. Diese sündhaften Gefühle sammeln sich im zweiten Chakra und führen dort zu einer Unterdrückung der Lebenskraft, während sie im vierten Chakra Selbsthass auslösen.

Eine äußerst wichtige Wechselbeziehung zwischen dem dritten und vierten Chakra wurde im Kapitel über das dritte Chakra ausführlich erläutert. Generell bietet das vierte Chakra die tiefste Lösungsmöglichkeit für das dritte Chakra: Da wir aus diesem Zentrum heraus entscheiden, worauf wir unsere Hingabe und unser Engagement ausrichten, zieht das dritte Chakra aus ihm das Wissen, wie es seine Kraft zum Wohle der Gesamtheit einsetzen kann. Dies bedeutet, dass das vierte Chakra der Entwicklung unserer Individualität Sinn und Zusammenhang gibt – wir werden nur deswegen mehr und mehr zu Individuen, damit wir anderen und dem Leben als ganzem mehr geben können. Die Liebe wird dann als höchste Form der Macht erkannt.

Eine verbreitete Verbindung zwischen dem vierten und fünften Chakra besteht darin, dass das Herz vor Gefühlen überfließt und an einen Punkt kommt, an dem es sie nach außen hin ausdrücken muss. Dies können sowohl negative als auch positive Gefühle sein, auf jeden Fall müssen sie ihren richtigen Ausdruck durch die Pforte der Kehle finden. Wenn sich jedoch das vierte Chakra öffnet, bereitet es dem Ausgleich des fünften Chakras den Weg. Wir setzen unsere Stimme nur ein, um unserem inneren Verlangen nach Harmonie und Einheit Ausdruck zu geben.

Eine weitere wichtige Wechselbeziehung besteht zwischen dem vierten und sechsten Chakra. Diese beiden schaffen gemeinsam, was man »die Weisheit des Herzens« nennen könnte, einen Zustand also, in dem es keinen Unterschied mehr zwischen Liebe und Intelligenz, Intellekt und Herzensweisheit, Fühlen und Wissen gibt.

Im Kundalini-Prozess

Das Herzchakra spielt in der Entfaltung des Kundalini-Prozesses eine enorm wichtige Rolle. Hier liegt das Zentrum der Sehnsucht und der Hingabe für die spirituelle Reise. Es ist der Dreh- und Angelpunkt für die Liebe zur Wahrheit oder die Liebe zu Gott, aus der heraus unser Streben nach einer perfekten Einheit erwächst. Es transzendiert alle unsere Beziehungen.

Das Herzchakra befindet sich genau in der Mitte zwischen den drei unteren und den drei höheren Chakren. Es ist somit der Treffpunkt zwischen Himmel und Erde und hat die Macht, sie zu einem gottähnlichen menschlichen Wesen zu vereinen. Dies tut es durch die Macht der Seele, deren Eigenschaften ebenso göttlich wie menschlich sind. Hierin liegt die Schönheit der Liebe und all ihrer Ausdrucksformen: Sie befindet sich genau zwischen dem Göttlichen und dem einfachen Menschsein. Liebe ist die Macht, die Himmel und Erde verbindet.

Das vierte Chakra ist der zweite Granthi (Schloss oder energetisches Tor) – der wiederum genau zwischen dem ersten, vorwiegend irdischen Granthi (erstes Chakra) und dem dritten, himmlischen Granthi (sechstes

Chakra) liegt. Es befindet sich also genau in der Mitte des Kundalini-Prozesses. Wenn die Kundalini-Energie das Herz erreicht, befinden wir uns in der Mitte unseres Erwachens: Zwischen Getrenntheit und Einheit liegt die Beziehung als eine schmale Schranke, die uns vom Göttlichen trennt. Wir erleben die Einheit mit allem, was existiert. Dies äußert sich in einer überquellenden, unkontrollierten Liebe, die kein Objekt der Aufmerksamkeit braucht.

Empfohlene Übungen

Wie zuvor bereits im Abschnitt »Lösungen« beschrieben, besteht die wichtigste Übung für das Herzchakra in mitfühlenden Handlungen. Dazu können die verschiedenen religiösen und spirituellen Praktiken gehören, die sich durch mitfühlenden Dienst an anderen auszeichnen, aber auch alle Handlungen, die auf die Förderung des Weltfriedens und auf kollektive Heilung hin ausgerichtet sind. Das vierte Chakra kann sich niemals entwickeln, solange kein wirkliches Engagement für Dinge da ist, die höher und größer sind, als unser eigenes kleines Leben.

Zu oft leiten spirituelle Übungen den Praktizierenden dahin, dass er sich allein in sich selbst vertieft. Dies kann den unerwünschten Narzissmus verstärken und das Herzchakra in einen tiefen und ewigen Schlaf versetzen. Es ist überaus wichtig darauf zu achten, dass man nicht in diese Falle des spirituellen Narzissmus gerät. Übungen wie das Bodhisattva-Gelübde, in dem wir uns selbst daran erinnern, dass die einzig logische spirituelle Evolution zum Wohl aller fühlenden Wesen erfolgt, können nicht nur heroisch, sondern auch sehr hilfreich sein.

Auf der inneren Ebene muss eine tiefe emotionale Heilung stattfinden, damit das Herz sich öffnet und niemals wieder verschließt. Der Zweck der Heilung besteht nicht darin, dass wir uns anschließend stark oder unverwundbar fühlen, sondern darin, dass wir bereitwillig verletzlich und ungeschützt sein können. Dies ist sogar eine neue Art von Stärke. Wenn wir alle Formen von Traumata in den ersten vier Chakren lösen, kann dies uns allmählich für einen neuen Seinszustand öffnen.

Das Üben von Bhakti-Yoga und alle anderen Arten spiritueller Hingabe – einem Lehrer oder Gott gegenüber – sind äußerst wirkungsvoll. Hingabe kann sich auch durch Gebete ausdrücken, in denen nichts gefordert wird, und durch heilige Gesänge und Meditationen über geliebte Gegenstände der Einheit. Eine weitere spirituelle Praxis ist Veganismus, der eine Geste der Liebe und Ausdruck der Einheit mit allen Tieren auf diesem Planeten ist.

Die Vertiefung in meditative Zustände durch kontemplative Meditation oder andere mentale Techniken sollten in der Erkenntnis erfolgen, dass wir ohne jede Unterstützung durch andere vollkommen frei sein können, ganz selbstzufrieden und ohne emotionale Bedürfnisse. Dies ist eine paradoxe Erkenntnis, da wir nur durch sie die Ganzheit des Herzens erfahren können, aus der heraus wir auf überwältigende Weise liebesfähig werden.

Eine sehr schöne Übung besteht in der Vorstellung, buchstäblich unseren Kopf verloren zu haben und die gesamte Realität körperlich durch den Blick des Herzens wahrzunehmen. Wenn die Wirklichkeit mit dem Blick des Herzens gesehen wird, können wir gar nicht anders, als selbstlos und mitfühlend zu sein.

Auf der Ebene romantischer und familiärer Beziehungen können wir eine Übung praktizieren, die man als »Tantra des Herzens« bezeichnen könnte. Im Grunde besteht sie darin, dass wir den Pfeil unserer Aufmerksamkeit auf einen anderen richten und uns selbst leeren, um ganz von ihm gefüllt zu werden. Dies bedeutet nicht, dass wir damit aufhören, unsere eigenen Bedürfnisse auszudrücken, sondern dass wir mehr und mehr die Verbindung zu einem Zustand herstellen, in dem wir die unseren Herzen innewohnende Ganzheit erkennen. Wir müssen nicht darauf warten, selbst ganz erfüllt zu sein, bevor wir selbstlos lieben können – dies ist nur ein Missverständnis. Das Wesen der Liebe besteht gerade darin, dass sie sofort möglich ist, jetzt und hier.

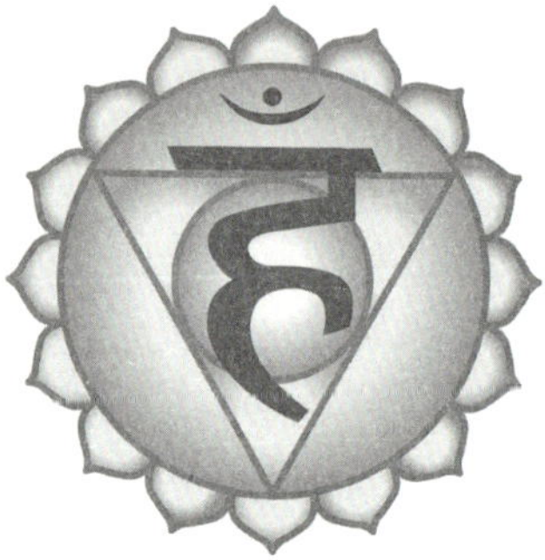

Das fünfte Chakra: Die Suche nach Verständigung

Lage und allgemeine Orientierung

Das fünfte Chakra befindet sich an der Basis der Kehle. Es steuert die Kehle, die Schilddrüse und den Mund. In vielerlei Hinsicht kann dieses Chakra als Brücke zwischen unserer inneren und der äußeren Welt verstanden werden. Physiologisch gesehen ist die Kehle die Passage, durch die der Körper alle lebenswichtigen Stoffe aufnimmt, etwa Sauerstoff und Nahrung – sie ist also auch dafür verantwortlich, dass Material aus der Welt in den Körper gelangt. Aus diesem Grund hat die Kehle, die schädlichen Mikroorganismen ausgesetzt ist, »Wächter« im Rachen (die Mandeln) und im Mund (Speichel), um sie am Eindringen zu hindern. Ein weiterer körperlicher Aspekt sind die Stimmbänder, die uns ermöglichen, durch Sprechen, Lachen und Singen Gedanken und Gefühle auszudrücken. Und schließlich gibt es noch den Mund, der es uns ermöglicht, zu essen, zu singen und jemandem, etwa durch Küssen, sehr nahe zu kommen.

Die seelische Entsprechung zu diesen drei Elementen ist unsere Fähigkeit, eine gute Verbindung zwischen der äußeren und unserer inneren Welt herzustellen. Dies ist eine ähnliche Herausforderung wie die des vierten Chakras, allerdings gibt es einen großen Unterschied: Das Herz ist immer noch Teil des inneren Selbst, während es bei der Kehle ganz um den Ausdruck und die Kommunikation geht, vor allem mit Worten. Ganz konkret gesagt, übersetzt das fünfte Chakra die inneren Gefühle und Ideen in äußere Manifestationen. Es ist das Mittel, durch welches das Innere nach außen ausgedrückt und gleichzeitig das Außen »hereingelassen« werden kann. Die Schilddrüse ist an diesem Prozess beteiligt. Sie ist für die Stoffwechselgeschwindigkeit verantwortlich, also für das Tempo der chemischen Reaktionen. Diese erlauben es, Stoffe aus der Umwelt aufzunehmen und daraus Energie zu produzieren. Im Grunde reagiert die Schilddrüse auf unsere Umwelt und erhält dabei unsere eigene Struktur aufrecht.

Auf der Chakren-Karte befindet sich das fünfte Chakra zwischen dem vierten und dem sechsten Chakra. So wird es zum »Flaschenhals«, der den freien Fluss zwischen diesen beiden sehr wichtigen Chakren erlaubt oder stört. Das vierte Chakra, das die Emotionen reguliert, und das sechste Chakra, das die Gedanken steuert, treffen sich in der Mitte, im fünften Chakra. So kann man sagen, dass die Kehle mit Hilfe des Mundes den Weg frei macht, sowohl für unsere Gefühle als auch für unsere Gedanken.

Grundlegende psychologische Themen

Das fünfte Chakra hat mit der Fähigkeit zu tun, unser Innerstes angemessen, genau und unmittelbar auszudrücken. Es ist der Übersetzer der übrigen sechs Chakren. Was auch immer sich in diesen angesammelt hat – Erlebnisse, kreatives Verlangen, Wille, Individualität, Fürsorge, emotionale Anteilnahme, Wissen, Weisheit oder geistige Erkenntnis – es sucht immer einen Weg aus dem Innersten nach außen. Alles möchte ausgedrückt werden und nicht im Geheimen in der inneren Welt eingeschlossen bleiben. Der Akt des (Mit-)Teilens ist nämlich auch ein Akt der Materialisierung. Nichts möchte als abstraktes inneres Gefühl langsam ersticken. Im Leben geht es ganz um Gestaltung und *Teilhabe.* Aus diesem Grund hängen die anderen sechs Chakren ganz vom fünften Chakra ab. Ist es unausgeglichen, kann der Prozess der Verwirklichung gestört und sogar blockiert sein.

Ich mag gewaltige schöpferische Kraft in meinem zweiten Chakra haben, und doch bewegt sie sich vielleicht nicht nach oben, um nach außen ausgedrückt zu werden. Oder ich habe ein tiefes Gefühl der Liebe in meinem vierten Chakra, das aber wegen meines unausgeglichenen fünften Chakras dort steckenbleibt. Ich kann in meinem sechsten Chakra auch überwältigende Weisheit tragen, aber sie bleibt in mir verschlossen. Ist mein fünftes Chakra dagegen ausgeglichen, kann es ein Lied, eine schöne und verletzliche Geste der Liebe, ein Buch oder eine neue Lehre offenbaren. Alles, was in mir ist – von meinen tiefsten Bedürfnissen bis zu meinen wertvollsten Gaben – kann nur in dem Grad freigesetzt werden, in dem das fünfte Chakra ausgeglichen ist.

An diesem Punkt können wir verstehen, dass das fünfte Chakra Auswirkungen hat, die weit über das bloße Aussprechen unserer Meinung und unserer inneren Wahrheit hinausgehen. Es ist das Chakra der Verwirklichung, der Manifestation und Materialisation. Es verwandelt abstrakte Gefühle, Gedanken und sogar Visionen in greifbare, sichtbare und vermittelbare Formen und Strukturen. Für den Prozess der Selbstverwirklichung ist es deswegen ein besonders wichtiges Chakra.

Das fünfte Chakra ist, mit Unterstützung des sechsten Chakras, sowohl der Übersetzer unserer inneren Geschichte als auch derjenige, der sie redigiert. Das heißt, es ist dafür verantwortlich, geeignete Strukturen der Verständigung auszuwählen – Strukturen also, die es anderen ermöglichen, uns zu hören und zu verstehen. In jedem Moment muss es darüber entscheiden, was innen zu halten und was nach außen zu tragen ist. Das fünfte Chakra steht vor der großen Herausforderung, den perfekten Mittelweg zwischen einem Zuviel und einem Zuwenig zu finden und den richtigen Zeitpunkt zum Sprechen und zum Zuhören zu bestimmen. Es muss unterscheiden, was nach außen getragen werden muss, damit nichts unterdrückt wird, und was nicht *wirklich* nach außen gehört. Das fünfte Chakra befindet sich in einem ständigen Zustand des Fragens, obwohl wir uns dessen nicht bewusst sind. In uns befindet sich ein breites Spektrum an Gedanken und Fragen. Eine enorm wichtige davon ist, was wir aus diesem endlosen Strom auswählen und anderen zeigen wollen, indem wir es aussprechen.

Wenn das fünfte Chakra in einem unausgeglichenen Zustand ist, fehlt ihm notgedrungen die Fähigkeit, das Richtige aus der inneren Welt auszuwählen und somit auf gute Weise zu *redigieren*. Das Ergebnis ist eine allzu introvertierte oder eine allzu extrovertierte Persönlichkeit. Das Chakra kann nicht zwischen einer vorübergehenden oder unwichtigen Emotion und einer, die für den konstruktiven Austausch oder wachsende Intimität notwendig ist, unterscheiden. Den richtigen Moment, in dem wir aufstehen und unseren Standpunkt vertreten sollten, erkennt es nicht. Auch nicht die Momente, in denen es richtig ist, die eigene Meinung zurückzuhalten. Natürlich fällt es ihm ebenso schwer, aus den vielen Möglichkeiten den richtigen Weg zur Selbstverwirklichung auszuwählen. Im Grunde endet diese Unausgeglichenheit in einer Unfähigkeit, die echten Teile unseres inneren Selbst zu zeigen und die unechten Teile unserer inneren Welt loszulassen. Manchmal ist es gar keine so schlechte Idee, etwas zurückzuhalten!

Aber das ist noch nicht alles. Das Ungleichgewicht erschwert es uns auch, uns selbst auf die richtige Weise zu *übersetzen*. Übersetzung heißt hier, dass wir unsere inneren Gefühle, Gedanken oder gar Visionen als zugängliche Strukturen ausdrücken können, also als solche, die alle Menschen (oder wenigstens viele) verstehen und wertschätzen können. Wenn dieser Übersetzungsprozess beschädigt ist, können wir die abstrakteren und flüchtigeren Teile unserer inneren Welt nicht klar und offen zeigen. Im Ergebnis sind beide Seiten frustriert: Wir spüren, dass wir unsere Ideen nicht so vermitteln können, wie wir sie innerlich erleben – manchmal fühlen wir sogar, dass wir etwas bestimmtes ausdrücken wollen, aber was dann herauskommt, ist etwas völlig anderes. Die anderen haben das Gefühl, dass unsere Aussagen wirr, unzusammenhängend und nicht nachvollziehbar sind.

Die Fähigkeit, uns selbst zu redigieren und zu übersetzen, hängt stark vom Zustand unseres sechsten Chakras ab – das unsere Gedanken redigiert und übersetzt – und außerdem vom dritten Chakra, das den Grad unserer inneren Ganzheitlichkeit bestimmt. Falls du gerne mehr über diese beiden wissen möchtest, gehe entweder im Text zurück, um den Abschnitt über die grundlegenden Themen des dritten Chakras zu lesen, oder blättere zum sechsten Chakra vor. Typisch für ein unausgeglichenes fünftes Chakra ist das Gefühl des Erstickens oder einer verengten Kehle. Wir haben das Gefühl, dass unser innerstes Selbst eingeschlossen und unterdrückt ist und können es nicht auf einfache, direkte Weise offenbaren. Es gibt das starke Gefühl einer Grenzlinie zwischen unserer inneren Welt und dem Außen, fast wie eine angespannte Grenze zwischen zwei feindlichen Ländern. Wir denken an eine Sache, können sie aber nicht korrekt artikulieren. So bleiben wir entweder still oder versuchen, sie mit unbeholfenen Worten auszudrücken. Ob wir Liebe oder Hass und Traurigkeit fühlen, auf dem Weg nach außen wird es irgendwie verzerrt und verfälscht. Ein Gefühl des Fließens oder der Spontaneität kommt nicht auf, und so sammeln sich viele Emotionen und Frustration an, bis sich alles in einer Explosion entlädt, die selbstzerstörerische Formen annehmen kann.

Jeder hat das Grundbedürfnis, von anderen gehört zu werden. Dies kann emotionale Bedürfnisse betreffen oder den künstlerischen Ausdruck. Es kann bedeuten, dass wir unsere Meinung äußern oder eine Gruppe von Menschen in einer gerechten Sache anführen wollen. Indem wir gehört werden, wird unsere einmalige innere Welt von anderen anerkannt, wir sind nicht mehr in uns gefangen und innerlich isoliert – die Kraft der Mitteilung befreit uns. In dem Moment, in dem dieses Bedürfnis nicht befriedigt werden kann, wächst zwischen uns und der Welt eine gewaltige Schranke, die uns frustriert und traurig zurücklässt – und vor allem mit einem Gefühl des Erstickens. Da die Art, wie wir uns selbst erleben, in den eher abstrakten Bereichen innerer Gefühle und Visionen feststeckt, sind wir im wahrsten Sinne des Wortes unfähig, Erfüllung zu finden.

So festgefahren zu sein, hat zahlreiche Gründe. Ein wichtiger Grund liegt im traumatischen Bereich. Es kann sein, dass wir uns in einer Gesellschaft von Menschen befanden, die unsere einmalige Persönlichkeit nicht akzeptieren oder wertschätzen konnten. Wir wurden brüsk zum Schweigen gebracht oder sogar verspottet. Selbst wenn uns niemand zurechtgewiesen hat, haben wir vielleicht in unserer Umgebung »gelesen« und begriffen, dass es am besten ist, den Mund zu halten. So haben wir allmählich gelernt, dass wir unsere Meinungen und Überzeugungen lieber nicht zeigen, sondern uns an die allgemeine Weltsicht anpassen sollten. Falls dieses Trauma in Verbindung mit einer seelischen oder sogar körperlichen Bedrohung entstanden ist, haben wir möglicherweise unser Leben lang Angst davor, besonders zu sein, zu sehr hervorzustechen. Es kann passieren, dass wir unsere Präsenz auf ein Minimum herunterschrauben, gerade so, dass wir in der Welt noch funktionieren und überleben können.

Zu dieser Art Traumata, die uns haben verstummen lassen, können auch Zeiten des Unrechts gehören, in denen die Gesellschaft uns ausgestoßen hat und wir keine Möglichkeit hatten, uns wirklich zu verteidigen und unsere Seite der Wahrheit darzustellen. Dies kann vor Gericht passiert sein, bei der Begegnung mit Journalisten, die uns beschuldigt oder verspottet haben, und sogar dann, wenn der Klatsch in der Nachbarschaft uns verurteilt hat, ohne unsere Version hören zu wollen. Als wir Kinder waren, wurden wir von Eltern und Lehrern falsch beurteilt, oder zumindest hatten wir das Gefühl dass wir keine Chance hatten, gehört zu werden.

Ein weiterer wichtiger Grund sind Verletzungen in einem oder mehreren der unteren vier Chakren. Man sollte beachten, dass ein Chakra um so mehr von den unteren Chakren abhängt, je höher es sich befindet. Um also zu begreifen, warum wir dieses Gefühl des Erstickens mit uns herumtragen (das oft mit einem echten, körperlichen Gefühl des Erstickens einhergeht), sollten wir genau prüfen, wo das Ungleichgewicht im fünften Chakra herkommt. Vielleicht liegt der Ursprung im ersten Chakra, wo wir uns darum sorgen, dass wir grundlegende Sicherheiten verlieren könnten, wenn wir uns mitteilen – unseren Job, unsere Familie, unsere Gemeinde oder unser Land. Er kann auch im zweiten Chakra liegen, wenn wir das Aufwallen der Lebenskraft fürchten, die in unserem Inneren aufsteigen könnte, zusammen mit dem Sichtbarwerden unseres wahren Selbst. Die Wurzel kann auch im Herzen liegen, wenn wir vor Intimität Angst haben und davor, uns auf andere zu verlassen.

Was auch immer es sein mag, das größte Hindernis kommt aus dem dritten Chakra. Dieses beeinflusst das fünfte Chakra tatsächlich in entscheidender Weise, da der Grad unserer Stärke und die Vollständigkeit unserer Individualität unsere Fähigkeit bestimmt, unsere innere Welt zum Ausdruck zu bringen und furchtlos und leidenschaftlich für sie einzustehen. So lange uns das Gefühl individueller Stärke fehlt, ist schlicht niemand vorhanden, der unser Recht auf Ausdruck und Kommunikation geltend machen kann.

Psychologische Reaktionen des unausgeglichenen fünften Chakras

Wie oben bereits erwähnt, erwachsen aus dem unausgeglichenen fünften Chakra zwei gegensätzliche Persönlichkeiten: die introvertierte und die extrovertierte.

Die introvertierte Persönlichkeit hat sich entschieden, ihre eigene Stimme zu unterdrücken und zeigt sich zurückhaltend und einsilbig. Sie kann weder positive noch negative Emotionen kommunizieren und hat deswegen in intimen Beziehungen ein Problem. Jede ausdrucksvolle Geste kommt ihr gefährlich vor, da sie dann den Reaktionen anderer ausgesetzt ist und zumindest vorübergehend im Mittelpunkt steht. Trost findet sie in der Tatsache, dass sie sich selbst verstehen kann. Äußerst vorsichtig wird sie aber dabei sein, eine klare Haltung einzunehmen – schließlich könnte das zu großem Aufsehen führen. Sie hat enormes Lampenfieber. Ihr Puls rast, wenn die Aufmerksamkeit des Publikums auf sie gerichtet ist und man darauf wartet, was sie zu sagen oder zu zeigen hat. Es ist ihr unmöglich, andere anzuführen, da dafür ein zu hohes Maß an Sichtbarkeit nötig wäre.

Auf diese Weise kommt hier »Schüchternheit« ins Bild. Schüchternheit ist nichts weiter als ein Zögern, sich zu zeigen, weil man Angst vor den Reaktionen der anderen hat. Sie ist eine Eigenschaft, die genau untersucht werden sollte, denn es gehört ein Gefühl drohender Gefahr dazu, das stets auftaucht, wenn die Außenwelt nach Sichtbarkeit verlangt. Es ist die irrationale, unbewusste Vorstellung, dass es gefährlich sei, sich zu zeigen.

Wenn die introvertierte Persönlichkeit sich äußern muss, erscheinen ihre Aussagen oft verwirrt und unzusammenhängend. Für die sprechende Person ist klar, was sie vermitteln möchte. Sie ist jedoch nicht sicher, was sie nach Meinung der anderen sagen soll, sagt also entweder etwas, von dem sie meint, dass es die Erwartungen der anderen erfüllt, oder etwas, dass nur in ihrer eigenen Sprache Sinn ergibt. Natürlich kommen diese Aussagen kraftlos oder mit wenig Schwung daher. Sie sollen niemandem wehtun oder gar jemanden schockieren. Die innere Wahrheit kann in so vieler Hinsicht gefährlich sein.

Die introvertierte Persönlichkeit wird oft (aus freiem Willen!) in erstickenden sozialen Strukturen gefangen sein. Ersticken wird immer dann im fünften Chakra gespürt, wenn wir an Orten oder in der Gesellschaft von Menschen feststecken, die uns nicht sein lassen, wie wir wirklich sind. Wir hängen zum Beispiel in einer Liebesbeziehung fest, in der wir unser wahres Selbst nicht wirklich zeigen können. Wir unterdrücken nach und nach alles, wonach es uns verlangt, seien es Kreativität, Sinnlichkeit oder Selbstausdruck. Vielleicht halten wir sehr wichtige Dinge Jahre oder sogar ein ganzes Leben lang zurück. Diese Verdrängung saugt allmählich alle Lebenskraft aus der Beziehung.

Der introvertierten Persönlichkeit fällt es sehr schwer, sich zu exponieren, etwa auf einer Bühne zu stehen oder Gruppen zu leiten. Dies schränkt ihre Möglichkeit ein, sich selbst zu verwirklichen oder kreativ zu sein. So bleibt die Person frustriert, weil sie ihre eigene einmalige Stimme nicht finden kann.

Es gibt für sie keine echte Spontaneität. Was sie kennt, sind nur plötzliche Wutausbrüche und andere Gefühlsaufwallungen, die aus langanhaltender Verdrängung stammen. Dies führt dann natürlich zu dem Fehlschluss, dass ein unmittelbarer und wahrhaftiger Ausdruck von Gefühlen andere stets verletzt – also können wir genau so gut stumm bleiben. Das letzte Mittel der introvertierten Persönlichkeit sind Tränen. Ein Kind drückt sich durch Weinen aus, weil ihm die sprachlichen Fähigkeiten fehlen, aber auch Erwachsene fangen, wenn sie angesichts der Herausforderungen des Lebens das Gefühl haben, sich nicht ausdrücken zu können, zu weinen an.

Auf der anderen Seite scheint für die extrovertierte Persönlichkeit das Dasein aus ständiger Kommunikation zu bestehen. Sie wird von ihr überbeansprucht, weil für sie in jedem Innehalten, in Stille und im Alleinsein die Furcht vor dem Tod und dem Nichts lauern. Dieser

Persönlichkeitstyp kann den Fluss der Äußerungen aus der inneren Welt nicht steuern. Gedanken und Gefühle kommen fast unkontrolliert. Sie kann sich einfach nicht redigieren. Während die introvertierte Persönlichkeit also sowohl ihr echtes als auch ihr unechtes Selbst tief in sich vergräbt, äußert die extrovertierte Persönlichkeit fast alle Gefühle und Gedanken, auch die flüchtigen und unwichtigen; als wäre es jedesmal etwas Wesentliches. Sie kann zwischen echt und unecht nicht unterscheiden, alles wird gleich – schließlich ist es das wichtigste, nichts in sich zu verschließen, wodurch alles wahrhaftig, vertraut und offen wird, richtig...?

Die extrovertierte Persönlichkeit reagiert stark auf äußere Einflüsse – sie hat zu allem, was sie hört, etwas zu sagen. Außer ihre Kommentare und Meinungen abzugeben, muss sie natürlich bei jedem Gespräch das letzte Wort haben. Für diesen Typ ist es wichtig, herauszustechen, anerkannt und gesehen zu werden. Darum tendiert er zu Klatsch, hat über jedes noch so unwichtige Thema eine Meinung und beweist allen: »Ich habe recht, ich weiß alles.« Er verlangt, gehört zu werden, und ist meistens vorlaut; seine Stimme ist oft zu laut und durchdringend. Er verlangt nach »Gerechtigkeit«, weil er oft das Gefühl hat, nicht genug Aufmerksamkeit zu bekommen: »Du hörst mir nicht zu, und das ist nicht fair!«

Da diese Persönlichkeit sich nicht gut kontrollieren kann, ist sie oft taktlos. Sie setzt Humor in den falschen Momenten ein, kann beleidigend werden und in Momenten, die nach Zuhören, nach Zurückhaltung oder Respekt für andere verlangen, nicht still bleiben. Sie ist für gewöhnlich süchtig nach der Position des Anführers, sogar am Tisch mit der Familie. Sie ist es nicht gewohnt, anderen zuzuhören, und wird immer »führen« wollen, sogar in Liebesbeziehungen, wo ein gleichwertiger Austausch nötig ist. Da diese Persönlichkeit ihre Zuhörer normalerweise in ihren Bann zieht, neigt sie auch zu manipulativem Verhalten und versucht, andere zu steuern.

Natürlich haben die meisten von uns Anteile von beiden Persönlichkeiten, wenn auch die extrovertierte Persönlichkeit heutzutage viel dominanter ist. – Wir leben in einem Zeitalter endlosen Kommunizierens, in dem niemand auch nur einen Augenblick lang allein bleibt, und durch diese Veräußerlichung offenbaren wir einen schweren kollektiven Mangel an Kontrolle.

Lösungen für das unausgeglichene fünfte Chakra

Die Schlüssellösung für das unausgeglichene fünfte Chakra besteht darin, die Stimme nur dann zu gebrauchen, wenn es wirklich dem gegenseitigen Wachstum und der Entwicklung dient, also nur, wenn es das Gesamtwohl fördert. Dies ist die grundlegende Definition für ein ausgeglichenes fünftes Chakra: Man benutzt seine Stimme nur, um zu dienen, nur wenn es zu einem konstruktiven Abschluss führt. Dies ist auch die tiefere Bedeutung des bekannten buddhistischen Prinzips der »rechten Rede«.

Die Frage ist natürlich, wie man bestimmen kann, was zum Gesamtwohl beiträgt und was nicht. Eine andere Frage lautet: Wie können wir egoistische Bedürfnisse aussprechen, die uns essentiell vorkommen, und dennoch dem Prinzip des Gesamtwohls folgen?

Es gibt dafür einige wichtige Anhaltspunkte. Vor allem müssen wir für alles, was wir aussprechen, die volle Verantwortung übernehmen. Dies bedeutet, dass wir uns auf eine gewaltfreie Art ausdrücken: Wir zwingen niemanden dazu, unsere Meinung oder unsere Gefühle zu akzeptieren oder sich ihnen zu unterwerfen. Wir sind uns klar dessen bewusst, dass es unsere persönlichen Gefühle, Meinungen und Weltsichten sind und wir deshalb von niemandem erwarten können, dass er unsere Forderungen erfüllt – noch nicht einmal in einer Liebesbeziehung. Was auch immer aus unserer inneren Welt kommt, ist unsere Welt und nicht die der anderen.

Wenn wir dies im Sinn behalten und tief verstehen, können wir unsere Bedürfnisse und Wünsche ziemlich frei aussprechen (natürlich ist selbst hier dem gesunden Menschenverstand entsprechend eine gewisse »Selbstzensur« nötig). Es ist wichtig, den Fluss nicht zu unterdrücken, sondern ihn fließen und ganz natürlich die Form einer echten Wechselbeziehung annehmen zu lassen. Wir müssen also auch bereit sein, Fehler zu machen und für sie einzustehen.

Sobald wir zwischen dem natürlichen Fluss und der vollständigen Verantwortung für das Gesagte ein Gleichgewicht halten können, sind wir bereit weiterzugehen, indem wir fragen: Sind unsere Worte wirklich entwicklungsförderlich? Werden diese Worte uns alle dazu bringen, lebensrichtiger zu leben? Tatsächlich sind diese Fragen die beste Form des Redigierens: Sie lehren uns, dass die innere Welt nur dann geäußert werden sollte, wenn es der höheren Entwicklung und dem Fortschritt unserer Umgebung dient.

Natürlich gibt es für das Erreichen dieses Ziels einen Unterschied zwischen der introvertierten und der extrovertierten Persönlichkeit.

Die introvertierte Persönlichkeit kann ja nicht einmal ihre eigenen Bedürfnisse und Wünsche ausdrücken. Sie sollte daher den eben genannten Lösungsweg nicht vorschnell in die Tat umsetzen. Zunächst muss sie ihre Neigung überwinden, Dinge zu verdrängen und zu ersticken. Die erste Lektion besteht also für sie darin, trotz der erwarteten Reaktion der Umgebung ganz bewusst die eigenen Bedürfnisse und Wünsche auszusprechen. Das sollte sie selbst dann tun, wenn sie riskiert, falsche oder unerwünschte Dinge zu sagen. Sie muss bereit sein, andere auch einmal vor den Kopf zu stoßen und Gerechtigkeit zu verlangen, wenn ihre Stimme vergessen wird oder überhört wird. Am wichtigsten ist es, mit dem Gefühl des Erstickens in der Kehle Kontakt aufzunehmen und es zu »fragen«, was es vermitteln möchte, aber nicht kann. Es gilt, darauf zu vertrauen, dass richtige Rede sich nur ausbilden kann, wenn man sich Fehler erlaubt und vieles ausprobiert. Brütend in der Ecke zu sitzen, kann niemals zur ersehnten echten Spontaneität führen. Erst wenn die introvertierte Persönlichkeit eine Zeitlang experimentiert und sich daran gewöhnt hat, sich zu zeigen, kann sie die nächste Stufe des Ausgleichs im fünften Chakra angehen.

Die extrovertierte Persönlichkeit sollte dagegen die Kraft reinigender Stille nutzen. Sie muss lernen, sich von Zeit zu Zeit von allen Kommunikationssträngen zu trennen und allein und still zu sein. Anstatt zu tratschen und ihre Meinung zu verbreiten, kann sie ihre Dinge von Zeit zu Zeit zurückstellen und anderen zuhören. Sie kann sich fragen: »Ist das, was ich sagen will, wirklich notwendig? Wird es irgend jemandem helfen und *seine Entwicklung* fördern?« Bevor sich diese Persönlichkeit in Auseinandersetzungen äußert, sollte sie prüfen, wie viel Eigenverantwortung sie in dieser Situation übernehmen kann. Sie neigt sehr dazu, sich grundlos zu beschweren. Im allgemeinen ist es sehr gut, das fünfte Chakra zu entspannen und lebendiges Wissen und das »Anderssein« zuzulassen.

Wir müssen im Sinn behalten, dass echte Spontaneität nicht das gleiche ist wie die weit verbreitete angebliche »Spontaneität«, in der wir uns mechanisch und automatisch ausdrücken. Echte Spontaneität ist das Ergebnis einer tiefgehenden Läuterung, von Eigenverantwortung und echtem Zuhören. Da die Beschaffenheit unserer inneren Welt bestimmt, was am Ende durch uns geäußert wird, müssen wir in uns selbst gründlich aufräumen. Wenn unsere innere Welt ausgeglichen ist, können wir uns viel freier ausdrücken, ohne uns ständig selbst überwachen zu müssen.

Weil die Beschaffenheit unserer inneren Welt und unsere Fähigkeit zum freien Ausdruck zusammenhängen, ist es für den Ausgleich des Chakras notwendig, ein Stadium zu durchlaufen, in dem unser Bewusstsein wacher ist, während wir den Prozess der »Selbstzensur« sorgsam beobachten. Dies mag manchmal übertrieben achtsam erscheinen, dennoch ist es wichtig, eine solche Zwischenstufe zwischen dem ursprünglich automatischen Ausdruck und echter, verantwortlicher Spontaneität zu durchlaufen.

Die drei Ebenen des Funktionierens

Das funktionierende fünfte Chakra: Wir können unserer inneren Welt ausreichend Ausdruck verleihen und haben recht harmonische Beziehungen. Andere verstehen, was wir vermitteln wollen. Wir können unsere Bedürfnisse und Wünsche benennen. Unsere Persönlichkeit befindet sich irgendwo in der Mitte zwischen dem introvertierten und dem extrovertierten Typ, mit einer leichten Tendenz zu einem der beiden. Wir zeigen meist ein zufriedenstellendes Maß an Selbstbeherrschung: Rückmeldungen aus unserer Umgebung zeigen uns, dass wir für gewöhnlich wissen, wann wir still bleiben und wann wir etwas sagen sollten. Unsere Gewohnheit, zu kritisieren und zu tratschen, ist nicht zu destruktiv. Es gelingt uns, unsere Ängste in der Kommunikation (wie Lampenfieber) und unser Fordern von Gerechtigkeit (etwa in Liebesbeziehungen) zu transzendieren, um wirklichen Austausch zu ermöglichen. Wir können sehr warme und wohltuende Worte aussprechen, die direkt aus unserem Herzen kommen, und unterdrücken sie fast nie. Von Zeit zu Zeit leiden wir noch unter Wutausbrüchen, aber wir kehren recht schnell wieder zu uns selbst zurück.

Das ausgeglichene fünfte Chakra: Wir haben einen Zustand erreicht, in dem wir von dem zwanghaften Bedürfnis befreit sind, uns äußern zu müssen. Entsprechend können wir unsere Stimme als Werkzeug benutzen, ohne sie als manipulative Kraft zu missbrauchen, die nur unsere eigene Agenda vorantreibt. Wir übernehmen die volle Verantwortung für unsere Bedürfnisse und äußern sie nur auf harmonische Weise. Dies macht unsere Ausdrucksweise gewaltfrei: Einerseits benutzen wir unsere Stimme meist nur dann, wenn man uns wirklich *braucht,* und andererseits können wir unserer eigenen einzigartigen Stimme Ausdruck verleihen, ohne uns aufzudrängen. Wir sind eher still und benutzen unsere Stimme nur, wenn man uns etwas fragt oder um sie für kreative und konstruktive Ziele einzusetzen, die die gemeinsame Entwicklung fördern. Im wesentlichen trägt uns ein Gefühl von Transparenz, als gäbe es nur eine dünne Linie zwischen der inneren und der äußeren Welt. Wir legen eine natürliche Spontaneität an den Tag, ein mühelos fließendes Mitteilen, und unsere Stimme ist herzlich und ruhig. Wir haben die Fähigkeit, unsere Ideen und Gefühle auf beeindruckende Weise zu vermitteln, eine Fähigkeit, die sich in unterschiedlichen Künsten oder in der Anleitung von Menschen wunderbar ausdrücken kann. Obwohl wir meistens um Ausgleich bemüht sind, sind wir bei wichtigen Fragen bereit, unpopuläre Ideen auszusprechen. Gleichzeitig akzeptieren wir die Tatsache, dass man uns vielleicht nicht so zuhören wird, wie wir es gerne hätten.

Das erwachte fünfte Chakra: Die Stimme wird hier ganz zum Diener universeller, transpersonaler, objektiver Wahrheiten. Sie dient nicht mehr unserer »Einzigartigkeit«, und wir haben auch nicht mehr das egoistische Bedürfnis, gehört zu werden. – Sie ist die Stimme der Wahrheit selbst, und die transparente Persönlichkeit wird durch den Willen der Wahrheit angetrieben, sich in der Welt zu verbreiten und zu verwirklichen.

Wir fühlen uns vor allem von Stille angezogen, und wenn es nicht das äußere Bedürfnis gäbe, die höhere Wahrheit zu empfangen, würden wir sofort für immer in Stille versinken. Wir geben unsere Stimme ganz einfach der Wahrheit, und diese Wahrheit ist in ihrer Essenz die Transzendenz der inneren und äußeren Welten, was bedeutet, dass sie sich jenseits des gewöhnlichen Zustands des fünften Chakras befindet. Hier findet das Einheitsbewusstsein seinen Ausdruck, das sich zum Wohl der gesamten Menschheit Ausdruck gibt. Selbst wenn man sich durch Kunstformen ausdrückt, dient die Kommunikation nur diesem einen Zweck und niemals der Selbstverwirklichung. Da die Bestimmung des Kehlchakras darin besteht, dem Inneren und Abstrakten Form zu geben, erfüllt es in seinem erwachten Zustand sein gesamtes Potential. Die höchste Wahrheit ist nämlich auch die abstrakteste; ihre Verwirklichung im Außen verbindet den weit entfernten Himmel mit der Erde.

Polare Emotionen

Ersticken/Spontaneität, Bedürfnis, gehört zu werden/Zuhören, Getrenntheit von der Umgebung/Transparenz.

Arten von Traumata

Einfach gesagt, sind Traumata des fünften Chakras Kommunikationstraumata, und sie rühren von Ereignissen her, die ein schlimmes Ende nahmen, weil wir uns ausgedrückt hatten. Dazu gehören Momente, in denen wir, als wir ein echtes tiefes Bedürfnis ausgesprochen haben, brüsk zurückgewiesen wurden, oder als wir unsere Meinung gesagt haben, missachtet oder ausgelacht wurden, und auch Situationen, in denen man unsere Wahrheit unterdrückt hat oder wir einen hohen Preis für sie zahlen mussten. Dies kann durch eine Strafe oder einen großen Verlust geschehen sein. Es ist auch möglich, dass wir großes Unrecht erdulden mussten, falsch beurteilt wurden oder unsere Version der Wahrheit nicht vertreten konnten. Dies kann vor einem Richter passiert sein, vor der Öffentlichkeit oder vor unseren Eltern, als wir Kinder waren.

Die unausweichliche Schlussfolgerung aus dieser Art Trauma lautet: »Es ist gefährlich, mich und meine innere Welt und meine Meinung zu äußern.« Diese Schlussfolgerung kann dazu führen, dass man sich an das anpasst, was andere scheinbar hören wollen, zu einem Gefühl des Erstickens oder zum Verdrängen unserer Bedürfnisse, zum Stottern, zu Schüchternheit oder Schweigsamkeit.

Persönlichkeitstyp

Der Persönlichkeitstyp des fünften Chakras ist sehr extrovertiert und hat eine enorme Fähigkeit, Menschenmengen zu beeinflussen, sie zu inspirieren, in ihren Bann zu ziehen und zu bezaubern. Beispiele für diesen Persönlichkeitstyp sind Redner und Dozenten, Lehrer und Politiker, Propheten und Channel-Medien, charismatische Anführer und Rhetoriker – aber auch Entertainer und alle Bühnendarsteller, Verkäufer und Anwälte, Werbetexter und auch einige der extrovertierteren Publizisten und Schriftsteller.

Dieser Persönlichkeitstyp kann die Welt durch die Macht der Sprache verändern, durch Worte oder jede andere Form des Selbstausdrucks (einige Musiker des fünften Chakras können ganze Generationen beeinflussen, indem sie ihrer einmaligen Stimme Ausdruck verleihen). Wenn man einem Vortrag oder einer Vorführung der Persönlichkeit des fünften Chakras beiwohnt, kann das einen dazu bringen, dass man sein Leben ändern und sofort alles hinter sich lassen will, um einer neuen Idee zu folgen. Zum Tragen kommt hier die größte Fähigkeit der Persönlichkeit des fünften Chakras, Argumente klar, einleuchtend und überzeugend zu präsentieren. – Oft ist sie mit einer Eigenschaft des sechsten Chakras kombiniert und schafft es so, viele Bereiche revolutionär anzuführen. Da der Persönlichkeitstyp des fünften Chakras eine große Fähigkeit des »Übersetzens« hat, ist er auch sehr talentiert darin, Brücken zwischen unterschiedlichen und sogar gegensätzlichen Welten zu schaffen. Alle Arten von Vermittlern und Verhandlungsführern verkörpern Talente des fünften Chakras, aber auch diejenigen, die komplizierte Ideen aus ihrem Fachbereich einem großen Publikum verständlich machen können, oder Menschen, die die Brücke zwischen Spiritualität und Wissenschaft schlagen.

Natürlich steckt in einer solchen Kraft der Beeinflussung auch eine große Gefahr: Der Persönlichkeitstyp des fünften Chakras kann sowohl idealistisch als auch durchtrieben sein. Will er seine eigenen Ideen und Visionen durchsetzen, kann er auch gewalttätig werden. Er kann sich äußerst raffinierter Formen der Beeinflussung bedienen, die die Zuhörer dazu bringen, Dinge zu tun, die sie normalerweise nicht getan hätten, weil er sein Talent zu so hoher Kunst entwickelt hat, dass er damit hypnoseähnliche Zustände bewirkt. Nur hohe moralische Werte können den enormen Einfluss dieser Persönlichkeit bändigen.

Im ayurvedischen System ist dieser Persönlichkeitstyp der Pitta-Typ, also der Kraft des Feuers zugeordnet. In seiner besonders unausgeglichenen Form kann dieser Typ sehr geschwätzig sein und unfähig zuzuhören und, wie oben erwähnt, streitsüchtig und manipulativ sowie dazu neigen, Dinge erzwingen zu wollen.

Berühmte Persönlichkeiten des fünften Chakras: Solon, Mohammed, Beethoven: prophetisch, visionär, inspirierend und fesselnd.

Männliche und weibliche Energien

Der männliche Aspekt des fünften Chakras besteht in der Kraft des Einflussnehmens und des Anführens durch Reden und andere Formen des Ausdrucks. Es ist die Fähigkeit, hinter den eigenen Überzeugungen, Weltsichten und inneren Wahrheiten zu stehen; sie preiszugeben und bereit zu sein, einen hohen Preis dafür zu bezahlen, sollten sie zu den unbeliebten gehören. Es geht also sowohl darum, unsere authentische Individualität zu zeigen, als auch darum, unsere Stimme zu nutzen, um andere in unseren Bann zu ziehen und auf unsere Umgebung einzuwirken.

Der weibliche Aspekt des fünften Chakras besteht darin, höheren Wahrheiten zu erlauben, durch uns eine Stimme zu finden. Wir sind dann wie ein Musikinstrument, das »jemand anderes« spielt. Eine höhere Wahrheit kann alles sein, das über unsere egoistischen Interessen hinausgeht: vom Kämpfen für Wale und Delphine bis zum Aussprechen der Wahrheit über spirituelle Erleuchtung. Was es auch ist, wir fühlen eine höhere Macht, die sich durch uns bewegt, durch uns Form annimmt und durch uns Aufmerksamkeit fordert.

Art des Glücks

Für das fünfte Chakra besteht Glück im natürlichen Fluss des Ausdrucks dessen, was für uns die innerste Wahrheit ist. Dies kann etwa durch die verschiedenen Künste geschehen, wenn wir abstrakten Gefühlen Form geben und sie tatsächlich von anderen gehört und akzeptiert werden.

Eine weitere starke Form des Glücks ist für das fünfte Chakra die Fähigkeit, andere zu leiten und ihnen gesammeltes Wissen und Weisheit zu übermitteln. Die wachsende Fähigkeit, andere zu führen und anzuleiten, kann faszinierend sein. In gewisser Weise bedeutet es, unsere innerste Wahrheit in anderen zu säen – wenn sie unsere Wahrheit annehmen, stellt dies eine subtile Form des Gebärens dar.

Bedeutung und Sinn des Lebens

Das Leben wird als Feld (manchmal als Schlachtfeld) zahlreicher einzigartiger Stimmen und innerer Wahrheiten wahrgenommen, die darum kämpfen, gehört, gesehen und akzeptiert zu werden. Der Sinn des Lebens ist für das fünfte Chakra, zu werden, was wir sind, unsere innere Vision zu manifestieren und in der Masse gesehen zu werden. Durch unsere einzigartige Stimme eine Wirkung zu erzielen, ist ein entscheidender Teil des Lebendigseins. Liebe ist Ausdruck des innersten Selbst in seiner Totalität, wobei man es den anderen ebenfalls erlaubt, »ihr eigenes Lied zu singen«. Der Tod kann transzendiert werden, wenn es uns gelingt, unsere einmalige Stimme und Botschaft zu hinterlassen, die sich als »ewig« herausstellen könnte. Gott wird durch die Treue zur eigenen inneren Stimme und durch die Erkenntnis wahrhaftiger Einzigartigkeit verwirklicht – die Einzigartigkeit der »Seele« ist Gottes Wille und Gottes Prägung in uns; Gott zu gehorchen bedeutet, die Wahrheit auszusprechen.

Die dem fünften Chakra entsprechende Altersstufe

ist jene vom achtundzwanzigsten bis zum fünfunddreißigsten Lebensjahr. Nachdem wir durch das vierte Chakra gelernt haben, uns anderen zu verpflichten und zu widmen, der Welt zu dienen und zum Wohle einer größeren Sache aus uns herauszugehen, ist es nun an der Zeit, unsere einzigartige eigene Stimme zu suchen. Wir legen fest, was tatsächlich unsere innersten Wahrheiten sind. Es ist an der Zeit, dass wir an unser schlummerndes Potential anknüpfen (an das, was unsere »Mission» genannt werden könnte). Wir beginnen über die vielen Wege nachzudenken, über die wir uns wirklich abheben können. Normalerweise haben wir in diesem Stadium genug Erfahrung, Wissen und Weisheit dazu gesammelt. Und selbst wenn wir unsere Studien längst beendet und zu arbeiten begonnen haben, ist es nun das natürlichste der Welt zu überlegen, was unsere einzigartige eigene Art des Dienens auf unserem spezifischen Gebiet sein kann. Es handelt sich hier um eine siebenjährige Phase, in der das fünfte Chakra wirklich etwas Eigenes hervorbringen sollte; eine Fähigkeit oder ein Talent, das andere nicht haben; eine Idee oder eine Perspektive, die als »unsere eigene« gesehen werden kann. Individualität, die sich in unserer Jugend als inneres Gefühl unabhängiger persönlicher Macht verdichtet hat (drittes Chakra), ruht nun auf dem selbstloseren Fundament des vierten Chakras und muss ihren zweiten Sprung durch das fünfte Chakra machen: auf eine einzigartige Stimme und einen ebensolchen Beitrag hin.

Psychosomatische Störungen

Da die Kehle der einzige Eingang des Körpers ist, durch den die lebenswichtigen Stoffe aufgenommen werden können *und* sie gleichzeitig das Tor ist, durch das die innersten Erlebnisse nach außen hin ausgedrückt werden (Stimmbänder und Mund), betreffen psychosomatische Störungen diese beiden Richtungen.

Indem wir verstehen, dass die Kehle die Grenzlinie zwischen der inneren und der äußeren Welt ist, können wir bestimmen, ob das Problem in der Kehle mit dem *Herein-* oder mit dem *Hinauslassen* verknüpft ist. Schilddrüsenerkrankungen, Schwellungen, chronische Infektionen und

Entzündungen der Mandeln sind oft Symptome für Probleme mit dem Thema Hereinlassen, während Stottern und andere Sprachstörungen, Heiserkeit und Stimmverlust, chronischer Husten und Krankheiten des Mundes eher mit Problemen des Ausdrucks zusammenhängen (entweder drückt man das Selbst zu wenig aus oder zu viel).

Kollektive Prägungen

Die stärksten kollektiven Prägungen des Kehlchakras hängen mit der ständigen Unterdrückung und Verfolgung von Menschen zusammen, die es gewagt haben, eine andere als die geltende oder ihre eigene Weltsicht und Überzeugung auszusprechen – von Minderheiten bis zu radikalen Denkern. Sie wurden gehasst, bestraft und verfolgt, weil sie aus der Herde herausstachen. In der Geschichte der Menschheit gab es oft jeweils eine Weltsicht, die alle anderen unterdrückt hat und die jeweils die einzige war, die öffentlich geäußert werden durfte. Andere Stimmen mussten in den Untergrund gehen und andere Ausdrucksmöglichkeiten finden.

Darum ist in der heutigen westlichen Gesellschaft das Recht auf freie Rede so wichtig: Wir alle tragen die Wunden einer langen Vergangenheit, in der man zum Schweigen gebracht wurde. Heutzutage können wir das genaue Gegenteil beobachten: einen wahren Strom an widersprüchlichen Weltsichten und Perspektiven; die wichtigste Sache von allen ist, dass unsere einmalige Stimme gehört wird, dass wir die Freiheit haben aufzustehen, um für oder gegen eine Sache zu sprechen. Dies gilt als heilig. Gefördert von postmoderner Demokratie und Technik wie Handys und sozialen Netzwerken im Internet, ist die Stimme des Individuums zum Zentrum der Aufmerksamkeit geworden. Mehr noch, das Streben nach »Selbstverwirklichung«, das in diesem Zusammenhang das einzigartige Potential meint, das sich in jedem einzelnen von uns verbirgt, ist zunehmend wichtiger geworden. Die Vorstellung, dass jeder Mensch eine Art individuelle Bestimmung und besondere Rolle in der Welt besitzt, bringt viele dazu, nach ihrer eigenen »einzigartigen Stimme« zu suchen.

Evolution der Welt

Die ersten Anzeichen eines individualisierten fünften Chakras auf der Ebene der Massen zeigen sich im humanistischen Ansatz der Renaissance – einem Ansatz, der sich von der religiösen Weltsicht abtrennte, um den Schwerpunkt auf menschliche statt göttliche, übernatürliche Angelegenheiten zu legen. Dieser Ansatz hat der westlichen Betonung des persönlichen Ausdrucks der inneren Wahrheit den Weg bereitet.

Die größte Revolution aber war die Individualpsychologie Freuds, der die innere Welt des Menschen als Wahrheit, die ihn befreien konnte, in den Vordergrund rückte. Dieser Ansatz hat in vielerlei Hinsicht die innersten Tiefen der menschlichen Psyche enthüllt und *geschaffen.* Natürlich war diese individuelle Psychologie nur Teil einer gewaltigen Revolution, durch die sich das Individuum von kollektiven Wahrheiten gelöst hat (allen »Ismen), um seine eigene innere Wahrheit zu finden und festzulegen. Die Demokratie ist der größte Unterstützer individueller Bewegungsfreiheit: Indem sie allen Bürgern freie Rede erlaubte, wurde der pluralistische Ausdruck »meine Wahrheit« zu einer natürlichen Sache in der menschlichen Zivilisation.

Häufige Wechselbeziehungen mit anderen Chakren

Die Kombination des zweiten und fünften Chakras formt unseren künstlerischen Ausdruck. Während das zweite Chakra den kreativen Drang weckt, übersetzt ihn das fünfte Chakra in eine äußere Manifestation. So kann man sagen, dass das fünfte Chakra die abschließende Passage eines jedes kreativen Drangs bildet.

Eine sehr starke Kombination sind auch das dritte und das fünfte Chakra. Gemeinsam schaffen sie Individualität. Ohne das dritte Chakra kann es kein Gefühl individueller Stärke geben und kein ganzheitliches Selbst. Ohne das fünfte Chakra hat dieses Selbst keinen Ausdruck und kann den Willen zum Handeln nicht in die Tat umsetzen. Gemeinsam schaffen sie aber einen wunderbaren Fluss von Willen und Verwirklichung, authentischer Individualität und authentischem Ausdruck. Nicht zufällig befindet sich das vierte Chakra in der Mitte zwischen den beiden. Zwar könnte man denken, dass es zwischen dem dritten und dem fünften Chakra einen direkten Fluss geben sollte, aber das Herzchakra ist für den Fluss zwischen ihnen essentiell wichtig. Es harmonisiert und besänftigt den Ausdruck von Individualität auf dem Weg in die Welt, durch die Wärme von Emotion, Nähe, Liebe und intimer Verbundenheit.

Die Kombination des vierten und fünften Chakras fördert unsere Fähigkeit, unsere Gefühle auszudrücken. Tränen, sowohl der Freude als auch der Trauer, sind ein sehr greifbares Beispiel dieser Schnittmenge.

Als Brücke verbindet das fünfte Chakra das vierte und das sechste und ermöglicht so eine ausgewogene Mischung aus Gefühl und Verstand.

Eine Verbindung zwischen dem fünften und sechsten Chakra ist extrem wichtig, da sie gemeinsam abstrakten Ideen und Visionen strukturierte Formen geben können. Ihr Treffpunkt ist der Mund, von wo aus sie letztlich ausgedrückt werden. Das sechste Chakra entfaltet die kreativen Möglichkeiten, während das fünfte Chakra die abstrakten Gedanken und Visionen in praktische Formen bringt.

Das vierte, fünfte und sechste Chakra verbinden sich, um unsere einzigartige Aufgabe in der Welt zu erfüllen. Das vierte bringt den Drang zu dienen mit; das sechste begreift das Wesen der Aufgabe und das fünfte übersetzt dies in praktische Handlungen.

Im Kundalini-Prozess

Im Kundalini-Prozess fungiert das fünfte Chakra als Flaschenhals. Es trennt die vier unteren Chakren, die im wesentlichen die menschliche Psyche ausmachen, von den zwei höchsten Chakren, dem Sitz des Geistes.

Wenn die Kundalini-Energie nach oben fließt, sammelt sie die körperlichen und seelischen Energien in dem Bestreben, sie in eine verfeinerte, spirituelle Energie »zu übersetzen«, und zwar mit Hilfe des großen Übersetzers – des Kehlchakras. In dem Moment, in dem die gröberen Energien übersetzt und erfolgreich umgewandelt worden sind, fließen sie kraftvoll ins sechste und siebte Chakra und bereichern und stärken diese beiden auf der spirituellen Ebene.

Empfohlene Übungen

Die introvertierte Persönlichkeit kann viel durch solche Übungen gewinnen, die ihr dabei helfen, den Ausdruck ihrer Bedürfnisse und Wünsche besser in Fluss zu bringen. Zu diesen Übungen gehört zum Beispiel assoziatives Schreiben, das den stagnierenden Ausdruck des Selbst befreien kann; kathartisches Sprechen in dynamischen Meditationen und Therapien; das bewusste Aussprechen unserer Meinung in Gegenwart von Menschen, bei denen wir sonst den Mund halten würden. Singen, Chanten und auch Lachen können die Stimme ebenfalls reinigen und öffnen. Ebenfalls wichtig ist es, Traumata des fünften Chakras zu lösen.

Die wichtigste Übung für die introvertierte Persönlichkeit ist es, dem Gefühl des Erstickens in der Kehle Aufmerksamkeit zu schenken. »Wie lautet seine Botschaft? Was möchte es mir sagen?« sollten die Leitfragen sein. Die Beantwortung kann auf vielerlei Weise erfolgen, in allererster Linie durch spirituelle Therapieformen.

Auf einer praktischeren Ebene sollte die introvertierte Persönlichkeit ein wenig mit Rollen und Pflichten spielen, bei denen sie mehr aus sich hinausgehen muss; sie sollte andere leiten und führen oder sich ab und zu auf eine offene Bühne wagen.

Für die extrovertierte Persönlichkeit sind Übungen wichtig, die das Reden begrenzen und Bewusstsein hineinbringen. Das reicht von rechter Rede (kein Klatsch, keine Kritik, keine überflüssigen Bemerkungen) bis hin zu Schweige-Retreats. Besonders in der Natur kann unsere Unfähigkeit, an uns selbst zu arbeiten, reflektiert werden. Schon ein Tag des Schweigens in der Woche ist wahrscheinlich sehr förderlich. Schon eine Stunde des Schweigens am Tag kann sich hervorragend auswirken! Auch ist es wichtig, gelegentlich Telefongespräche, SMS und Aktivitäten in sozialen Netzwerken zu begrenzen. Redefreiheit ist etwas Wunderbares, aber wir müssen nicht immer alles äußern, nur weil wir es dürfen.

Wenn wir reden, können wir von Zeit zu Zeit mit unseren gewohnten Kommunikationsweisen spielen: Wir können uns ganz aufs Zuhören konzentrieren; nur sprechen, wenn man uns etwas fragt oder wenn wir ganz eindeutig gebraucht werden, oder wir sprechen nur dann, wenn es etwas sehr Wichtiges zu sagen gibt, etwas, von dem beide Seiten einer Diskussion etwas haben.

Wann immer wir den Drang verspüren, unsere Meinung zu sagen – wenn wir uns beklagen und darauf bestehen, dass man uns zuhört; wenn wir unsere Bedürfnisse klarstellen und unsere Position behaupten wollen –, ist es sehr wichtig, unsere Forderungen und Behauptungen in einem meditativen Zustand, durch Selbsterforschung oder stille Meditation, zu prüfen. Wir sollten nur aussprechen, was der reinigenden Kraft stillen Rückzugs standgehalten hat.

Das sechste Chakra: Die Suche nach Weisheit

Lage und allgemeine Orientierung

Das sechste Chakra befindet sich im Raum zwischen den Augenbrauen und dem unteren Teil der Stirn. Es beeinflusst den Hypothalamus und die Hypophyse, das Stammhirn, die beiden Hirnhälften (Hemisphären) und besonders die Hirnrinde. Das sechste Chakra ist sozusagen das »Hauptquartier« des feinstofflichen Hormonsystems (also, wie zuvor erwähnt, des gesamten Chakrensystems).

Der Hypothalamus verbindet das Nervensystem über die Hypophyse mit dem endokrinen System. Wir können mutmaßen, dass das sechste Chakra somit das System der Nadis mit dem Chakrensystem verbindet und alle bewussten und unbewussten Aktivitäten der feinstofflichen Anatomie kontrolliert und reguliert. In jedem Fall ist es als Entsprechung zum menschlichen Gehirn die »Mutter« aller anderen Chakren, die den Fluss als Ganzes steuert und ihm Richtung gibt.

Da es direkt mit der Hirnrinde verbunden ist, dem Sitz unseres bewussten Denkens, ist es zudem das Zentrum mentaler Wahrnehmung: also das von Verständnis, Datenverarbeitung und Interpretation (im

Unterschied zur sinnlichen Wahrnehmung des dritten Chakras und der emotionalen Wahrnehmung des vierten Chakras). Da der mentale Bereich im Menschen alle anderen Lagen des Seins steuert, ist das sechste Chakra die Autorität, die entscheidet und aus all jenen Daten auswählt, die von den anderen Chakren geliefert werden. Es vermittelt zudem zwischen der rechten und linken Gehirnhälfte und hat die Kraft, deren unterschiedliche Aktivitäten zu vereinen – das logischen Denken in der linken Hemisphäre und das bildhaft-ganzheitliche (holistische) Denken in der rechten Hemisphäre – so dass etwas Vollkommeneres entsteht. Diese Möglichkeit ist für die spirituelle Evolution wichtig und wird im Abschnitt »Im Kundalini-Prozess« noch näher besprochen.

Das sechste Chakra ist zudem mit den Augen und der Sehfähigkeit verbunden. Hieraus folgt, dass es nicht nur dafür zuständig ist, in die sichtbare Welt der Erscheinungen zu schauen, sondern auch dazu, in die feinstofflicheren Bereiche des Daseins zu blicken, um so die Geheimnisse der unsichtbaren Ebenen zu entschlüsseln. Auch die Ohren und der Hörapparat werden vom sechsten Chakra gesteuert. Indem es für feinstoffliche Mechanismen und Übertragungen empfänglich ist, kann es sie in verständliche Signale für das Gehirn übersetzen. In diesem Zusammenhang ist das sechste Chakra also nicht nur das »innere Auge« oder das »dritte Auge«, als das es sowohl traditionell als auch im populären Kontext betrachtet wird, sondern auch ein »inneres Ohr« oder ein »drittes Ohr«.

Grundlegende psychologische Themen

Das sechste Chakra ist der Bereich, der auswählt: Es entscheidet, was »wahr« und was »falsch« ist; womit es gut ist, sich zu identifizieren, und womit nicht und was also aus dem Gebiet des Selbst verbannt werden muss; was wichtig ist und Aufmerksamkeit verlangt und was unwichtig ist und vernachlässigt werden kann. Es ist das innere Auge, das beobachtet und sortiert – was immer es genehmigt, wird in seine aktuellen Begrifflichkeiten übersetzt und in den Erinnerungszellen abgespeichert, damit es bei Bedarf wieder verwendet werden kann. Wie ein Schlaglicht der Aufmerksamkeit beleuchtet es in jedem Augenblick die Gedanken und Emotionen (oder eine Teilinformation aus der Außenwelt) und bestimmt entsprechend seines Entwicklungstands, welche davon Aufmerksamkeit und Identifizierung verlangen. Dies ist eine sehr wichtige Rolle, denn das Selbst nimmt alles, was das sechste Chakra als »echt« und »wahr« erkennt, auf und verschmilzt damit. In gewisser Weise werden wir also zu dem, was für das sechste Chakra wahr ist.

Die Rolle des Ordnungshüters hängt vollkommen von der Beschaffenheit der Gedanken und dem Grad an intellektueller und spiritueller Intelligenz ab. Aus diesem Grund ist das Bemühen, einen Zustand der *Klarheit*, also der Ordnung, Vernunft und Wahrheit zu erreichen und zu erhalten, das grundlegende Thema des sechsten Chakras. Dies ist ein manchmal durchaus anspruchsvolles Bemühen: Zu jeder Zeit muss die Wirklichkeit von Ideen und Erlebnissen erkannt werden; das sechste Chakra muss zwischen sinnlichen, emotionalen, intellektuellen und vernunftmäßig nicht begreifbaren »Wahrheiten« eine Balance finden; es muss Reize und Eindrücke der anderen sechs Chakren mit einbeziehen, das heißt, es muss zwischen all den inneren Kräften und »Stimmen« vermitteln.

Aber wie kann man mit Sicherheit wissen, was wahr ist und was falsch – oder gar, wann eine Sache wahr, und an welchem Punkt die gleiche Wahrheit irrelevant und sogar falsch ist? Wie können wir zum Beispiel sagen, wann wir am besten auf unseren individuellen Einzelwillen bestehen (drittes Chakra) und wann es das beste ist, ihn aufzugeben, um andere lieben und für sie sorgen zu können (viertes Chakra)? Wie kann man wissen, wann es besser ist, auf unsere Logik zu hören und wann auf unsere Intuition? Und wie können wir erkennen, welche der Prägungen, die ständig von den Chakren vermittelt werden – Muster, Träume, Gedanken, Emotionen und psychosomatische Störungen – unsere Aufmerksamkeit bekommen sollten? Es ist wirklich kein leichtes Unterfangen, zwischen all den verschiedenen Teilen unseres Wesens zu koordinieren!

Mehr noch, die Aufgabe hört nicht damit auf, dass man bestimmt, was echt ist – das sechste Chakra muss alles, was es wahrnimmt, auch *interpretieren,* ihm also Bedeutung, Kontext und Sinn geben – wieder entsprechend seines aktuellen Verständnisses von »Wirklichkeit« und

»Wahrheit«. Dies erfordert die Fähigkeit, die subjektive in die objektive Welt einzugliedern und immer mehr Begriffe und Zusammenhänge zu haben. Dazu gehört die wachsende Fähigkeit, die Dinge, die es in der inneren und äußeren Welt wahrnimmt, zu abstrahieren und sie so auf systematische, geordnete und logische Weise zu verstehen und zu deuten – ganz allgemein also geht es um einen wachsenden Grad an *Komplexität*.

Wenn wir diese komplexe Rolle verstehen – und wir verstehen sie tatsächlich durch unser sechstes Chakra! – erkennen wir, dass dieses Chakra in vieler Hinsicht unser wichtigstes Chakra ist. Schließlich kann man auch mit einem schadhaften Körper glücklich sein und man kann auch mit einer emotionalen Verletzung leben, so lange der Verstand nur klar und ausgeglichen ist. In erster Linie muss also unser »Geist« in Ordnung sein, sonst fehlt dem gesamten System der Aufseher – und wenn der Aufseher weg ist, kann alles Mögliche passieren.

Auf diese Weise verstehen wir nun, dass im sechsten Chakra einerseits Klarheit gegen Verwirrung das allgemeine Thema ist und andererseits ein dominanter Verstand (die kalte Vernunft) der Bereitschaft zum Zuhören gegenübersteht.

Betrachten wir als den ersten Aspekt der Unausgeglichenheit zunächst die Verwirrung. Diese kann als die Unfähigkeit des sechsten Chakras definiert werden, im Chakrensystem die ihm zugedachte Rolle zu spielen – also die anderen sechs Chakren zu »regieren« und ihnen eine einheitliche Richtung zu geben. Es ist so, als wäre der Herr im Hause fort. Der Körper-Geist-Komplex wird zu einem Schlachtfeld der vielen widersprüchlichen Stimmen und Möglichkeiten.

In der Tat ist der endlose Strom widersprüchlicher Gedanken, den fast jeder erlebt, nichts weiter als das Einströmen der Eindrücke vom ersten bis zum fünften Chakra (und auch aus dem siebten), die in ein vermeintlich logisches Denken übersetzt werden. Verwirrenderweise mögen wir sie alle als vernünftige Gedanken betrachten, in Wirklichkeit aber sind sie nur Absonderungen irrationaler Eindrücke, denen unser *wahres Denken* begegnen sollte. Unser wahres Denken, unsere intelligente Aufmerksamkeit, sollte alldem zuhören, es interpretieren und bestimmen können, was davon für uns wahr und was falsch ist, was Aufmerksamkeit benötigt und was nicht.

Wenn dieses intelligente Zuhören nicht vorhanden ist, wird unsere Aufmerksamkeit von jeder unwichtigen inneren Stimme abgelenkt. Bei Abwesenheit einer organisierenden und verantwortlichen Intelligenz sind wir dazu verdammt, unter einem ständigen mentalen Durcheinander zu leiden, dass unausweichlich zu Stimmungsschwankungen und unzuverlässigen Verhaltensmustern führt. Zu bedenken ist, dass jedes Chakra eine vollständig eigene Weltsicht besitzt, die ihren eigenen Satz an Werten und Gefühlen hat. Wenn also jedes einzelne Chakra sich als unabhängige Instanz äußert, muss dies der Weltsicht und den Werten der anderen Chakren widersprechen. Dies führt zu einem ständigen inneren Streit (darum erscheinen Gedanken fast immer als Gespanne von Gegensätzen). Der große Mystiker Gurdjieff hat diese verbreitete Störung als Ansammlung verschiedener »Ichs« in einem Körper-Geist-Komplex beschrieben; jedes »Ich« versucht, das andere niederzukämpfen.

In diesem Sinne ist man kein einzelnes in sich einheitliches Wesen, sondern das Selbst ist zersplittert. Bei Abwesenheit eines lenkenden Zentrums kann jede flüchtige Angst, jedes Verlangen oder Begehren den Thron besetzen und seinen kurzen Moment des Ruhmes haben. Man ist nicht in der Lage, Unnötiges von sich zu weisen, und das Wesentliche und »Wahre« wird man nicht verorten und beachten können. Jeder Gedanke oder jede Emotion, die sich als Gedanke ausgibt, kann die gesamte Seinsstruktur destabilisieren und Zweifel an allem wecken, was Wirklichkeit zu sein scheint. Das subjektive Erleben überwindet alles objektive Wissen und Erleben. Träume werden zu einem Schlachtfeld der ungezügelten Energien der einzelnen Chakren. Es kann sich eine Form von Aufmerksamkeitsstörung einschleichen.

Dieser Konflikt wird immer dann stärker werden, wenn wir Entscheidungen treffen müssen, in den Momenten also, in denen es darum geht, zu bestimmen, was für uns wahr und bedeutend ist und was nicht. Dem wahren Zustand unseres sechsten Chakras begegnen wir immer dann, wenn wir von Menschen und Situationen stark unter Druck gesetzt werden und klar und eindeutig denken müssen. Wollen wir entschieden vorgehen, während unser Sichtfeld von Ängsten, Begierden, Erwartungen und tiefsitzenden Traumata verzerrt ist, kann dies große Irritationen verursachen. Da uns die innere Führung völlig fehlt, halten wir uns verzweifelt an den »Pros« und »Kontras« unseres schlecht funktionierenden logischen Denkens fest.

Manchmal sind die filternden Kräfte des sechsten Chakras noch schwächer, was zu einer Krise der Verwirrung führen kann. Unser gesamtes logisches Denken wird durch neue und weltbewegende Informationen, durch Druck aus der Umwelt oder einfach durch Überfließen eines Chakren-Konflikts bedroht. Wir können einfach nicht mehr bestimmen, was wirklich und was unwirklich ist, und die Struktur unserer Wahrnehmung gerät in Gefahr. Dies kann zu »Borderline«-Störungen führen, die unter Umständen psychiatrische Hilfe notwendig machen.

Verwirrung ist also im Grund nichts anderes, als ein sechstes Chakra, das die Konflikte zwischen allen anderen Chakren widerspiegelt. Aber wir müssen auch die Kehrseite der Verwirrung beachten, die eine mangelnde Entwicklung dieses Chakras bedeutet. Wenn es nicht von höheren Ebenen von Intelligenz angeregt wird, fehlt ihm die für die Entwicklung nötige Stimulation. So kann es die Kapazitäten, die für echte Meisterschaft nötig sind, nicht entwickeln. Wenn es nicht mit höheren Ebenen von Intelligenz in Kontakt kommt – damit sind rational-logische, intellektuelle, philosophische und spirituelle Ebenen gemeint – gerät das sechste Chakra sehr leicht ins Ungleichgewicht, was sich in ständiger Verwirrung äußert.

Das andere Extrem des unausgeglichenen sechsten Chakras ist die absolute Dominanz von Logik und Intellekt. Zwar wird das sechste Chakra idealerweise von intelligenter Aufmerksamkeit bestimmt, ist es aber unausgeglichen, neigt es dazu, alles aus der Sicht des kalten, rationalen und von Konzepten beherrschten Denkens zu beurteilen. In diesem Fall ist das höhere Denken keine organisierende, vermittelnde und wache Intelligenz mehr, sondern ein Tyrann, der die anderen sechs Chakren gewaltsam unterdrückt.

Alles wird aus einer in die Begrifflichkeit gehobenen Sichtweise beurteilt. Das heißt, es gibt wenig Leben, dafür aber sehr viel Nachdenken über das Leben. Das sechste Chakra zieht sich auf Reaktionen in automatischen Verhaltensmustern zurück. Auch erlaubt es keine gesunde Verwirrung – also das Eindringen neuer Daten und neuen Wissens –, sondern klammert sich statt dessen an das Bekannte und Gewohnte. Alle Eindrücke und Interpretationen sind durch Starrheit und Dogmatismus gekennzeichnet.

Kaltes, rationales Denken führt unausweichlich zu einem stark verurteilenden und kritischen Geist. Die Dinge können nicht auf einfache Weise, jenseits vorgefasster Konzepte, gesehen werden. Alles in der objektiven Welt soll so erscheinen, wie unser Denken meint, dass es dies tun sollte. Auch alles in unserer subjektiven Welt soll sich gefälligst so benehmen, wie wir es meinen. Tut es dies nicht, wird es von uns rigoros verdrängt, und wir gehen ihm aus dem Weg.

Wir sind dann von unseren Gefühlen und Empfindungen, Trieben und Instinkten völlig abgetrennt. Wir entfremden uns unserem Körper, als wäre er ein schlechter Freund, der unser Verhalten irrational und instabil werden lassen könnte. Langsam aber sicher vermindern wir durch dieses einseitige Denken den Fluss unserer gesamten Lebenskraft immer mehr.

Natürlich können beide Aspekte des unausgeglichenen sechsten Chakras in einer einzigen Person auftreten. Es ist so, dass zu viel starres Denken zu unerwartetem Aufruhr und Verwirrung führen kann, wenn etwa die Dinge nicht so ablaufen, wie sie es »sollten«, oder wenn plötzlicher Druck das Muster unserer Vernunft untergräbt. Zu viel Verwirrung kann wiederum zu einem verzweifelten Klammern an rationales Denken führen.

Die Wurzeln beider Arten von Ungleichgewicht sind recht ähnlich. Es sind Traumata des ersten Chakras, die uns dazu bringen, an einem vermeintlich sicheren, verallgemeinernden Denken festzuhalten, und ein kollektives Bewusstsein, das rationales Denken fördert und dazu neigt, die anderen sechs Chakren zu unterdrücken und zu vernachlässigen. Hinzu kommt die grundlegende Tendenz des Gehirns, nach vorhersagbaren Überlebens- und Sicherheitsmustern zu suchen.

Psychologische Reaktionen des unausgeglichenen sechsten Chakras

Der erste Aspekt des unausgeglichenen sechsten Chakras, das verwirrte Denken also, schafft eine ungeordnete Sicht auf die Dinge und führt zu der Unfähigkeit, sich an einer einzigen stabilen Wahrheit festzuhalten. Unfähig, sich von dem Strom der Gedanken zu lösen und die Gedanken still zu beobachten, kann es weder die unwahren Teile des Denkens (irrationale Eindrücke, die vorgeben, rationales Denken zu sein), noch die wahren Anteile aufspüren – die intelligenten, höheren Teile, welche die übrigen sechs Chakren zu einem einheitlichen Wesen fügen können. Ohne die Fähigkeit, neutral zu beobachten und zu unterscheiden, wird man in jedem Moment zu genau dem, was der Strom der Gedanken dem geistigen Auge gerade darbietet.

Dies hat mannigfache Auswirkungen: Der Prozess, in dem Informationen und Wissen von außen gefiltert werden, ist verzerrt, es werden falsche Schlüsse gezogen und unzutreffende und unsystematische Interpretationen von Ereignissen und inneren und äußeren Botschaften vorgenommen und man ist nicht fähig, aus den Erfahrungen des Lebens klug zu werden. Phasenweise kommt es zu einem Verlust aller Wirklichkeitsstrukturen (mit anderen Worten einem Nervenzusammenbruch). Nur die Kraft echter Intelligenz kann mentale Stabilität und Kohärenz schaffen. Ohne mentale Stabilität ist die ganze Persönlichkeit zersplittert und nicht in der Lage, Informationen oder Erkenntnis richtig zu verarbeiten und zu nutzen. Das verwirrte Denken bewertet die Situationen und Erlebnisse dann nicht richtig, und seine Schlussfolgerungen werden zu falschen Prägungen, die richtiges Reagieren und Handeln blockieren. Es ist wichtig zu verstehen, dass das verwirrte sechste Chakra einen wesentlichen Einfluss darauf hat, was das fünfte Chakra wiedergibt. Verwirrtes Denken führt zu verwirrter Entscheidungsfindung und widersprüchlichem und unzuverlässigem Verhalten, auch kehrt man den unechten Teil des Selbst unkontrolliert nach außen (und glaubt dabei irrigerweise, man sei völlig authentisch).

Wenn ein verwirrtes Denken zu handeln versucht, kann es kein stimmiges Ergebnis schaffen. Es wird morgens eine Idee verfolgen und abends seine Meinung ändern; heute wird es leidenschaftlich eine Handlungsweise verteidigen, die es am nächsten Tag dann von sich weist. Genau das passiert, wenn wir nicht eins sind mit dem Strom unserer Gedanken. Gelegentlich führt der Versuch, mit dieser Verwirrung zurechtzukommen dazu, dass wir an einem starren begrifflichen Denken festhalten, aber selbst das geht nicht lange gut, da es nur eine verkleidete irrationale Prägung ist, die ganz leicht wieder durch einen völlig anderen Teil aus unserem Inneren ersetzt werden kann.

Beim Fehlen eines höheren ordnenden Denkens kann es zudem zu einem Überfließen der Emotionen kommen – das heißt, wir geben flüchtigen Emotionen und Empfindungen eine übergroße Bedeutung. Für die Ungleichgewichte der unteren Chakren sind wir dann eine leichte Beute. Auch unsere Konzentration wird sehr schwach sein, da wir leicht von jedem Impuls ins Schwanken gebracht werden, der lauter und anregender ist als das, mit dem wir uns gerade beschäftigen, ganz gleich, wie viel Wahrheit darin steckt. Hier zeigen sich die verschiedenen Ausprägungen von Aufmerksamkeitsdefiziten. Außerdem sind wir entscheidungsunfähig und versuchen, Entscheidungen so lange wie möglich hinauszuzögern. Nahezu ewig wägen wir die »Pros« und »Kontras« einer Entscheidung ab und schaffen es nicht, diesen Prozess zu einem Ende zu bringen.

Das verwirrte Denken manifestiert sich in einer sehr zögerlichen Persönlichkeit, die leicht von sowohl äußeren und als auch inneren Eindrücken beeinflusst wird. Ihr Verstand ist so schwach, weil er kein Zentrum hat, keine gefestigten Meinungen und Weltsichten und keine systematische Handlungslinie. Dies kann zu einer Abhängigkeit von stärkeren Charakteren führen – zur Suche nach Gurus oder autoritären Anführern – und zu einem Leben, das keine Richtung hat und keinen langfristigen Sinn. Es wird immer eine äußere Instanz gebraucht, die sagt, was richtig und was falsch ist. Aber selbst der Versuch, dieser äußeren Wahrheit konsequent zu folgen, scheitert meist – in dem Augenblick, in dem Zweifel und Angst aus den niedrigeren Chakren die Aufmerksamkeit auf sich ziehen, ist man hilflos. Man kommt nicht gegen sie an und kann nicht konsequent einer Stimme folgen.

Der andere Aspekt des unausgeglichenen sechsten Chakras, der dominante Verstand, verwandelt Gehirn und Gedanken in eine Art »geschlossenes System«. Es bestärkt also wieder und wieder bekannte und gewohnte Strukturen und weist gleichzeitig strikt alles von sich, was diese Strukturen in Frage stellen oder destabilisieren könnte. Während das verwirrte Denken aufgrund seiner verzerrten Interpretationen nicht in der Lage ist, aus Erfahrungen klug zu werden, kann auch der dominante Verstand dies nicht, da er meint, bereits alles zu wissen.

Dies ist ein äußerst arroganter Zustand. Die Persönlichkeit des dominierenden Verstandes ist stolz auf ihre Fähigkeit, logisch zu denken und alles rational zu begreifen. Gleichzeitig ist sie sich nicht der Tatsache bewusst, dass diese Fähigkeit sowohl von unbewussten Impulsen als auch von einer begrenzten, stagnierenden Logik behindert wird. Dieser Mensch glaubt, dass er die Krönung der Evolution erreicht hat, während er eigentlich zur Degeneration verdammt ist – ein Gehirn kann sich niemals entwickeln, wenn nicht höhere Stimulationen seine Strukturen herausfordern und erschüttern.

Es ist ein Geist, der sagt: »Ich weiß das alles schon«, und der deswegen nicht mehr fließen kann. Wenn es sich um einen spirituellen Menschen handelt, entwickelt sich das sogenannte »spirituelle Ego«. Es leistet dem Lernen Widerstand, obwohl es sich selbst für groß im Lernen halten mag. In Wirklichkeit hält es sich an Konzepten fest, ist starr und stolz und reagiert nur noch. Es besitzt »Erinnerungsfächer«, in denen es Informationen und Wissen gespeichert hat. Alle neuen Daten vergleicht es mit diesem früheren Wissen und stößt sehr elegant alles Neue weg, um nur das zu bestätigen, was zu seinen früheren Schlussfolgerungen passt. Es hält viel von Informationen – von Zitaten, beeindruckenden Daten und kalten Fakten – und verwechselt diese Informationen mit echtem Wissen. Es fehlt ihm die Fähigkeit, zwischen wichtiger, verwandelnder und befreiender Information und dem Speichern bedeutungsloser Daten zu unterscheiden.

Echtes Wissen entsteht nur aus einer unmittelbaren und verletzlichen, intimen Verbindung mit den Erlebnissen im Leben – immer dann, wenn wir es dem Leben wirklich erlauben, uns zu formen. Echtes Wissen kommt aus einer Begegnung mit höherer Weisheit, die sich in weisen Büchern und Menschen manifestiert. Der dominierende Verstand jedoch ist unfähig, von äußeren Erlebnissen und Weisheit durchdrungen zu werden. Er ist seinem ganzen Wesen nach eine maskuline Energie, die kein ausgleichendes Gegengewicht hat. Er strebt danach, Wissen zu erobern und zu verkünden, dass er im Besitz allen Wissens ist. Er ist gründlich von Körper und Gefühlen getrennt. Er analysiert Empfindungen kalt, so als würde er sie aus weiter Ferne betrachten. Stets versucht er, das Leben durch Vorstellungen zu kontrollieren (wie das Leben sein oder nicht sein sollte). Er ist vollkommen unflexibel, wenn er dem tatsächlichen Leben begegnet.

Wenn er höherem Wissen begegnet, wird er es stolz von sich weisen und sagen: »Oh ja, das weiß ich.« Er erforscht die Wahrheit immer, indem er sie mit der gespeicherten Erinnerung abgleicht, nie durch Schock oder Überraschung, die durch Einsicht und Erkenntnis hervorgerufen werden. Für das Mysterium gibt es keinen Raum – das Leben wird logisch wahrgenommen und nicht als weite Ungewissheit – und deshalb kann es keine plötzliche Einsicht geben. Meist wird ein solcher Mensch zu Unabhängigkeit von allen »Autoritäten« oder vorgegebenen »Wahrheiten« neigen. Diese Unabhängigkeit ist aber in einem solchen Geisteszustand in Wirklichkeit nichts weiter als ein dauerhafter Zustand der Stagnation und Degeneration.

Der dominante Verstand unterdrückt die anderen sechs Chakren, um ein ungebrochenes Selbstbild zu haben. Er präsentiert sich wie in einem Schaufenster und kann keine Verwirrung zulassen, die sein Selbstbild erschüttern könnte. Er ignoriert die Tatsache, dass es tatsächlich so etwas wie gesunde Verwirrung gibt, den Eintritt von etwas Neuem, das das Denken zu einer größeren Komplexität führen kann.

Der dominante Verstand ist sehr anmaßend, was die eine und einzige Wahrheit betrifft. Entsprechend ist er, wenn er mit anderen kommuniziert, unaufmerksam, aber sehr kritisch und urteilend. Er ist überzeugt, dass die Entscheidungen, die er im Leben trifft, die besten sind – ein Vorbild für alle anderen – rational und logisch. In Wahrheit sind sie, da sie von einem hohen Grad an Verdrängung gekennzeichnet sind, meistens unbewusst durch irrationale Prägungen motiviert, die die höhere Kapazität des Denkens missbrauchen, um sie dem Verstand unterzuordnen und sich damit zu rechtfertigen.

Lösungen für das unausgeglichene sechste Chakra

Der Schlüssel zur Lösung für das sechste Chakra liegt in der Erkenntnis, dass das Denken auf seiner derzeitigen Ebene ein beschränktes ist und unausweichlich Verwirrung und Kontrollzwang hervorruft. Es kann daher nur dann Klarheit und Intelligenz erreicht werden, wenn das Denken transzendiert wird, man darüber hinausgeht. Die Suche nach Klarheit sollte nicht auf der Ebene des Denkens stattfinden; im Gegenteil, indem wir diese Ausrichtung aufgeben und verstehen, dass *es keine Klarheit im Denken geben kann,* wird ein neuer Zustand der Offenheit und des echten Zuhörens und Erkennens offenbar.

Wer aufrichtig die Strukturen des Denkens hinterfragt, kann allmählich die Gegensätze von Verwirrung auf der einen Seite und einem kontrollierenden Verstand auf der anderen Seite aufklären und sehen, dass diese Gegensätze aus der gleichen Wurzel sprießen; aus einer Ignoranz nämlich, die sich auf Gedanken als Quelle der Weisheit verlässt. Denken ist nicht Weisheit; es kann lediglich ein Werkzeug der Weisheit werden, denn diese liegt jenseits der Grenzen aller Gedanken. Ein Werkzeug bleibt ein Werkzeug, und ein Gedanke ist nichts weiter als ein Mittel zur Abspeicherung von Erinnerungen im Gehirn.

Ein Gedanke bleibt der Träger, mit dessen Hilfe Informationen und Wissen im Gehirn angesammelt werden. Dies ist die Arbeit des Dieners, nicht die des Meisters! Gedanken bedeuten Erinnerung und Zeit. Sie sind daher stets dazu verdammt, zersplittert und relativ zu sein. Die allumfassende Gegenwart von Wahrheit und Weisheit kann niemals in Gedanken eingefangen werden. Wenn ein Gedanke sie zu erhaschen versucht, blockiert dies nur die immer weitergehende Öffnung des Geistes zu immer noch weiteren Ebenen der Erkenntnis.

Wenn wir die Beschränktheit von Gedanken zu erkennen beginnen, wird in uns ein neues Streben geweckt: Das Streben, die Gedanken zu ordnen, indem eine höhere Intelligenz geschaffen wird, der sich alle Gedanken unterwerfen müssen. Dies ist der Anfang der Reise in Richtung einer echten spirituellen Persönlichkeit, die im Erwachen des sechsten Chakras gipfelt.

Sowohl das verworrene als auch das arrogante Denken können viel gewinnen, wenn die Fähigkeit entwickelt wird, die Aufmerksamkeit vom Strom der Gedanken zu trennen. In der Tat ist diese Übung die einzige, die das sechste Chakra jemals ausgleichen kann. Für gewöhnlich wird dies als der anfängliche Zustand der Meditation verstanden. Ein stiller Geist ist nur dann möglich, wenn man wirklich in der Lage ist, dem Inhalt von Gedanken keinerlei Aufmerksamkeit zu schenken. Übungen des Beobachtens sind hier essentiell wichtig. Es kann sich um aktive Beobachtung handeln, etwa wenn man gedankliche Strukturen hinterfragt, oder um passive und meditative Beobachtung, indem man dieser Struktur lediglich zuhört oder sogar einfach ihren Inhalt ignoriert (was traditionell »equal vision« genannt wird).

Wir müssen verstehen, dass wir die größte Kraft, die wir als Träger von Selbst-Bewusstsein besitzen, vergessen haben: Wir haben die Kraft der Aufmerksamkeit. Idealerweise sollte unsere Aufmerksamkeit von allen wahrnehmbaren Objekten getrennt sein. Bei den meisten von uns verliert sich die Aufmerksamkeit im Strom der Gedanken. Wir müssen sie ganz einfach von dort zurückholen. Wenn wir lernen, unsere Aufmerksamkeit von beobachtbaren Objekten zu lösen, erkennen wir, dass wir tatsächlich die Macht haben, dem einen Gedanken Bedeutung zu geben oder einem anderen. Diese Erkenntnis ist der Anfang von Selbstbeherrschung und macht die eigentliche Rolle des sechsten Chakras aus.

Je weiter dieser Prozess der Unterscheidung gedeiht, desto mehr sind wir zu einer tiefen geistigen Stille fähig. Echte Stille ist nicht die Abwesenheit von Gedanken, sondern ein neuer Zustand des Gehirns und des Verstandes, in dem man sich einem allumfassenden, empfänglichen Zustand des Zuhörens öffnet. Dieser Zustand macht den Weg frei für eine neue Ebene mentaler Funktion, die nicht linear ist und nicht das direkte Resultat einer Ansammlung von Erinnerungen – sie benutzt Erinnerungen lediglich, verlässt sich aber nicht auf sie, um Erkenntnisse zu gewinnen. Wir können diese neue Ebene »Erkenntnis« nennen, die das plötzliche Erscheinen eines vollständigen und weisen Verstehens ist, das aus dem holistischen und harmonischen Zustand von Gehirn und Geist erwächst.

Wenn diese transzendente spirituelle Autorität sich als neue höhere Ebene des Geistes verfestigt, entwickelt sich in uns eine komplexere Hierarchie des Denkens. Die erste Ebene ist jene, die wir allmählich loslassen sollten: Sie stellt den falschen Gedanken dar, der sich aus unbewussten und unbehandelten Prägungen formt. Die zweite Ebene ist die funktionale, also die, die nützliche Informationen abspeichert. Die dritte Ebene ist der Speicher des Wissens, das wir durch eigenes Erleben und durch Einsicht geprüft haben. Die vierte Ebene schließlich ist das kreative Denken. Jenseits dieser vier Ebenen befindet sich der reine Geist, der die anderen vier als Träger nutzt, sich aber mit keiner identifiziert. Logik wird dann zu einem wunderbaren Werkzeug, das sich für einen systematischen und kohärenten *Ausdruck* nutzen lässt; wir vergessen jedoch niemals die befreiende Wahrheit, dass Logik unser Wesen nicht ausmacht. So kann sie nicht zum Zentrum unseres Geistes werden.

Neben Praktiken der Beobachtung und der Stille gibt es weitere wichtige Wege, über die wir die höhere Intelligenz des sechsten Chakras entwickeln können. Heutzutage gibt es hervorragende mentale Techniken und Meditationsarten, die uns recht systematisch in Zustände führen können, die jenseits des Denkens liegen. Aber auch tiefe innere Einkehr ist eine sehr gute Übung – also ein Verweilen in überpersönlicher Weisheit und bei den großen Fragen des Lebens, die unsere Interessen transzendieren. Auf diese Weise bewegen wir unseren Schwerpunkt fort vom gewöhnlichen Denken und in einen sehr viel weiteren – und letztlich befreienderen – Kontext.

Ein wesentlicher Teil der Entwicklung einer höheren Intelligenz ist die Fähigkeit, Wissen aufzuspüren, das uns wirklich verwandeln und befreien kann, und zwar im Gegensatz zu Wissen, das keinerlei transformierende Wirkung auf uns hat. Je mehr wir eine tiefe innere Anziehung zu befreiender Weisheit entwickeln, desto mehr »kommt« sie zu uns. Wir mögen vielleicht meinen, einen großen Schatz an Erkenntnis zu haben, wenn wir Wissen in unseren Gehirnzellen speichern, aber solange sie uns nicht befreit, ist sie eher eine Bürde.

Um das sechste Chakra ins Gleichgewicht zu bringen und zu entwickeln, müssen wir nach einer objektiven und absoluten Wahrheit streben. Objektive und absolute Wahrheit bedeutet eine höhere Autorität, die wir suchen, eine Intelligenz, an der wir alle anderen relativen Wahrheiten und Gedanken in uns und außerhalb von uns messen können. Wenn wir anfangen, objektiver Wahrheit und höherer Weisheit, auf einer gewissen Ebene zu begegnen, etwa durch meditative Praktiken, kann uns dies als Spiegel für alle illusorischen Gedanken und Gefühle dienen. Gedanken und Gefühle werden so leicht als unbeständige Wesen erkannt, und wir können besser zwischen ihnen unterscheiden.

Wir müssen im Sinn behalten, dass es für die Entwicklung von Intelligenz kein Ende gibt. Je mehr Nachforschungen wir anstellen, offen bleiben und nach höherer Weisheit streben, desto komplexer werden wir. Komplex ist nicht kompliziert – vielmehr bedeutet es, dass unser Geist mehr Bestandteile in sich zusammenhalten kann, ohne Widerspruch zu erzeugen. Daher ist Komplexität in Wirklichkeit ein höherer Zustand von Einfachheit!

Wenn wir, wie es der amerikanische Philosoph Ken Wilber so schön ausgedrückt hat, erkennen, dass ein vollkommenes Verständnis des Heute nur ein Teil des vollkommenen Verständnis des Morgen ist, begeben wir uns auf eine verzückende Reise, die kein Ende hat. Ja, das Ziel ist vollständiges Verstehen, aber weil das Gehirn seinem Wesen nach nur bruchstückhaft wahrnehmen kann, erkennen wir bald, dass die Verzückung in dem andauernden *Prozess* des Nachforschens und Erkennens liegt. In diesem laufenden Prozess fallen die Strukturen unserer Gedanken kontinuierlich in sich zusammen und organisieren sich wieder neu, denn es gibt stets neue Komponenten, die eingeschlossen werden wollen, und neue Perspektiven, die unsere Einsichten erweitern.

Im Sinne dieses Prozesses müssen wir bereit sein, aus einer bescheidenen Haltung heraus mit höherem Wissen in Berührung zu kommen. Unabhängig zu sein bedeutet nicht, dass wir uns verschließen sollten, sondern vor allem, dass wir von unseren früheren Denkformen frei werden, die uns fesseln. Es gibt große Erkenntnisse, die unser Gehirn mit seiner eigenen Beschränktheit konfrontieren. Wir müssen ihnen ungeschützt und verletzlich begegnen. Dies bedeutet nicht, dass wir keine eigenen Schlussfolgerungen mehr ziehen dürfen, sondern nur, dass die ersten Stadien einer Begegnung mit einer solchen Erkenntnis nach einem Zustand vollständiger Empfänglichkeit und Hingabe verlangen, so als wären wir ein offener Schoß. Nebenher regen uns diese Erkenntnisse dazu an, bessere logische und systematische Denkstrukturen zu entwickeln. Unser Geist gewöhnt sich daran, über große Themen nachzudenken und nach objektivem Wissen zu streben. Wir werden schnell erkennen, dass tiefe Demut ein viel ekstatischerer Zustand ist, als sich immer wieder stolz selbst zu zitieren.

Im allgemeinen besteht das ausgeglichene sechste Chakra aus diesen zwei zentralen und einander ergänzenden Gegensätzen: Der erste ist die männliche Energie, objektives, stark unterscheidendes und selbstgewisses Verstehen, der zweite ist die weibliche Energie, die vollkommene Empfänglichkeit bedeutet und die Bereitschaft, von höherer Weisheit durchdrungen zu werden. Beide Aspekte müssen gleichzeitig kultiviert werden. Dabei wird der unausgeglichene Zustand verwirrten Denkens durch den männlichen Aspekt korrigiert – indem man sich von Gedanken löst und höheres Wissen erlangt. Der unausgeglichene Zustand des kontrollierenden Verstandes dagegen wird durch den weiblichen Aspekt korrigiert – man wird mehr und mehr empfänglich für das Unbekannte und lässt ihm Raum, indem man Erinnerungen loslässt und echtes Zuhören praktiziert.

Bei beiden Ausprägungen des Ungleichgewichts ist es zudem sehr wichtig zu verstehen, dass unser Geist klarer wird, je weiter wir die anderen sechs Chakren ausbalancieren und alle unbewussten Prägungen ausräumen. Der jeweilige Geisteszustand ist immer ein Spiegel dieser Prägungen, die alle darauf warten, dass eine höhere Spiritualität sie auflöst.

Wenn wir durch Übungen den arroganten Verstand ausgleichen, relativieren sich unsere Ansichten, und wir können unsere Vorstellungen, wie die Dinge sein sollten, loslassen. Der arrogante Verstand muss zudem bereit sein, Phasen gesunder Verwirrung zu durchleben, Phasen, in denen neue Elemente und Perspektiven die festen Gedankenmuster ordentlich durchschütteln. Hier muss der Verstand zuhören, ohne zu urteilen, und zulassen, dass aus der Asche nicht mehr gültiger Gedanken eine neue Klarheit aufsteigt. Eine letzte wesentliche Übung kann man »das Leben mit einer Frage« nennen. Die Kraft einer Frage, die im Geist gehalten wird, ohne durch eine voreilige Antwort Auflösung zu finden, ist immens: Sie lehrt uns, die Gegenwart einer Frage als fruchtbringende Kraft zu lieben und auf noch tiefere Weise zu begreifen, dass Einsichten nicht aus dem Gehirn kommen, sondern tatsächlich das natürliche, mühelose Resultat echter Stille sind. Stille ist ein Zustand wacher, vibrierender, allumfassender Empfänglichkeit. Eine solche Frage ist die Bereitschaft des Geistes, noch mehr zu empfangen. Und die Einsicht ist das Kind, das in jedem Moment aus der Einheit von Stille und Frage geboren werden kann.

Die drei Ebenen des Funktionierens

Das funktionierende sechste Chakra: Wir besitzen ein gutes Maß an Rationalität, das uns gestattet, die irrationalen Strukturen in uns zu kontrollieren und zu bändigen. Unser logisches und vernünftiges Denken ist gut ausgeprägt. Wenn wir unser Denken brauchen, um Entscheidungen zu treffen und um Erkenntnisprozesse zu durchlaufen, ist es sicher genug und kann Klarheit wahren. Wir können unsere inneren und äußeren Erlebnisse schlüssig interpretieren und sie mental übersetzen und verarbeiten. Wir nehmen die Realität einheitlich wahr. Widerspricht unser inneres Erleben der objektiven Realität, können wir unser subjektives Erleben loslassen. Wenn es nötig ist, sind wir in der Lage, zwischen uns und unseren Gedanken zu trennen. Wir sind durchaus dazu bereit, neue Informationen und Wissen zu empfangen und blockieren dies nicht mit Arroganz und den immer gleichen Reaktionsmustern. Wir nehmen komplexeres Wissen auf und sind im allgemeinen in der Lage, uns andere Perspektiven und Weltsichten anzuhören. Wir können uns gut konzentrieren und die Konzentration halten, so lange es nötig ist. Wir leiden immer noch unter einem rastlosen Strom an Gedanken und werden gelegentlich von der falschen Rationalität unbehandelter Eindrücke gefangen genommen, dennoch weisen wir ein gutes Maß an Beständigkeit auf sowie eine verlässliche Persönlichkeit.

Das ausgeglichene sechste Chakra: Indem wir für die gesamte Welt der Gedanken ein totales Zuhören entwickeln – ohne Identifikation oder Urteil, als wären wir ein objektiver Forscher –, wissen wir immer, dass wir nicht unsere Gedanken sind. Diese Erkenntnis erlaubt uns, nicht automatisch mit einem Denken zu reagieren, das auf Erinnerungen beruht. Statt dessen können wir allem, was sich ereignet, mit unserem ganzen Sein zuhören und ohne Unterbrechung durch den interpretierenden Verstand beobachten, was ist. Unser Gehirn hört einfach zu, und aus diesem Zuhören heraus sind unsere Reaktionen, unsere Entscheidungen und Handlungen, viel flexibler. Wir entwickeln eine höhere spirituelle Autorität, die über das rationale Denken hinausgeht. Sie nutzt Logik zwar, identifiziert sich aber nicht mit ihr. Es gibt einen neuen Meister von spiritueller Intelligenz, und die anderen sechs Chakren müssen sich alle mit seinem Wissen und seiner Weltsicht in Einklang bringen.

Tatsächlich durchlaufen alle Prägungen der anderen sechs Chakren angesichts dieser neuen Meisterschaft einen Prozess der Reinigung. Das Gehirn wird mit jeder behandelten Prägung klarer. Das innere Auge öffnet sich, um mit einer subtileren Sicht und einem ebensolchen Verständnis der Realität in Berührung zu kommen. Wir bekommen ein tiefes Verständnis davon, dass objektive Wahrheit nicht in der sichtbaren Welt erkannt werden kann, da die sichtbare Welt das Reich des Unbeständigen ist. Transformierendes und befreiendes Wissen über die absolute und überpersönliche Wahrheit im Leben, wie sie in Schriften und höheren Weisheiten offenbart wird, hat eine große Anziehungskraft auf uns. Alles im Leben wird an dieser absoluten Weltsicht gemessen; Unbeständigkeit ist eine Illusion, da die Realität ihrem Wesen nach beständig ist. Das Leben hat einen sehr weiten Kontext – den Kontext der Evolution des Bewusstseins – und der Sinn des Lebens wird ausschließlich in diesem breiteren Bezugsrahmen gesehen. Als Ergebnis erwacht in uns der innere Guru, der alle Prozesse der Entscheidungsfindung und Bewertung beherrscht. Es entwickeln sich subtile spirituelle Kräfte, etwa geistiges Sehen und intuitives Verstehen.

Das erwachte sechste Chakra: Die Schranke, die das individuelle vom kosmischen Gehirn getrennt hat, zerbricht, und das individuelle Gehirn wird von der höheren Intelligenz geflutet, die das Universum geschaffen hat. Ab diesem Punkt funktioniert das Gehirn nur noch als Teil des Ganzen und ist in ekstatischer Weise mit der göttlichen Intelligenz und Weisheit vereint. Das Gehirn hört auf, eine unabhängige Existenz zu haben und dient mehr als reiner Empfänger höheren Wissens. Da es nun offen für unendliche Intelligenz ist, kann es niemals unbewegt bleiben und entwickelt sich immer weiter. Es versucht, die göttliche totale Wahrnehmung »einzuholen«. Das Gehirn wird immer komplexer und besitzt einzigartige Verschaltungen, die es ihm gestatten, göttliche Wahrnehmung weiterzuleiten. Es enthüllt fortwährend die Ordnung und Gesetze der Schöpfung, bleibt dabei aber im Wesentlichen vollkommen still und leer.

Es beruht nicht mehr auf Erinnerungen und wird fortwährend von kosmischer Energie geflutet, die die Hypophyse und die Zirbeldrüse stimuliert. Es ist ein Gehirn der Verschmelzung. Wenn es Nachforschungen anstellt, bewegt es sich in Richtung Wahrheit, indem es alle Trennung zwischen Subjekt und Objekt, zwischen dem Untersuchenden und dem Untersuchten verwirft. Es erlebt sich als eins mit dem Kosmos. Seine Weltsicht ist der weiteste existentielle Kontext des Universums an sich. Die endgültige, objektive und absolute Wahrheit, die jenseits von und unter allen Erscheinungen liegt, wird ununterbrochen erkannt. Das Gehirn bewegt sich frei in alle Richtungen und durch alle Dimensionen, von der irdischsten bis zur geistigsten. Während der spirituellste Kontext alles und jedes umfasst, kann das Gehirn im alltäglichsten Leben gleichzeitig sehr flexibel bleiben, voll zugänglich für Neues und ohne die geringste Spur von Starrheit im Denken.

Polare Emotionen

Verwirrung/Klarheit, mentaler Lärm/Stille, Irrationalität/Unterscheidung.

Arten von Trauma

Wann immer unsere Wahrnehmung so sehr ins Wanken gerät, dass wir nicht mehr wissen, was echt oder falsch ist; wann immer wir in einen Zustand verfallen, der uns gefährlich verwirrt vorkommt, entsteht ein mentales Trauma. Dies kann zum Beispiel dann passieren, wenn eine starke Überzeugung – wie ein Glaube an etwas oder eine Weltsicht – angesichts einer neuen Realität (oder einer neuen Erkenntnis über die Realität) erschüttert wird. Vielleicht haben wir starke religiöse Überzeugungen, die erschüttert werden, wenn die Wirklichkeit Einzug hält; oder wir erleben einen starken Trip nach Einnahme halluzinogener Drogen, der unsere Wahrnehmung der äußeren Welt verändert und subtile Dimensionen aufdeckt; oder wir meditieren bis zu einem Punkt, an dem sich uns eine erschreckend neue Tiefe enthüllt und uns das Gefühl gibt, das alles, was wir für wirklich gehalten haben, tatsächlich eine Illusion war. Manchmal haben wir eine feste Überzeugung über das Leben oder die Menschen um uns herum – darüber, wie die Dinge sein sollten –, und bestimmte Ereignisse zeigen uns dann etwas ganz anderes. Zu anderen Zeiten machen wir vielleicht lange Phasen der Verwirrung durch, wissen nicht, wo wir hingehen oder was wir tun sollen. Dies kann uns gefährlich vorkommen und unsere Welt erschüttern.

Eine solches mentales Trauma kann uns zu widersprüchlichen Schlussfolgerungen führen: »Wissen ist gefährlich und Unwissen ist gefährlich.« – Was bedeutet, dass etwas, dass man zu wissen glaubt, einem rigoros genommen werden kann, und wenn man nichts weiß, ist man verletzlich und vollkommen verloren. Wenn wir zu dem Schluss kommen, dass Wissen gefährlich ist, kann uns dies zu Nihilismus führen, zu Zynismus oder dazu, dass wir unbegründet alle Ideengebäude ablehnen und uns auf ein automatisches Denken beschränken, in dem es keine höheren Werte gibt. Wenn wir andererseits zum Schluss kommen, dass Unwissen gefährlich ist, kann uns dies dazu bringen, dass wir uns zu stark in Denkgebäuden verfangen, sogar so weit, dass wir die Realität verleugnen. Wir halten uns dann schlicht an unserem Glaubenssystem fest, und zwar selbst dann, wenn sich alles um uns herum ändert.

Persönlichkeitstyp

Der Persönlichkeitstyp des sechsten Chakras wird am besten durch den Philosophen repräsentiert, also den introvertierten Denker, der das Leben genau und still aus dem Abstand heraus beobachtet, um das Mysterium von Leben und Tod zu entschlüsseln. Gekennzeichnet ist er durch den fast quälenden Ehrgeiz, perfekte Weisheit zu erlangen, eine Weisheit, die das gesamte Universum umfasst. Manchmal wird dieses Streben als die Suche nach einer »Theorie von Allem« definiert (es ist kein Zufall, dass sowohl der Physiker Stephen Hawking als auch der Philosoph Ken Wilber, zwei typische Persönlichkeiten des sechsten Chakras, diese Begriffe oft heranziehen, wenn sie den ihnen eigenen Ehrgeiz beschreiben, das kosmische Mysterium zu entschlüsseln). Eine solche Persönlichkeit möchte, in den Worten Einsteins, verstehen, »wie Gott denkt«. Sie will das universelle Gehirn des Schöpfers erforschen. Sie wird von dem Gefühl angetrieben, dass es eine absolute Wahrheit gibt, die in irgendeiner Ecke des Universums auf sie wartet, und wenn sie nur hartnäckig genug danach strebt, wird sie den Schlüssel dazu finden. In einem eher religiösen und mystischen Sinn ist dies eine Art, mit dem Göttlichen zu verschmelzen – hervorgerufen durch die Sehnsucht des Gehirns, das wahrzunehmen, was nicht wahrnehmbar ist.

Der Persönlichkeitstyp des sechsten Chakras beobachtet stets und versucht, aus dieser Beobachtung innere und äußere Strukturen abzuleiten. Struktur bedeutet perfekte Ordnung, und eine perfekte Ordnung bedeutet, zumindest in seinen Augen, Gott. Er liebt es, alles zu kartieren, Hierarchien des Wissens zu erstellen, Muster zu finden – mathematische oder logische. In diese Kategorie gehören Philosophen, mystische Seher und Denker, Wissenschaftler, Forscher und Erfinder, zum Beispiel Sokrates oder Einstein. Im Ayurveda sind sie eine Art Vata-Pitta-Mix: Eine Kombination des Luftelements (das sich hoch nach oben schwingt) und des Feuerelements (enormer kreativer Drang). Aufgrund ihrer stark introvertierten und beobachtenden Tendenz neigen sie stark dazu, das Gleichgewicht zu verlieren und die Welt ganz zu vergessen. Sie ziehen sich gerne aus dem Leben zurück, tauschen in ihrem unausgeglichenen Zustand das Leben gegen Ideen ein und werden zu einem bloß denkenden Kopf, der keine stützende Struktur hat. Sie können äußerst starrsinnig werden – dann sehen sie alles im Leben durch ihre Konzepte und Beobachtungen und sind von ihrer *Interpretation* des Lebens besessen. Sie können ganz sicher davon profitieren, gelegentlich eine Schaufel in die Hand zu nehmen und einen tatsächlichen Boden zu bearbeiten, statt zwanghaft in ihrem Geist zu graben!

Berühmte Persönlichkeiten des sechsten Chakras: Sokrates, Nietzsche: brillante, logische und arrogante Beobachter.

Männliche und weibliche Energien

Die männliche Energie des sechsten Chakras ist das Urteilsvermögen: die Fähigkeit, durch unerbittliches Nachforschen zwischen echt und scheinbar, wahr und falsch, hoch und niedrig zu unterscheiden. Diese Art von Energie denkt sehr hierarchisch (und ist in ihrem unausgeglichenen Zustand auch stark urteilend und arrogant). Ein weiterer Aspekt der männlichen Energie ist die mentale Autorität, die alle Gedanken, Emotionen und Empfindungen regiert und lenkt.

Die weibliche Energie des sechsten Chakras ist ein Zustand allumfassenden, empfänglichen Zuhörens, in dem das Gehirn die Kontrolle aufgibt und bescheiden Kontakt zu dem aufnimmt, was jenseits seiner eigenen Grenzen liegt. Es möchte von echter Einsicht durchdrungen werden. Alles höhere Wissen kann vom Gehirn nur empfangen und niemals durch die Kraft unseres auf Erinnerung beruhenden Denkens geschaffen werden. Ein weiterer Aspekt der weiblichen Energie ist Gleichmut, ein reines Beobachten, das nicht urteilt, sondern annimmt, was ist.

Art des Glücks

Das typische Glück des sechsten Chakras wird am besten durch den ekstatischen Ausruf »Heureka!« (»Ich hab es!«) auf den Punkt gebracht. Diesen Ausruf tut man bei einer Neuentdeckung, beim Erkennen eines verborgenen Mysteriums oder in einem Moment, in dem sozusagen das Gehirn Gottes entschlüsselt wird. Das Glück des sechsten Chakras besteht darin, ein Fragment des göttlichen Plans zu entschleiern oder klar die feinen Strukturen einer perfekten Ordnung zu erkennen.

Auf einer allgemeineren Ebene kommt Glück für das sechste Chakra auch in Zeiten intensiver innerer Einkehr auf, in einem Prozess ekstatischer philosophischer Forschung, wenn wir die großen Fragen des Lebens in unserem Geist halten. Das Gehirn geht dann über seinen Überlebensmodus hinaus und genießt die Glückseligkeit seiner höheren Aufgabe.

Bedeutung und Sinn des Lebens

Das Leben ist Ausdruck göttlicher Intelligenz. Indem wir mit dieser Intelligenz kommunizieren, können wir das Leben verstehen und begreifen, dass wir eins mit ihm sind. Der Sinn des Lebens besteht darin, die intelligente Ordnung hinter allen Erscheinungen zu entschlüsseln. Wir tun dies etwa durch Logik und Mathematik, denn allem und jedem liegt eine perfekte Vernunft zugrunde. Das ganze Universum besteht aus Strukturen und Mustern. Liebe ist die Liebe zur Weisheit (dies ist auch die Bedeutung des Worts »Philosophie«); der Tod ist nichts als ein weiteres Mysterium, das wir durch kluge Nachforschung enthüllen sollten; Gott ist der enorme Fluss kreativer Intelligenz, der dieses Universum hat entstehen lassen.

Die dem sechsten Chakra entsprechende Altersstufe

Das sechste Chakra erreicht den Höhepunkt seiner Entwicklung im Alter von fünfunddreißig bis zweiundvierzig Jahren. Damit stellt es die dritte Schicht der Entwicklung unserer Chakren im Erwachsenenalter dar: Nachdem wir begriffen haben, dass es im Leben darum geht, uns anderen zuzuwenden und uns einem höheren Sinn zu widmen (viertes Chakra), und nachdem wir ernsthaft der Frage nachgegangen sind, was genau unser eigener, einzigartiger Beitrag in dieser Welt ist, wird es höchste Zeit, das gesammelte Wissen unserer menschlichen Erfahrungen zusammenzuführen. Es ist an der Zeit, unser tieferes Wissen zusammenzufügen und uns auf eine stabile Weltsicht und Perspektive festzulegen. Bis zu diesem Alter schwankten wir vielleicht noch von Zeit zu Zeit, wurden von den Perspektiven anderer und der allgemeinen Weltsicht unserer Umgebung beeinflusst, nun aber sind wir gefordert, unser Wissen über das Leben zu festigen.

Unser Gehirn ist für diese Aufgabe bereit. In vielerlei Hinsicht ist es in diesen sieben Jahren auf dem Höhepunkt der Aktivität seiner Intelligenz. Dies ist also unsere Chance, einen Vorrat von dem höchsten Wissen, dem wir begegnet sind, anzulegen. Wenn dieses Wissen sehr beschränkt ist, haben wir nach unserem zweiundvierzigsten Jahr – wenn unser Gehirn starrer und unbeweglicher wird – vielleicht die Chance, noch »alt und weise« zu werden, vertan. Dies ist also die beste Zeit im Leben, um innezuhalten, sich zu besinnen und von allem angeregt zu werden, was wir als höheres Wissen betrachten.

Psychosomatische Störungen

Psychosomatische Störungen im sechsten Chakra schließen zunächst einmal alle Formen von Kopfschmerz ein. Sie reichen von Spannungskopfschmerz bis zu Migräne, die jeweils von mentalen Ungleichgewichten wie exzessivem Nachdenken herrühren können.

Zweitens können Störungen im sechsten Chakra alle Formen mentaler Grenzzustände hervorrufen, manchmal bis hin zu einer psychischen Störung. Wenn das sechste Chakra in einem fragilen Zustand ist, verliert es manchmal die Fähigkeit, den Unterschied zwischen Wirklichkeit und Einbildung auszumachen. Hier setzen Angstzustände ein, man sieht Dinge, die nicht wirklich da sind, die Wirklichkeit wird als gespalten und zersplittert wahrgenommen. Hier können allgemein alle Persönlichkeitsstörungen auftreten. Ein Mensch kann sich als mehrere Wesen empfinden oder das Gefühl haben, das er andere Wesenheiten oder sogar Außerirdische in sich trägt – dies kann in milder Form erfolgen, aber auch als völlig gestörter, andauernder Zustand. Alpträume und sogar Halluzinationen in Tagträumen können das ängstliche und irritierte sechste Chakra begleiten.

In diese Kategorie mentaler Ungleichgewichte fallen zudem alle Ausprägungen von Aufmerksamkeitsstörungen. Auch Depressionen und Stimmungsschwankungen, die manchmal den Einsatz von selektiven Serotonin-Wiederaufnahme-Hemmern (SSRI) verlangen, werden mit Störungen im Gleichgewicht des Gehirns in Verbindung gebracht.

Ungleichgewichte im sechsten Chakra können auch die Augen und das visuelle System betreffen. Da es schon lange als das »das innere«

oder »das dritte Auge« bezeichnet wurde, ist die Metapher recht deutlich: Es geht immer um die Unfähigkeit, die Dinge so zu »sehen«, wie sie wirklich sind.

Der Abbauprozess im Gehirn – schlechter werdendes Erinnerungsvermögen, Demenz, Alzheimer und so weiter – ist ebenfalls mit dem sechsten Chakra verbunden. Um dies zu verhindern, können sowohl pflanzliche Präparate als auch fortlaufende Übungen zur Stärkung des Gehirns helfen. Pflanzliche Präparate können auch solchen Persönlichkeiten des sechsten Chakras helfen, die ihr Gehirn kontinuierlich so sehr anstrengen, dass die Gefahr eines Zusammenbruchs besteht. Mentale Schwäche, die von einer Überanstrengung des Gehirns herrührt, ist allgemein eine Quelle für Kopfschmerzen, Migräne und mentale Ungleichgewichte.

Kollektive Prägungen

Zunächst einmal ist im sechsten Chakra kollektiv eine Angst vor absoluten Wahrheiten gespeichert. Absolute Wahrheiten haben sich als äußerst destruktiv erwiesen. Nicht nur, dass sie die unteren Chakren der Menschheit im wahrsten Sinne des Wortes unter sich zermalmt haben, indem höhere »Werte« und Ideologien sich rigoros durchgesetzt haben, sie haben außerdem zu zahllosen Katastrophen wie Kriegen und grausamen Regimes geführt. Alle »Ismen« – alles dogmatische Denken, Moral, religiöse Starre und große Ideologien – haben enormes Leid und Chaos mit sich gebracht.

Das gewachsene Misstrauen in absolute Wahrheiten prägt die postmoderne Ära, die sehr pluralistisch ist und alle Perspektiven *per se* als relativ ansieht. Es gibt nichts Höheres oder Niedrigeres, alle hierarchischen Unterscheidungen wurden angesichts der postmodernen Befreiung aufgegeben. Natürlich bringt dies große Freiheit und Toleranz mit sich, aber wir sollten auch den Nihilismus und Zynismus bedenken, die dazu führen, dass wir notwendige Umwälzungen nicht in Angriff nehmen.

Andererseits gibt es den Aufstieg des rationalen Denkens, der nötig war, um uns von Aberglauben und unlogischem Glauben zu befreien. Aber alles hat seinen Preis: Diese Übernahme des rationalen Denkens hat die anderen Chakren der Menschheit erdrückt. Gemeinsam mit dem Aberglauben haben wir allzu oft den Kontakt zum Spirituellen und zur Intuition verloren, zu allen unlogischen Dimensionen des Lebens, zum unmittelbaren Gefühl, in einem Körper zu leben, zu unseren tierischen Instinkten und einem großen Teil unserer einfachen Lebensfreude. In gewisser Weise hat uns die Vorherrschaft des rationalen Denkens völlig vom Rest unseres Körpers getrennt und uns fast nur den Kopf übrig gelassen. Wir halten uns im rastlosen Strom der Gedanken auf und unterdrücken die anderen sechs Chakren.

Evolution der Welt

Das sechste Chakra hat sich zuerst durch große alte Doktrinen entwikkelt, etwa die Veden im Osten und Kabbalah im Westen. Diese umfassenden Lehrgebäude haben sehr komplexe Systeme entwickelt, die die gesamte Wirklichkeit vom Göttlichsten bis zum Alltäglichsten zu perfekten Strukturen »ordneten«. Astrologie, Mathematik und Formen intuitiver Wissenschaft, die aus diesen Lehren stammen, haben die göttliche Ordnung aller Dinge aufgezeigt. Im alten Griechenland fand für das sechste Chakra ein gewaltiger Sprung statt, indem große Philosophen und Wissenschaftler nun Anlass zur sorgfältigen Beobachtung der Wirklichkeit gaben. Der größte Durchbruch bestand für das kollektive sechste Chakra hier in der Logik. Langsam aber sicher arbeitete sie sich durch die Verwicklungen der Religion, um sich schließlich ganz aus den Fesseln des Aberglaubens zu befreien.

Dies war der Höhepunkt der Evolution des sechsten Chakras in der Geschichte der Menschheit: Zunächst wagten es nur einige Individuen, sich vom Aberglauben und ungeprüften Annahmen der Religionen zu lösen. Schließlich aber trennte sich das wissenschaftliche Gehirn ganz vom religiösen Gehirn ab, in dem Bestreben, die Dinge so zu sehen, wie sie sind und um frei unerforschte Gebiete zu erkunden. Heute ist für uns ganz klar und natürlich, dass alle Ansprüche auf Wahrheit durch logische und systematische Prüfung untersucht werden müssen; Wahrheit ist nicht mehr etwas, an das wir einfach glauben, sondern etwas, das durch wiederholtes Erleben und sorgfältige Betrachtung bewiesen werden kann.

Häufige Wechselbeziehungen mit anderen Chakren

Das erste und sechste Chakra überschneiden sich in Traumata, welche die Art und Weise, wie wir die Welt sehen, ins Wanken bringen; wenn Dinge, die uns als wahr erschienen, plötzlich keinen Sinn mehr ergeben oder die Strukturen der Wirklichkeit grundlegend erschüttert werden. Die Kombination des zweiten und sechsten Chakras ist dagegen wesentlich, um kreative Impulse in geordnete und systematische mentale Strukturen zu übersetzen. (Das Ergebnis dieser Kombination aus Impuls und Struktur wird durch das fünfte Chakra ausgedrückt.)

Eine starke Kombination aus Selbstkontrolle und Selbstmeisterschaft sind das dritte und das sechste Chakra. Während das dritte Chakra Kontrolle über Triebe, Impulse und Instinkte der zwei unteren Chakren mit sich bringt, fügt das sechste Chakra die Ebene der Meisterschaft über alle Gedanken und Emotionen hinzu. Diese beiden Chakren sind im Prozess spirituellen Erwachens zudem für das Auftreten spiritueller Kräfte (Siddhis) verantwortlich – das dritte Chakra erweckt Kräfte, die das Resultat von Selbstkontrolle sind, während das sechste Chakra subtile Kräfte der Wahrnehmung beisteuert.

Das vierte und sechste Chakra schaffen gemeinsam die Weisheit des Herzens: Eine außergewöhnliche Einheit aus Gefühl und Intelligenz. Hier sind Mitgefühl und Weisheit ein und dasselbe, eine einzige Bewegung aus Einsicht und Handlung. Liebe ist dann handelnde Intelligenz und umgekehrt.

Das fünfte und sechste Chakra vereinen sich im Prozess des Redigierens und Übersetzens. Gemeinsam »entscheiden« sie, was nach außen getragen werden und wie dies passieren sollte. Gemeinsam übertragen sie Ideen und Visionen und bestimmen, wie sich diese am besten verwirklichen lassen.

Das sechste und siebte Chakra begegnen sich im Prozess der Verschmelzung mit der göttlichen Wahrheit. Das siebte Chakra gestattet eine direkte Erfahrung von Wahrheit, während das sechste Chakra sie versteht und sie nutzt, um zwischen Illusion und Realität zu unterscheiden.

Im Kundalini-Prozess

Das sechste Chakra wird traditionell als dritter Granthi (Knoten) gesehen. Der dritte Granthi kann den abschließenden Prana-Fluss nach oben, zum siebten Chakra, entweder stören oder ermöglichen. Wenn sich dieser Knoten kurz vor der letzten Befreiung öffnet, können sich das individuelle und das universelle Prana vereinen und so die Schranke zerschmettern, die uns von der unendlichen Wirklichkeit trennt.

Dies ist das letzte Chakra, das erwachen muss, bevor eine vollständige Erleuchtung stattfinden kann. Hier findet die letzte individuelle Verschmelzung statt: Während die beiden Ströme von Ida (weiblich) und Pingala (männlich) sich während der Chakrenreise lediglich kreuzen, erkennen sie hier ihre eigentliche Einheit und schaffen gemeinsam ein einziges »ICH BIN«, ein ganzheitliches, harmonisches Wesen, das sich endlich in das Unbekannte des siebten Chakras hinausbewegen kann. Hier bereitet sich das »ICH BIN« auf seinen großen Sprung in den unendlichen Ozean reinen Bewusstseins vor.

Das sechste Chakra macht die letzte und subtilste Form von Dualität aus, die von den zwei Hemisphären des Gehirns repräsentiert wird. Wenn diese subtile Dualität transzendiert wird, bedeutet dies einen Übergang vom Wahrnehmbaren (da das sechste Chakra die Ebene der Wahrnehmung ist) zu dem, was nicht wahrnehmbar ist.

Empfohlene Übungen

Die absolut wichtigste Übung für das sechste Chakra ist eine losgelöste Beobachtung des Stroms von Gedanken, Gefühlen und Empfindungen. Die Trennung von diesem Strom ist das Tor zu Freiheit, zu Gleichgewicht und geistiger Transformation. Auch ein Üben von Gleichmut – also alles, was im Leben geschieht, einfach so zu sehen, wie es ist, ohne ihm eine dramatische Interpretation zu geben – entwickelt das Gleichgewicht im sechsten Chakra. Dies ist eine wichtige Übung für jeden, besonders aber dann, wenn das Ungleichgewicht sich in verwirrtem Denken zeigt.

Alle Übungen, die Konzentration und Ausrichtung stärken, wie Mantras oder jede andere Art, die ganze Aufmerksamkeit auf einen Punkt zu richten, sind ebenfalls sehr wichtig.

Mentale Techniken können dem Gehirn helfen, Gedanken zu transzendieren. Andere sehr nützliche Techniken ermöglichen es ihm, kontinuierlich im Alpha- oder Theta-Bereich zu schwingen. Wir können auch von Psychoanalyse und anderen Formen gründlichen Nachforschens profitieren, durch die wir die Struktur unserer Gedanken verstehen lernen. Traumdeutung kann uns helfen, unbewusste Eindrücke zu ordnen und ihre wirren Botschaften zu entschlüsseln.

Jede Form von überpersönlicher Versenkung hilft dem Gehirn, sich aus den Zwängen des zu persönlichen und beschränkten Kontexts des menschlichen Lebens zu befreien. Die großen Fragen des Lebens zu betrachten und dabei zu lernen, eine wichtige Frage im Geist zu halten, ist eine wunderbare Art, an sich zu arbeiten.

Es kann zudem sehr vorteilhaft sein, anspruchsvolle Schriften zu lesen und sich mit höchsten Lehren auseinanderzusetzen. Wenn sie ein wenig über unser gegenwärtiges Verstehen hinausgehen, geben wir unserem Gehirn einen Ansporn, sich weiterzuentwickeln. Auch können sie einen ausgefuchsten Geist Demut lehren. Die Schriften des Philosophen Jiddu Krishnamurti etwa, der im 20. Jahrhundert lehrte und eine typische Persönlichkeit des sechsten Chakras war, sind ein starker Weckruf an das sechste Chakra.

Wenn wir selbst eine Persönlichkeit des sechsten Chakras sind oder zu bestimmten Zeiten unser Gehirn zu sehr anstrengen (was auch viele Adepten tun), ist es wichtig, lange Phasen angespannten Nachdenkens mit einem gewissen Maß an Genuss und Ruhe auszugleichen. Körperliche Erfahrungen oder Aktivitäten können das Gehirn entspannen. Und es gibt gute Nahrungsergänzungsmittel für das Gehirn, die unter Aufsicht eines Arztes oder Heilpraktikers genommen werden können. Empfehlenswert sind zum Beispiel AFA, DHA, Vitamin B12, 5-HTP, der Reishi-Pilz, Ginseng, Pollen, Magnesium und Phosphatidylserin.

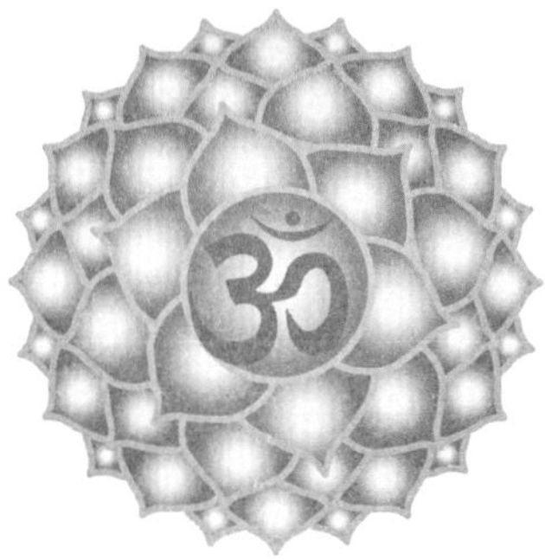

Das siebte Chakra: Die Suche nach dem Göttlichen

Lage und allgemeine Orientierung

Das siebte Chakra befindet sich ähnlich einer Schädelkappe auf dem Scheitel. Anders als die anderen sechs Chakren, ist es nicht mit wichtigen Organen im Körper verbunden, sondern es scheint energetisch mit der Fissura longitudinalis (der »Längsspalte« oder »Mantelkante«) des Gehirns verknüpft zu sein (also mit der tiefen Furche, die die beiden Hemisphären des Wirbeltiergehirns voneinander trennt) sowie mit der Zirbeldrüse.

Während die beiden Hemisphären als letzter Ausdruck von Dualität im menschlichen Körper betrachtet werden können, ist die tiefe Furche, die sie trennt, gleichzeitig das vereinende, transzendente Element, das uns über die Abspaltung hinaushebt. In der Yoga-Tradition wird diese Furche »Brahma Randhra« genannt – der Hohlraum zwischen den Hemisphären. Sie ist nicht nur die Stelle, an der der geheimnisvolle Zusammenschluss von rechter und linker Gehirnhälfte passiert, sondern auch der Ort, an dem die Vereinigung zwischen dem abgetrennten Selbst und dem kosmischen Bewusstsein geschieht. Der innerste Kanal der zentralen Säule, welcher »Brahma Nadi« genannt wird, geht durch die Spitze des Schädels hindurch. Im vollständig erwachten Zustand leitet er den Fluss des Prana zum »Brahma Randhra«. Auf diese Weise vereint er gleichzeitig die beiden Hemisphären und durchsticht im wahrsten Sinne des Wortes die energetische Schicht des Scheitels, um ein »Loch« zu schaffen, durch welches kosmisches Prana frei nach unten in den Körper fließen kann.

Die Zirbeldrüse, die sich im Zentrum des Gehirns zwischen den beiden Hemisphären befindet, scheint der Herr der Psyche zu sein und kann im Prinzip als »Meister-Drüse« gesehen werden. Sie kontrolliert den Schlaf-Wachrhythmus und ist für die verschiedenen Bewusstseinszustände verantwortlich. Als eine Art Hauptregulator nimmt sie auf alle anderen Drüsen des Körpers Einfluss. Entsprechend können wir darüber hinaus vermuten, dass diese Drüse als Antenne für die feinstofflichsten Schichten des Universums dient – also einen Vermittler zwischen Kosmos und individuellem Bewusstsein darstellt.

Auf unserer Landkarte der Chakren ist das siebte Chakra der Sitz des Geistes. Während der Sitz der Empfindungen in den ersten drei Chakren liegt, das vierte Chakra die Wohnstatt der Emotionen ist und das sechste Chakra das intellektuelle oder gedankliche Zentrum, besitzt das siebte Chakra die abstraktesten Eigenschaften. Es wird sehr oft als »Kronenchakra« bezeichnet, einerseits wegen seiner transzendentalen Herrschaft über die andern Chakren und andererseits wegen der Art, wie es erlebt wird: als golden-weiße Lichtkrone oder als Schädelkappe, die den Scheitel majestätisch bedeckt.

Aufgrund von Tradition und Erfahrung wird dieses Chakra als das Zentrum gesehen, aus dem die »Seele« oder das »Bewusstsein« den Körper verlässt, sei es in tiefer Meditation oder im Sterben. Dies stützt auch die allgemeine Definition des siebten Chakras als Schranke zwischen dem Kosmischen und dem Individuellen.

Grundlegende psychologische Themen

Das siebte Chakra kontrolliert die Grenze zwischen Selbst und Universum – das heißt zwischen dem abgetrennten und einzigartigen Selbstbewusstsein und dem Bewusstsein des Universums als Ganzem. In erster

Linie ermöglicht diese Trennung die Weiterentwicklung jedes Einzelmenschen; sie gibt der immer weiter wachsenden inneren Welt jedes Menschen eine Form, eine spezifische Weltsicht, eine Perspektive, die Möglichkeit zu eigenen Deutungen, Gedanken und Gefühlen. Die Unterscheidung zwischen mir und dem Rest der Welt ist die Grundlage für die Entwicklung eines »Ich«. Sie gibt dem Prozess einer persönlichen Evolution Raum.

Andererseits hat jedes »Ich«, jedes abgetrennte Selbst, unausweichlich eine starke Tendenz zur Selbsterhaltung. Diese Neigung bringt uns dazu, ein übermäßiges Gewicht auf die Realität dieses Selbst zu legen, um so mehr, als diese Realität fraglos sehr unbeständig ist. Langsam aber sicher beschränken wir uns völlig auf die begrenzte relative Wirklichkeit. Wir beobachten alles aus dem Blickwinkel des abgetrennten Selbst, und unsere gesamte Beziehung zum Leben wird von den Wünschen und Bedürfnissen dieses kleinen Körnchens des Bewusstseins dominiert. So haben wir natürlich auch Angst vor dem Tod oder wir blenden ihn aus. In gewisser Weise fangen wir an, unser persönliches Selbst als das ununterbrochene Kontinuum der Wirklichkeit zu sehen. Wir grenzen uns ab, um uns vor der Selbstauflösung zu schützen, an die uns die Weite des Kosmos ständig gemahnt. Wir bauen hohe Mauern um unsere innere Erfahrungswelt.

Ist das siebte Chakra unausgeglichen, ist unser Grundgefühl eines von Begrenztheit und Enge. Es ist, als klebte unser Bewusstsein an diesem einen unbeständigen Organismus fest, eingeschlossen in Zeit und Raum, und als könnten wir uns von diesen Einschränkungen nicht befreien. Dies ist tatsächlich die subtilste Form des Leidens, und obwohl nur ein sehr reifer Geist es überhaupt bewusst als Leiden erkennen kann, erleben wir es alle auf die eine oder andere Weise: Es verbirgt sich in jedem beengten Gefühl und Gedanken; in dem Gefühl, dass wir Grenzen haben. Manchmal rufen wir enttäuscht oder verletzt aus: »Ich halte mich nicht mehr aus«, oder: »Ich gehe mir auf die Nerven.« Das sind die Momente, in denen wir merken, wie unser eigenes Selbst uns gefangen hält.

Aber selbst wenn wir diese traurigen Grenzen erkennen, gibt es immer noch eine unbewusste Furcht, die stärker ist: die Angst, sich in der Weite des Universums zu verlieren. Man kann sogar sagen, dass Gedanken in gewisser Hinsicht ein Mechanismus sind, der alles tut, um die Leere, die uns alle umgibt, zu übertönen und die Illusion einer dauerhaften Existenz unseres Selbst zu schaffen. Der Gedanke sagt uns, wie es Descartes so treffend formuliert hat: »Ich denke – also bin ich.« In unserem Zusammenhang heißt das, dass wir das Gefühl der eigenen Existenz nur so lange haben, wie wir denken.

Es scheint, dass diese Furcht noch tiefer sitzt als die, unseren Körper zu verlieren, also die Angst vor dem physischen Tod. In gewisser Weise kann das »Ich« sich vorstellen, dass es selbst dann noch weiter bestehen wird, wenn es den Körper verliert – vielleicht wird es wieder geboren werden oder in eine andere, sogar bessere Welt gehen. Das Denken kann sich vorstellen, dass es für immer weitergehen wird, sei es als Seele oder als ewig fortlebendes Ego. Der Tod des Selbst – das vollkommene Ende unserer eigenen Seele – ist viel furchteinflößender und tatsächlich unvorstellbar. Er bedeutet, unsere psychologischen Schranken zu verlieren und völlig vom tiefen Ozean des Kosmos aufgesogen zu werden, wo wir sogar uns selbst unbekannt sind.

Gleichgültig, wie sehr das Denken versucht, diese entsetzliche Möglichkeit zu verdrängen, bleibt das Universum doch ein vollkommenes Mysterium. Ja, wir können einen winzigen Teil dieses Mysteriums entschlüsseln, indem wir einige seiner physikalischen Gesetze enträtseln, doch die tieferen Ebenen des Kosmos werden wahrscheinlich nie enthüllt werden. Sie sind uns aber nicht »unbekannt«, denn das würde bedeuten, dass wir sie eines Tages kennenlernen werden. Vielmehr sind sie unergründlich, was bedeutet, dass es nicht in ihrer Natur liegt, erkannt zu werden.

Wie und warum ist dieses Universum entstanden? – Selbst wenn wir den Urknall wissenschaftlich nachvollziehen, wird uns nicht der wahre Ursprung des Universums enthüllt, sondern wir haben allenfalls den Punkt, an dem das Universum angefangen hat, sich zu entfalten. Doch was war vorher?

Wenn wir als Antwort »Gott« oder »die Quelle« sagen, was ist dann dieser Gott? Wenn man sagt, Gott sei der Schöpfer von allem, hieße das, dass er wie ein Künstler nur durch seine Werke erkannt werden kann und niemals als Subjekt oder als eigenes Wesen.

Die ungeheuer unergründliche Natur des Universums umfängt uns in allen Richtungen. Im tiefen Schlaf verschwindet die Welt, und wir verlieren alle Erkenntnis. Und niemand weiß wirklich, was der Tod ist und was jenseits von ihm liegt, ob überhaupt irgend etwas jenseits von ihm liegt. Nur eines ist sicher: Unsere Existenz als abgetrenntes Selbst ist unbeständig, sie ist also nicht die ewige Realität. Dieses Wissen, ob bewusst oder unbewusst, ist ein Grund zur Furcht, da jenseits der Grenzen des Selbst das große Mysterium des Nichts liegt.

Die Realität des Nichts ist ewige Wahrheit. Das Wort »Nichts« mag etwas irreführend sein. Ich meine damit nicht etwa einen leeren und hohlen Raum, sondern dass die Realität vollkommen ungeteilt ist und nichts außer sich selbst enthält. Unteilbarkeit bedeutet, dass es nur »Das« gibt, und darin eingeschlossen auch »mich«, der diese Tatsache erkennt. Das bedeutet, dass es in Wirklichkeit nichts zu beobachten und nichts zu wissen gibt. Dies ist letztlich eine Erkenntnis, die noch weit über einen ekstatischen Zustand hinausgeht. Dem unausgeglichenen siebten Chakra erscheint dies jedoch als Katastrophe – es gibt in diesem Freudenfest keinen Raum für ein abgetrenntes, kleines Selbst. Und ein Ort, an dem es keinen Platz für dieses Selbst gibt, erscheint ihm wie ein Tod, auf den nichts als öde Leere folgt.

Wie ich bereits erwähnt habe, erlebt das unausgeglichene siebte Chakra die beiden Gegensätze gleichzeitig, die das Gefühl der Abgetrenntheit bestimmen: Einerseits das Leiden an der Beschränkung und andererseits die Angst davor, dass das eigene Selbst sich auflöst. Dabei ist die Angst vor der Auflösung des Selbst größer, da das Leiden an der Beschränkung immer noch besser ist als der Verlust des beruhigenden Wissens, dass wir jemand sind, der einen Namen hat, eine Form und beständige Wesenszüge.

Diese Angst vor der Auflösung hat mindestens vier Ebenen. Es gibt zum einen natürlich die grundlegende Furcht vor einer Auflösung des Selbst in der Weite des Universums. Es ist, als wären wir ein Tropfen im Ozean, der sich einen Augenblick lang aus einer Welle löst und davor

Angst hat, sich erneut in der Einheit aufzulösen. Gemeinsam mit dem Selbst könnten wir alle Träume und Sehnsüchte verlieren sowie Vergangenheit und Zukunft und das Gefühl des Werdens... Das könnte sich nach Befreiung anhören, aber für unser auf Erinnerung beruhendes Denken, das unser illusorisches Selbst bildet, ist es eine schreckliche Aussicht.

Doch je weiter wir uns in Meditationen vertiefen, desto mehr erkennen wir, dass diese Furcht ihre Nuancen besitzt: Wir fürchten Leere, wir fürchten das Alleinsein, wir fürchten den Verlust des mythischen Gottes und wir fürchten, verrückt zu werden.

Wann immer wir in tiefe Meditation gehen, setzen wir unser Selbst aufs Spiel, da wir tiefer und tiefer in das Nichts hineingehen. Dies bedeutet, dass wir einen Raum erreichen, in dem es kein Wissen mehr gibt und keine Objekte, über die wir etwas wissen können. In einen wirklich tiefen Raum hineinzugehen bedeutet sogar, dass es dort kein Wissen über den Wissenden mehr gibt – also kein Wissen mehr über uns selbst. Es ist, als würde man in den Tiefen des Ozeans tauchen und plötzlich einen bodenlosen Abgrund erreichen, eine endlose Dunkelheit, in der es keinen festen Boden mehr gibt und nichts, an dem man sich festhalten könnte. Es kann erschreckend sein, mit dieser Leere in Berührung zu kommen und mehr noch, ihre eigenartig starke Anziehungskraft zu spüren. Manchmal ziehen wir uns deswegen von allen meditativen Aktivitäten zurück.

Ein anderer Aspekt der Angst ist der, dass wir in der tiefen Meditation begreifen, dass wir allmählich jene Wahrnehmungsebene transzendieren, in der Beziehungen möglich sind. Auf dieser höheren Ebene gibt es keine Dualität, was bedeutet, dass es nichts und niemanden gibt, zu dem wir eine Beziehung aufbauen können. Wir gelangen in einen Zustand des Alleinseins, in dem es nur noch das universelle »Ich« gibt, es gibt nur noch »Das«. In gewisser Weise bedeutet dies, dass wir *als* das Universum allein in ihm sind. In der unteilbaren Realität gibt es keine zwei Dinge. Wenn wir uns mit ihr vereinen, gehen wir in vollkommenes All-ein-Sein über.

Alleinsein erscheint dem abgetrennten Selbst wie Einsamkeit. Es kann den Unterschied nicht erkennen. Und Einsamkeit ist eines der schrecklichsten Dinge, die es für das Selbst gibt. Deshalb umgibt es sich mit ständigem Lärm, sowohl innerlich als auch äußerlich. Es kann sich nicht von Bewegungen und Geräuschen trennen, weil es sich immer auf etwas oder jemanden beziehen muss. Es ist also nur zu verständlich, dass ihm tiefe Meditation gefährlich erscheint. Zudem gehört zu einem Zustand, in dem es keine Beziehungen gibt, auch der Verlust von Emotionen, und da so viele von uns ihr Erleben vor allem durch emotionale Inhalte definieren, erscheint dieser Zustand grausam und kalt, leblos und unmenschlich.

Ein weiterer Aspekt der Angst, die sich in tiefer Meditation zeigt, betrifft den Verlust des mythischen Gottes. Bedenkt man die zuvor genannten beiden Ebenen der Angst, ist dieser Verlust aber unausweichlich: Wenn wir Leere und Alleinsein erreichen, kann der mysthische Gott – ein Schöpfer, der von seiner Schöpfung getrennt ist – schlichtweg nicht existieren. Wir erkennen, dass Gott nicht ein »jemand« ist, sondern vielmehr »Das«, und dass intime Nähe zu Gott nicht durch Beziehung entsteht, sondern durch Einheit und Versenkung. Doch Tausende Jahre fortwährender Konditionierung haben es geschafft, uns diese wahre meditative Offenbarung fürchten zu lassen. Die theologischen Schlussfolgerungen sind für viele von uns viel zu radikal.

Eine solche Art von Offenbarung lässt uns außerdem fürchten, dass wir verrückt werden, dass wir gewissermaßen den »Verstand verlieren« oder zumindest vollkommen losgelöst, abgetrennt und ungeerdet werden könnten. Wir erkennen intuitiv, dass das meditative Erleben die Grenzen unserer geistigen Gesundheit kitzelt, und da wir uns selbst nicht trauen – denn wir haben das Gefühl, dass unsere psychische Grundlage nicht stark genug ist, um damit zurechtzukommen – erscheint es uns schlicht als zu riskant.

Aufgrund dieser vielschichtigen Angst scheuen wir vor tiefer Meditation zurück und erlauben uns beim Meditieren lediglich, den Rand dieses radikalen Durchbruchs zu berühren und zu genießen – gerade so viel, um die ständige Spannung, ein Jemand sein zu müssen, ein wenig zu mildern.

Seelische Reaktionen des unausgeglichenen siebten Chakras

Die wichtigste seelische Reaktion eines unausgeglichenen siebten Chakras ist fast allen Männern und Frauen auf diesem Planeten gemeinsam: Es ist die Entwicklung eines klammernden Selbst, das sich mit aller Kraft an den begrenzten und kurzfristigen Erlebnissen des persönlichen »Ich« festhält. Dieses klammernde Selbst tut alles, um den Tod aus seiner Wahrnehmung zu verbannen, da der Tod in sich die Erkenntnis hält, dass unser persönliches Leben unbeständig ist. Die beste Möglichkeit, den Tod aus unserer Wahrnehmung zu verbannen, ist seine vollständige Verdrängung. Doch das verletzliche klammernde Selbst spürt den Tod natürlich dennoch herannahen, und der Verstand füllt sich mit Furcht und Verzweiflung. Bei beidem, bei der Verdrängung und bei der Furcht, klammert man sich an die Vorstellung von einem dauerhaften persönlichen Leben. Man tut so, als würde am Ende des Wegs nicht der Tod warten. Man tut so, als würde es für immer weitergehen.

Die deutlichste Ausprägung dieser Illusion ist das Festhalten an Besitz: Wir wollen unsere »Sachen« nicht verlieren, da wir uns durch sie definieren. Verlieren wir sie, verlieren wir in vielerlei Hinsicht auch uns selbst. Aber der Punkt ist, dass in jedem Moment des Lebens auch der Tod liegt, und deswegen haben wir bereits alles verloren – es hat uns nie gehört.

Das klammernde Selbst tut alles, um das Gefühl der Sonderung zu wahren, und tatsächlich geschehen viele unserer Handlungen und Reaktionen im täglichen Leben aus diesem Antrieb heraus. Die Definition des Selbst wird zum Allerwichtigsten – Identität. Indem es Tausende Formen der eigenen Identität schafft und erhält, hat das klammernde Selbst das Gefühl, eine Struktur zu haben und innerhalb seiner eigenen Grenzen sicher zu sein. Das Gefühl, dass man Grenzen hat, die Definition: »Das hier bin ich, hier höre ich auf und da fängt der andere an«, schafft ein Gefühl großer Sicherheit. Unser seelischer Antrieb ist, unsere Grenzen immer klarer zu ziehen, und wir meinen, dass es dem Leben einen wichtigen Sinn gibt, ein immer einzigartigeres »Ich« auszubilden. Dieses individuelle Selbst ist unantastbar, und je willensstärker es ist und berechenbarer in seinen Reaktionen, für desto entwickelter und ganzheitlicher halten wir es. So ist es mehr als nur eine von uns genutzte Perspektive, wenn wir ein »Mann« oder eine »Frau«, »homosexuell« oder »heterosexuell«, »Israeli« oder »Palästinenser«, »Christ« oder »Moslem« sind. Diese Bezeichnungen legen fest, wer wir sind, obwohl der Tod uns sagt, dass wir an dieser unbeständigen Identität nicht festhalten können. Im Tod werden wir alle zu Nichts, das heißt, wir hören auf, »etwas« zu sein.

Während der Tod der beste Freund des ausgeglichenen siebten Chakras auf dem Weg zum vollständigen Erwachen ist, ist er für das unausgeglichene siebte Chakra ein Mythos, den der rationale Verstand ausblenden muss. Und das beste Mittel, den Tod zu leugnen, ist Anhaftung. Man muss sich so stark wie möglich festhalten, und zwar nicht nur an der eigenen Identität, sondern auch an Menschen und Dingen. Das klammernde Selbst hält sich an Dingen vor allem deswegen fest, weil sie seiner Selbsterhaltung nützen. Aus diesem Grund ist es dazu verurteilt, den Geist ständig mit Dingen zu beschäftigen. Diese Beschäftigung wird zur Antriebskraft für das Denken und ist die tiefste Ursache für unseren endlosen Gedankenstrom. Langsam aber sicher werden wir innerlich und äußerlich so rastlos, dass wir nicht einen einzigen Augenblick mehr still sein können. Wir müssen immer etwas im Außen tun, und sollte es dort eine Pause geben, müssen wir innerlich weitermachen. Natürlich erreichen wir so bald einen Zustand, in dem es uns Angst macht, einfach die Augen zu schließen und nach innen zu gehen oder auch nur unsere überreizten Nerven zu entspannen. Viele fürchten unbewusst die Augenblicke, bevor sie in tiefen Schlaf sinken; die Dunkelheit des Nichts erscheint ihnen unerträglich, und sie können nicht einschlafen oder müssen stundenlang nachdenken, bevor sie völlige Erschöpfung übermannt.

Das persönliche Drama wird in einem solchen Ausmaß gepflegt, dass jede Kleinigkeit unglaublich wichtig genommen wird. Unsere persönliche Geschichte ist das Zentrum des Universums, sie beansprucht all unsere Kraft und Aufmerksamkeit und auch die jedes anderen Menschen, den wir darauf lenken können.

Aber wir sind keine Narren: Tief inmitten der Aufregung, Einengung und Begrenzung suchen wir verzweifelt nach dem Zustand der Grenzenlosigkeit. Da wir nicht in unser eigenes Bewusstsein blicken wollen –

unsere eigenen Strukturen dürfen nicht hinterfragt werden – suchen wir nach Dingen und Erfahrungen, die uns für kurze Zeit das Gefühl der Grenzenlosigkeit schenken. So werden etwa Süchte oder das Bedürfnis nach starken Ablenkungen geboren. Kurze Orgasmen beim Sex und Masturbieren, Drogen aller Art, riskante Abenteuer und ein Streben nach mehr persönlicher Macht verschaffen uns eine kurzzeitige Erleichterung von dem Schmerz, der aus dem verengten Selbst erwächst.

Wir haben kollektiv eine sehr klare und enge Definition geistiger Gesundheit geschaffen und reagieren daher sehr stark auf alles, was diese Definition gefährden und erschüttern könnte. Die unbewusste kollektive Vereinbarung lautet, dass alles, was das »rationale« Selbst destabilisiert, zu verdammen ist. Hierin eingeschlossen ist natürlich alles, was den echten Duft des Mysteriums des Lebens in sich trägt. Darum fordert eine tiefe Meditation unsere Konditionierungen heraus: Sie erweckt viele Kräfte und Gewalten in uns zum Leben, die unmittelbar aus dem Unbekannten und Unergründlichen kommen; sie nimmt uns auf eine Reise mit, die uns über das Reich des Selbst hinausträgt.

Für das klammernde Selbst ist echte Meditation gefährlich. Echte Spiritualität kann uns an die Schwelle unseres Verstandes führen. Wir vermeiden sie daher und beschäftigen uns, wenn überhaupt, mit einer oberflächlichen und dualistischen Spiritualität, welche die Grenzen des Selbst wahrt und ihm nur ein gewisses Maß an Erleichterung von dem ständigen inneren Widerstreit verschafft. Diese Art von Spiritualität ist zudem stark von bestimmten Konzepten geprägt, und es ist kein Zufall, dass sie dem klammernden Selbst verspricht, ewig zu sein, sei es durch den Glauben an Reinkarnation oder den an eine andere, bessere Welt. Sie erhält zudem die Dualität zwischen dem Gläubigen und dem externen Gott aufrecht: durch Gebete, Hingabe und Gehorsamkeit gegen das Gesetz.

Dann beschützen uns in der »Meditation« die unteren sechs Chakren vor einer echten Meditation und führen uns zu »uns selbst« zurück. Wir vermeiden es, durch ernsthaftes Nachforschen und innere Einkehr mit dem Mysterium in Kontakt zu kommen. Wichtige Fragen dürfen nicht gestellt werden. Es ist besser und sicherer, sich an das Bekannte zu halten. Darum beschäftigt sich unsere Wissenschaft vor allem mit materialistischer Forschung und bestreitet vehement die feinstofflicheren Ebenen des Universums.

Es gibt aber noch eine vollkommen andere Art seelischer Reaktion des unausgeglichenen siebten Chakras. Obwohl sie recht selten ist, findet man sie vor allem bei meditierenden Menschen, die dazu neigen, sich zum entgegengesetzten Pol zu flüchten: Da sie das Leben mit all seinen irdischen Herausforderungen fürchten, ist es für sie »einfach«, ungebunden und frei von allen irdischen Verpflichtungen zu bleiben. Sie klammern sich allein an die spirituellen Gefilde und vernachlässigen die Pflicht, sich den seelischen Ebenen des Daseins zu widmen. Stolz verkündigen sie, dass das Leben keine Bedeutung und keinen Sinn hat. Für sie ist nur die Befreiung von den irdischen Fesseln wichtig; für sie sind wir nur hier, damit wir uns befreien und in die feinstofflichen Gefilde der Selbstauslöschung flüchten.

Für diese Menschen ist das östliche Prinzip der Befreiung von allen Inkarnationen sehr anziehend. Ohne es zu merken, nutzen sie Spiritualität als Fluchtmöglichkeit vor den Herausforderungen des Lebens und Meditation als letzte Entlastung. Indem sie die Augen schließen, kehren sie in den Mutterleib zurück, als bestünde der Zweck des Lebens darin, sich zu einer ursprünglichen Existenz zurückzuentwickeln.

So sind sie oft distanziert und weltabgewandt. Sie sind wenig geerdet, und ihre Beschäftigung mit Spiritualität verschlimmert dies. Es scheint, als wäre es sehr leicht für sie, zu den oberen Chakren zu gelangen, gleichzeitig aber haben sie keine »Beine«, keine niederen und tierischeren Anteile und kein Gefühl von Lebendigkeit. Es fehlt ihnen der dringend nötige Lebensdurst.

Lösungen für das unausgeglichene siebte Chakra

Der wichtigste Lösungsweg für das unausgeglichene siebte Chakra liegt in dem Verständnis, dass wahres und tiefes Glück nur erreicht werden kann, wenn die Grenzen des Selbst durchbrochen werden. Merkwürdigerweise suchen wir das Glück innerhalb der Grenzen des abgetrennten Selbst. Wir versuchen, den Nektar des Glücks aus immer noch besseren Erfahrungen und noch mehr Besitz zu saugen. In Wirklichkeit folgt daraus nur ein Gefühl der Getrenntheit und des Mangels, und diese Einschränkung ist Leiden.

In Unkenntnis dieses Zusammenhangs suchen wir Glück in »Errungenschaften« für unser persönliches Selbst. Doch solches Glück wird selbst dann, wenn es für kurze Zeit gefunden wird, schnell von seinem Gegenpol, dem Schmerz, aufgewogen. Im Gegensatz dazu werden die beiden Pole von Glück und Schmerz durch wahres tiefes Glück transzendiert. Es ist deshalb besser, für diesen Zustand den Begriff »Glückseligkeit« zu wählen. Er bezeichnet höchstes oder erhabenes Glück (in der Yoga-Tradition wird dieser Zustand »Ananda« genannt). Es ist ein ununterbrochenes Glück, da es sich in den tiefen Ebenen des Bewusstseins befindet, jenseits dessen, was das abgetrennte Selbst mit all seinen Wünschen und Bedürfnissen erfassen kann. Es ist Glückseligkeit, weil es ein echter Zustand von Grenzenlosigkeit ist, und Grenzenlosigkeit *ist* Glück.

Das siebte Chakra lehrt uns, dass der glücklichste aller Zustände der ist, in dem wir alle unsere Grenzen verlieren. Wenn dieses Chakra ganz erblüht, bleiben die transparenten Umrisse der Persönlichkeit erhalten, gleichzeitig öffnet es sich aber weit, damit das Persönliche und das Überpersönliche sich vollkommen vermischen können, das Kosmische und das einzigartige Individuum. Aus dieser Vermischung entsteht das Gefühl, dass es kein vom Göttlichen getrenntes »Ich« gibt. Mit diesem Gefühl gehen berauschendes Glück und vollkommene Entspannung einher. Sehr schnell verlieren wir jedes Interesse an vorgeblich grenzenlosen Zuständen, die uns die Erfahrungen im Leben zu bieten haben, und richten uns auf die endlose Ausdehnung in die Unendlichkeit aus.

Ein Gleichgewicht im siebten Chakra bedeutet spirituelle Reife. Sie ist das Ergebnis vieler spiritueller Erfahrungen und Erkenntnisse. Wir werden einerseits den ich-verhafteten Erfahrungen gegenüber skeptisch, da sie stets darin versagen, uns das versprochene Glück zu bringen, andererseits kommen wir auf unmittelbare Weise immer mehr mit der erstaunlichen Glückseligkeit in Berührung, dass unser Bewusstsein keine Grenzen hat. Dies lehrt uns, Glück nur noch mit diesem Zustand zu verbinden, so dass wir dem ich-verhafteten Traum und seinen

Versprechen nicht mehr töricht hinterherlaufen müssen. Wir erkennen in den tiefsten Ebenen unseres Bewusstseins, dass die Ekstase der Grenzenlosigkeit nur im Reich des Geistes ewig währen kann. So bewegen wir unsere Energie also fort von erschöpfenden und enttäuschenden äußeren Erlebnissen, die Grenzenlosigkeit nur vortäuschen, und fangen an, unsere Energie und Liebe in den Prozess der Ausdehnung des Bewusstseins zu investieren.

Dies bedeutet jedoch nicht, dass wir, um dieses erhabene Glück zu besitzen, nun versuchen sollten, zwanghaft so viele spirituelle Erfahrungen wie möglich zu machen. Damit würden wir nur wieder der Tendenz des ich-verhafteten Selbst folgen, so viel wie möglich anzuhäufen. Statt dessen merken wir schnell, dass alle Erlebnisse im Bereich des persönlichen Selbst ihrem Wesen nach begrenzt sind. Selbst starke spirituelle Erlebnisse sind nichts weiter als Echos der großen, absoluten Realität. Wir begeben uns also auf eine Reise der Verwandlung, in der jedes glückselige Erlebnis nur dazu dient, uns Mut zu machen. Ihr wahres Ziel ist das endgültige und vollkommene Zerfallen der Grenzen des Selbst.

Je weiter wir auf dieser uns verwandelnden Reise vorankommen, desto mehr wird unsere neugewonnene Erkenntnis – dass Getrenntheit Leiden bedeutet und dass Glück bedeutet, untrennbar zu sein – bestätigt. Bestätigungen kommen in vielerlei Formen: etwa durch unmittelbares spirituelles Erleben, durch tiefe Einsicht, durch spirituelle Lehren oder Lehrer. Diese Bestätigungen lassen unsere Zuversicht wachsen und helfen uns, Zweifel und Ängste zu zerstreuen.

Langsam aber sicher begreifen wir, dass wir, wann immer wir mutig in tiefe meditative Erkenntnis hineingehen, Angst als das sehen können, was sie ist: der momentane Bruchteil eines Gedankens. Dieser Bruchteil darf uns auf unserem heiligen Pfad nicht im Weg stehen. Wir sehen ganz klar, dass diese Zweifel und Ängste nur Überreste des konditionierten Denkens des klammernden Selbst sind. In dem Augenblick, in dem wir darüber hinausgehen, erkennen wir, dass die Angst vor Selbstauflösung es geschafft hat, uns auszutricksen: Das einzige, wovor sie uns beschützt hat, war das größtmögliche Glück. Selbstauflösung ist der glücklichste Zustand, und in diesem Licht können wir lachend sehen, dass unsere eigentliche Furcht hätte sein sollen, da zu bleiben, wo wir waren, auf ewig eingeschränkt und schmerzlich getrennt.

Je mehr Prana durch den zentralen Kanal nach oben fließt, desto glückseliger werden wir. Wir erkennen, dass diese ständige Bewegung nach oben das Glück an sich ist, während das Festhalten an unseren Grenzen, sozusagen unsere Bewegung nach unten, Leid bedeutet. Wann immer dieser Fluss von Prana unser siebtes Chakra durchbricht, dehnen wir uns in Richtung Unendlichkeit aus und erleben einen kleinen Tod des abgetrennten Selbst. Allmählich wird der Tod zu unserem liebsten Gefährten, und der physische Tod erscheint uns als eine letzte orgiastische Ausdehnung; der letzte Durchbruch durch die uns bekannten Grenzen.

Es ist wichtig zu verstehen, dass wir immer mehr an Verhaftung und Begierde verlieren, je mehr wie nach oben fließen und uns ausdehnen. Diese Eigenschaften fallen tatsächlich wie Blätter im Herbst herab: mühelos, unbewusst. Wenn wir von Glückseligkeit erfüllt sind, spüren wir weder Hunger noch Durst; es ist, als wäre der Durst unserer Seele von göttlichem Nektar gelöscht worden. So verschwindet zum Beispiel unsere Sehnsucht nach körperlichen Orgasmen, sobald wir die orgasmische Ausdehnung des Bewusstseins voll erleben können. Dies ist sehr wichtig, denn wir sollten unseren Verhaftungen und Begierden nicht bekämpfen, sondern in einem echten Umwandlungsprozess lediglich immer weiter nach oben fließen lassen.

Ich habe hier den wichtigsten Lösungsweg für das klammernde Selbst aufgezeigt: ein tiefgreifendes Verständnis dafür, worin das wahre Wesen des Glücks liegt. Es kann nur aus einem beständigen, unmittelbaren und uns verwandelnden Engagement erwachsen, etwa durch Meditation. Ein Gleichgewicht im siebten Chakra kann sich nur dann einstellen, wenn die innerste Schicht unseres Bewusstseins erwacht und das fehlende Glied unserer Suche nach Glück erkennt.

Es gibt noch zwei spezifischere Möglichkeiten, das siebte Chakra auszugleichen. Die eine ist für diejenigen gedacht, die zu erdverhaftet sind und Angst vor Transformation haben, die andere für jene, deren Ungleichgewicht sich in einer Tendenz zur Weltflucht ausdrückt.

Für diejenigen, die im siebten Chakra einer großen Furcht begegnen, ist es sehr ratsam, die transformative Reise nur allmählich anzugehen. Natürlich müssen auch sie sich bewusst auf einen tiefgehenden transformativen Prozess einlassen, einschließlich tiefer Meditation und Reflexion. Aber sie müssen nicht den ganzen Weg auf einmal schaffen. Man kann freudig und dennoch ernsthaft einen allmählichen, kontrollierten Prozess durchlaufen, der berücksichtigt, dass sowohl das physische als auch das feinstoffliche Gehirn und Nervensystems noch nicht reif sind. Alles auf einmal erreichen zu wollen, könnte uns »verbrennen«. Daher ist es besser, die Einschränkungen von Körper und Seele zu akzeptieren und das göttliche Licht nur langsam, aber sicher aufzunehmen. Auch der kleinste Happen göttlicher Nahrung vergrößert unseren Appetit, und wir werden schnell entdecken, dass wir immer mehr in uns aufnehmen können und schließlich wirklich tiefer gehen möchten.

Es ist außerdem wichtig, die Dinge langsam anzugehen, da es eines Reifungsprozesses bedarf, um in einem Zustand jenseits von Gefühlen und Beziehungen anzukommen, der – zum Entsetzen des Gläubigen – jenseits eines äußeren Gottes liegt. Dies mag ziemlich schwer verdaulich sein, und nur die wachsende Glückseligkeit mildert diese tiefen Erschütterungen.

Wenn Furcht unsere Beziehung zu den spirituellen Dimensionen des Lebens dominiert, ist ein tiefes Verständnis echter Spiritualität sehr wichtig. Ja, der Intellekt muss in diesen Prozess voll einbezogen werden. Nur wenn das sechste Chakra spirituelle Intelligenz besitzt, kann es uns beim Aufbruch zur Reise ins Unbekannte als stabile Grundlage dienen. Es ist sehr empfehlenswert, einen erfahrenen Meister oder ein zuverlässiges System zu wählen, die uns Zuversicht und Vertrauen schenken können. Wenn wir einen Experten oder eine kundige Tradition an unserer Seite haben, erlaubt uns dies, im Licht einer klar umrissenen Weisheit in das Unbekannte der Unendlichkeit vorzudringen, Fallstricke zu vermeiden und immer weiter voran geleitet zu werden. Ein Experte kann uns zudem als Beispiel dienen, als ein Mensch, der den ganzen Weg bereits gegangen ist und in diesen bodenlosen Gefilden in absoluter Ruhe verweilt. Diese entspannte und angstfreie Haltung wird unsere eigenen Ängste und Zweifel leicht lösen können.

Den Prozess des Erwachens im siebten Chakra durchlaufen wir, während wir gleichzeitig eine feste Grundlage und Gleichgewicht in unseren unteren sechs Chakren schaffen müssen – am wichtigsten ist dies im ersten und im dritten Chakra. Nur wenn es in den unteren Chakren eine feste Grundlage gibt, können wir uns wirklich sicher fühlen. Nur mit ihrer Hilfe sind wir in der irdischen Dimension verwurzelt. Wir haben dann eine Ausgangsbasis, von der aus wir aufbrechen und die Gegend erkunden können, um nach Abenteuern und voll neuer Erkenntnisse wieder dorthin zurückzukehren.

Auch für den Weltflüchtigen ist es sehr empfehlenswert, zur selben Zeit am Gleichgewicht seiner drei unteren Chakren zu arbeiten, aber hier aus einem anderen Grund: So lange dieser Typus in die spirituellen Dimensionen »emporfliegt« und dabei keinen festen Boden hat, auf dem er stehen oder zu dem er zurückkehren kann, werden diese Flüge ihm scheinbar erlauben, den Herausforderungen des Lebens zu entkommen. Weltflüchtige haben das Leben nicht sehr gern; das Leben ist ein gefährlicher Ort, der ihnen viel abverlangt. Meditation dagegen ist befreiend und wohltuend. Glückseligkeit sollte aber kein Fluchtpunkt sein. Dies gilt insbesondere angesichts der Tatsache, dass wir unsere Verwandlung niemals stabilisieren können, solange unsere Beziehungen zum Leben nicht gelöst sind, ganz gleich, wie »spirituell erhaben« wir sein mögen.

Wir sollten bedenken, dass wahre Spiritualität sich nur dann entwickeln kann, wenn das Leben positiv erlebt wird. Man sollte das Leben lieben und es aus dieser Liebe heraus leichten Herzens transzendieren. Für diejenigen, die zu Höhenflügen neigen, ist es also wichtig, sich daran zu erinnern, dass ihr »furchtloser« Ansatz oft von einer tieferen unbewussten Angst herrührt!

Es ist essentiell wichtig, uns um unseren Lebensunterhalt und um unser praktisches Überleben zu kümmern. Mit Hilfe eines funktionierenden erstens Chakras können wir uns beim Meditieren wirklich entspannen. Es ist zudem wichtig, seelische Muster aufzulösen. Die Meditation darf nicht zu einer Form der Schmerzvermeidung werden. Es ist wichtig, alle Dimensionen des Menschseins anzuerkennen, sie zu heilen und ganz zu durchleben. Flucht ist der Versuch, einem tiefen verborgenen Schmerz verzweifelt auszuweichen. Der Weltflüchtige sollte es mit seinem spirituellen Ehrgeiz nicht übertreiben, auch wenn er stark dazu neigt. Das Luft-Element könnte in ihm so stark werden, dass seine Leichtfertigkeit gefährlich wird. Er sollte sich zudem allzu radikalen Ansätzen verweigern, auch wenn radikale Ansätze ihn aufgrund seiner Unausgeglichenheit gerade am meisten anziehen. Am besten zu ihm passen würden dagegen gesicherte und ausgeglichene Ansätze, denen eine weise Tradition zugrunde liegt, sowie eine strukturierte und eingeschränkte Form spiritueller Praxis.

Die drei Ebenen des Funktionierens

Das funktionierende siebte Chakra: Wir bewegen uns auf unserer spirituellen Reise langsam aber stetig vorwärts. Wir spüren eine tiefe Wertschätzung für erleuchtete Meister und Traditionen, sind aber nicht wirklich an unserer Transformation interessiert. Intellektuell verstehen wir, und sind sogar damit einverstanden, dass das getrennte Selbst eine Illusion ist. Wir fühlen und erkennen auch, dass Gott kein äußeres Phänomen ist, aber unsere spirituelle Praxis ist nicht radikal genug, um dies in den Tiefen unseres Seins zu begreifen. Dies bedeutet nicht, dass wir beim tiefen Meditieren nicht mit Zuständen der Leere in Berührung kämen – wir sind dazu fähig und tun es, ohne übertriebene Angst zu haben und ohne die Fähigkeit zu verlieren, danach wieder den Boden unter unseren Füßen zu finden. Wir können uns auch tagelang in Schweigen und tiefe Meditation zurückziehen. Gleichzeitig aber tragen wir dafür Sorge, dass wir die Grenzen nicht zu weit überschreiten; in gewisser Weise benutzen wir die spirituelle Dimension, um unseren Verstand und unser Leben ins Gleichgewicht zu bringen. Unser ich-bezogenes Erleben fasziniert uns immer noch sehr stark, und wir fühlen, dass wir noch einiges durchleben müssen, bevor wir es ablegen und uns in unbekannte Bereiche bewegen können. Wir tragen noch irdisches Verlangen in uns, das unser stärkster Antrieb ist. Wir gleichen es mit vielfältigen Erfahrungen meditativer Glückseligkeit aus.

Das ausgeglichene siebte Chakra: Wir sind spirituell reife Menschen. Das erste Anzeichen dieser Reife ist unsere Fähigkeit, zu fühlen und klar zu erkennen, dass das eingeengte Selbst Leiden ist und dass das ausgedehnte Bewusstsein Glückseligkeit bedeutet. Diese Erkenntnis ist viel stärker als die Angst vor der Selbstauflösung. Unsere spirituelle Sehnsucht danach, alle Begrenzungen zu verlieren, wird nicht mehr von Angst und Zweifel eingeschränkt. Die Evolution unseres Bewusstseins wird zu einem Schwerpunkt unseres Daseins und spirituelle Meister sind unsere Vorbilder. Wir fühlen uns stetig dazu hingezogen, uns mit dem Göttlichen zu vereinen. Wir wissen in unserem Herzen und in unserem Geist und auch aufgrund zahlloser unmittelbarer Erlebnisse, dass Gott nicht jemand oder etwas ist, sondern ein Bewusstseinszustand. Beim Meditieren können wir sehr tiefe meditative Zustände erreichen und sind über lange Zeiträume hinweg im göttlichen Licht von Samadhi (Selbstversunkenheit). Unser siebtes Chakra öffnet sich fortwährend, um kosmische Energie zu empfangen. Wir lieben es, allein zu sein und die Welt hinter uns zu lassen – nicht, weil wir das Leben nicht mögen, sondern weil wir stark zur Selbstversunkenheit hingezogen werden. Wir brauchen keine Gefühle mehr, um uns zu definieren. Unser eigenes Selbst erleben wir sehr fein, so als wäre unser »ICH BIN« transparent, fast nicht vorhanden. Unsere irdischen Verlangen nehmen immer weiter ab. Der Tod erscheint uns nur als ekstatische Auflösung oder Ausdehnung. Tatsächlich ist in diesem ausgeglichenen Zustand des siebten Chakras das einzige, was uns vom Göttlichen fernhält, unsere Unfähigkeit, genug Licht durch unser physisches und unser feinstoffliches Nervensystem zu leiten.

Das erwachte siebte Chakra: Die Schranken des siebten Chakras zerbrechen vollkommen, und die kosmische Energie kann frei in die individuelle feinstoffliche Anatomie hineinfließen. Die Trennung zwischen dem Persönlichen und dem Kosmischen verschwindet. Beides vereint sich in einem neuen Wesen, das gleichzeitig menschlich und göttlich ist. Auf dem Scheitel wird der Verlust von Grenzen tatsächlich spürbar. Man fühlt sich kopflos, so als ob kosmische Energie den Kopf aufgebrochen hätte. Es ist genau wie in der taoistischen Redensart: »Der Weise hat kein eigenes Bewusstsein.« Über das überpersönliche achte Chakra, das über dem Kopf liegt, verschmilzt die Wirbelsäule mit der

Unendlichkeit. Das siebte Chakra öffnet sich wie ein Springbrunnen und ist gleichzeitig wie ein leeres Gefäß, dass endlos kosmische Energie aufnehmen kann. Mühelos leiten wir göttliches Licht ohne Unterlass durch unser physisches und feinstoffliches Nervensystem. Wir erhalten keine Antwort auf die großen Mysterien des Lebens, sondern wir erkennen, dass die letzte Antwort in der Vereinigung mit diesen Mysterien liegt. Das göttliche Selbst nimmt den Platz des persönlichen Selbst ein, und von da an nutzt das Universum die Überreste des abgetrennten Selbst (die transparente Persönlichkeit) für seine eigenen schöpferischen Bedürfnisse und Impulse. Anstatt eine Kraft für sich zu sein, wird das Persönliche zu einer Funktion. Anhaftung und Begierde sind keine großen Herausforderungen mehr und gewiss kein Quell der Anstrengung. Der Tod ist nicht mehr möglich, weil nur das ewige *ist.* Der Sinn der spirituellen Reise ist von der glücklichen Erkenntnis erfüllt, dass es niemanden mehr gibt, mit dem es sich zu vereinen gilt: Das suchende Subjekt und das gesuchte Objekt sind ein und dasselbe.

Polare Emotionen

Angst vor Leere/Glückseligkeit, Anhaftung/Befreiung, Trennung/Nicht-Dualität.

Arten von Traumata

Wann immer wir zu früh einen Verlust der eigenen Grenzen erlebt haben; wenn wir spirituelle Wahrheit unmittelbar berührt haben, sie aber nicht aufnehmen konnten und das Gefühl hatten, das unsere wohlgeordnete Weltsicht zusammenbricht, entstand ein spirituelles Trauma. Dies kann sich beim Meditieren oder in jedem anderen Kontext spiritueller Erkenntnis ereignet haben, wo wir der Leere und bodenlosem Raum begegnet sind (bei religiösen Gläubigen kann dies zu einer religiösen Krise führen). Es kann auch beim Experimentieren mit psychedelischen Drogen und psychoaktiven Pflanzen geschehen sein, als unser Gehirn und die feinstoffliche Anatomie für scheinbare oder tatsächliche Dimensionen empfänglicher wurden. Manchmal kann uns eine zu frühe Begegnung mit einem spirituellen Meister aus der Bahn werfen (dies kann auch mit einem falschen spirituellen Lehrer geschehen, der uns an den Rand eines Zusammenbruchs bringt). Ein spirituelles Trauma kann auch dann entstehen, wenn wir unvorbereitet ein spirituelles Erwachen erleben oder eine Kundalini-Krise, in der sich die spirituelle Kraft aufgrund von seelischen oder körperlichen Störungen in verzerrter Weise durch die Nadis bewegt. Manchmal kann der Zusammenprall einer spirituellen Offenbarung mit einem unreifen Gehirn und einer ebensolchen Seele zu einer Art »Wahnsinn« führen, etwa zu verschiedenen Formen von Manie oder Größenwahnsinn. Ein Trauma kann auch Individuen geschehen, die zu schnell erleuchtet werden wollen und mit Praktiken experimentieren, die Prana-Ungleichgewichte schaffen; sie werden dann vollkommen verwirrt, verlieren ihre Erdung und meiden fortan alle spirituellen Praktiken. Ein letztes mögliches spirituelles Trauma ist ein Nahtod-Erlebnis.

Die allgemeine Schlussfolgerung aus dieser Art von Trauma lautet: »Es ist gefährlich, sich ganz und gar zu öffnen.« Gegenüber der spirituellen Dimension des Lebens und auch gegenüber ihren »Repräsentanten« – spirituellen Meistern und esoterischen Traditionen – werden wir sehr misstrauisch. Wir entwickeln eine tiefe Angst vor meditativen Erlebnissen und tun unser bestes, um uns ständig zu erden. Manchmal weisen wir Spiritualität weit von uns und gehen zum anderen Extrem über, zu »einem normalen Leben wie das aller anderen«. Unsere spirituellen Tendenzen bekämpfen wir und haben Angst vor dem Gefühl des Losgelöstseins. Wir erschaffen uns eine sehr feste Definition von geistiger Gesundheit, weil wir Angst davor haben, verrückt zu werden. Wir halten uns zu sehr an logisches Denken. Einige brauchen Jahre, um zu begreifen, dass Spiritualität kein Prozess der Destabilisierung sein muss, und dass es auf der Welt tatsächlich wohlausgewogene Lehren und Lehrende gibt. Andere kehren niemals wieder zu ihrer spirituellen Praxis zurück.

Persönlichkeitstyp

Dieser seltene Persönlichkeitstyp wird am besten durch das Bild des Yogis repräsentiert. Er widmet sich vollkommen dem Zustand der Selbst-Auflösung und der Versunkenheit in göttlichem Licht. Hier sind jene Menschen zu finden, die allem abgeschworen haben (in der Yoga-Tradition »Sadhus« genannt). Sie legen eine mühelose Interesselosigkeit an der Welt von Zeit und Raum an den Tag. Vor jedem Engagement in der Außenwelt schrecken sie zurück und ziehen sich etwa in eine Höhle, einen Wald oder ein Kloster zurück. Sie neigen außerdem stark dazu, lange Phasen der Stille einzuhalten, vollkommener Stille sogar, und fühlen sich zu sehr langen Meditationsübungen und Fasten hingezogen. Ihr einziges Interesse im Leben ist die Reinheit des selbstlosen Zustands, und selbst wenn sie viele Anhänger anziehen, bleiben sie die meiste Zeit über doch in diesem Zustand. Sie kommen nur gelegentlich daraus hervor, damit andere die seltene Gelegenheit haben, sich ihnen zu nähern.

Eine mildere Variante des Persönlichkeitstyps des siebten Chakras sind diejenigen, die vor allem an Meditation interessiert sind und es ziemlich schwierig finden, sich den Herausforderungen des Lebens zu stellen, weil sie daran einfach kein Interesse haben. Angesichts der Herausforderungen des weltlichen Lebens zeigen diese Menschen eine Weltfremdheit und das allgemeine Gefühl, nicht zur Welt zu gehören. Sie entfremden sich vom eigenen Körper. Da solche Menschen im westlichen Kollektivbewusstsein keinerlei Unterstützung erfahren, sind sie oft zwischen einem klösterlichen Leben und alltäglichem Handeln, einschließlich eines Familienlebens hin und her gerissen. In der ayurvedischen Tradition sind diese Menschen die vollkommene Ausprägungen von Vata: leichtfertig-luftig, ohne Erdung und spirituell. Sie werden es immer vorziehen, in einem meditativen Zustand zu schweben, als den wirklichen Boden unter ihren Füßen zu spüren.

Berühmte Persönlichkeiten des siebten Chakras: Gautama der Buddha, Ramana Maharishi: glückselig, aufgesogen in Nirvana und still.

Männliche und weibliche Energien

Der männliche Aspekt des siebten Chakras ist die totale Meisterschaft über Seele und Körper. Ist der Geist erwacht, wird er zur Autorität, das heißt, er ist höchste Identität, Weltsicht und Realität. Alles übrige Wissen und alle anderen Perspektiven messen sich an seinem Wissen und seiner Perspektive. Die absolut nicht-duale Natur der Wirklichkeit wird zur Weltsicht, die alles andere übermannt.

Der weibliche Aspekt des siebten Chakras besteht darin, ein vollkommen leeres Gefäß zu werden, in welches das Göttliche einfließen kann.

Ohne jeglichen Widerstand öffnen wir uns, um das göttliche Licht zu empfangen, und sind von der Präsenz des Geistes tatsächlich durchdrungen. Wir verwandeln uns in nahezu vollkommene Leiter für göttliches Licht, Wissen, Mitgefühl und schöpferischen Drang.

Art des Glücks

Glück ist für dieses Chakra die letzte Glückseligkeit der Selbstversunkenkeit, die es in tiefen Samadhi-Zuständen findet; also immer dann, wenn wir unser Bewusstsein soweit ausdehnen, dass wir Schranken und Grenzen verlieren. Der Fluss der Kundalini nach oben, der alle irdischen Zwänge löst und uns in unseren inneren Himmel bringt, ist aktives Glück. Das vollständige Glück liegt im Erlangen endgültiger Befreiung oder Erleuchtung. Sowohl Glück als auch Schmerz werden transzendiert. Erleuchtung bedeutet demnach das Ende der illusorischen Suche nach Glück in der Welt der Dinge.

Bedeutung und Sinn des Lebens

Das Leben ist nichts weiter als ein Spiel Gottes. Es ist ein ewiges Versteckspiel, das durch die spirituelle Erkenntnis des ewig befreiten Zustands des absoluten Nichts gewonnen wird. Auf einer höheren Ebene kann nicht einmal mehr das gesagt werden, da es hier und jetzt immer nur *Das* gibt oder *Das Eine* und die Welt überhaupt nicht existiert; die Konzentration auf diese Erkenntnis ist das scharfe Messer, das geschickt alle Schleier durchtrennt. Es gibt im Leben absolut keine Bedeutung und keinen Sinn, abgesehen von spiritueller Befreiung und Erleuchtung. Wir sind nur hier, um etwas rückgängig zu machen; in gewisser Weise sind wir dazu bestimmt, uns ganz einfach in den bereits perfekten Zustand vor der Schöpfung zurückzuentwickeln. Es gibt nichts zu tun und kein Ziel zu erreichen; der spirituelle Pfad und das spirituelle Ziel sind nichts weiter als Fallstricke, die diese fleckenlose Erkenntnis behindern. Es gibt keine Wiedergeburt, da es keine Seele gibt; nichts kann vom Göttlichen getrennt sein. Liebe ist die Ausstrahlung, die aus dem nicht-dualen Zustand strömt, und dieses Ausstrahlen erfolgt mühelos, sie berührt unbewegt alles und jeden. Der Tod ist ein kosmischer Witz; im ewigen Sein gibt es keinen Tod. Gott ist keine Frage des

Glaubens; es gibt nichts als Gott, und unsere Arbeit besteht schlicht und einfach darin, dass wir uns dieser Tatsache hingeben und uns mit dem einen und einzigen Sein vereinen.

Die dem siebten Chakra entsprechende Altersstufe

Es gibt keine eigentliche seelische Entwicklungslinie, die zwangsläufig zu diesem Chakra führt, daher lässt sich der Zeitraum, der die Evolution dieses Chakras am meisten fördert, nicht genau benennen. Wenn es eine derartige natürliche Entwicklungslinie gäbe, könnte sie wohl am ehesten der Zeit vom zweiundvierzigsten bis zum neunundvierzigsten Lebensjahr entsprechen. Im Idealfall könnte die wachsende Tendenz, nach innen zu gehen und Gott oder das Geistige zu erkennen, sich als der natürliche Entwicklungsschritt herausstellen, nachdem die Pflichten der Gesellschaft gegenüber erfüllt (viertes und fünftes Chakra) und individuelles Wissen und Weisheit vollkommen in das Selbst integriert worden sind (sechstes Chakra). Je weiter man wächst, desto mehr ist man bereit, die irdischen Verpflichtungen abzuwerfen, und man hat die Zuversicht erlangt, derer es bedarf, um sich für die Erkenntnis der tiefsten Lebensgeheimnisse freizumachen.

In Gemeinschaften, die die Spiritualität fördern, wie etwa im vedischen Ashram-System, wird man ab dem Alter von fünfzig dazu angehalten, sich in die Vanaprastha-Periode zu bewegen (Vanaprastha heißt wörtlich: »in den Wald gegangen«). Das Alter von fünfzig markiert hier das Ende aller Verpflichtungen als Haushaltsvorstand und den Anfang der vollen Hingabe an die göttliche Erkenntnis (Moksha). Dies ist der Anfangspunkt eines Übergangs vom materiellen zum spirituellen Leben: der spirituelle Sucher zieht sich zurück, um als Eremit zu leben, nachdem er seine materiellen Gelüste zum Teil aufgegeben hat.

Psychosomatische Störungen

Psychosomatische Störungen des siebten Chakras handeln hauptsächlich von einem Verlust des Gleichgewichts in den verschiedenen Bewusstseinszuständen: von Schlafstörungen (etwa Schlaflosigkeit) bis hin zu Bewusstseinsverlust (plötzliche Ohnmacht oder Gehirnerschütterung). Wir sollten bedenken, dass die Zirbeldrüse, die mit dem siebten

Chakra verbunden ist, den Wach-Schlafrhythmus kontrolliert (teilweise durch Melatonin-Produktion). Wann immer also die grundlegenden Bewusstseinszustände gestört werden, kann dies zu einer kurz- oder langfristigen Krankheit führen.

Jede Form von Störung der normalen Wahrnehmung im Wachzustand ist mit dem siebten Chakra verbunden. Dies kann auf den langanhaltenden Gebrauch psychoaktiver Pflanzen und psychedelischer Drogen zurückzuführen sein, aber auch auf einfache Störungen wie Schwindelanfälle. Es gibt auch psychische Ungleichgewichte, die mit dem siebten Chakra zusammenhängen können; Manie etwa geht mit dem Gefühl einher, dass sich Energie durch den weit offenen Scheitel ergießt.

Es gibt zudem eine ganze Bandbreite an Ungleichgewichten in der Kundalini, die oft das Gefühl eines zu weit geöffneten siebten Chakras einschließen. Dies kann mit starken Gefühlen der Fremdheit einhergehen, mit Orientierungslosigkeit, Hypersensibilität und dem Gefühl, keinen Boden unter den Füßen oder keine sicheren und definierten Grenzen zu haben. Im wesentlichen kann jedes spirituelle Erlebnis auf dem erschöpften Körper, Gehirn und Nervensystem Spuren hinterlassen. Liegen seelische oder körperliche Blockaden vor, kann es auch zu einem energetischen und psychosomatischen Zusammenbruch führen.

Kollektive Prägungen

Die stärkste kollektive Prägung im siebten Chakra ist das Bild eines mythischen Gottes im Außen, wie es von den großen Religionen konstruiert wurde. Diese Vergegenständlichung Gottes, die eine vielschichtige Beziehung zwischen ihm und dem Gläubigen zur Folge hatte, hat in das menschliche Gehirn das Konzept eingeprägt, dass es eine starke Trennlinie gibt, die den Schöpfer von der Schöpfung absondert. Natürlich gibt es auf der ganzen Welt zahllose Schöpfungsgeschichten, die dieses Konzept kräftig befördern. Der entgegengesetzte Pol dieses Konzepts ist der atheistische Ansatz, der den Schöpfer negiert und uns nur die Schöpfung selbst übrig lässt (ein Universum, das sich selbst erschafft). Diese Gegensätze stellen ein großes Hindernis in unserem Bemühen dar, sowohl Schöpfer als auch Schöpfung zu transzendieren und endlich zu begreifen, dass es nur *Das* oder *Das Eine* gibt.

Zur Vorstellung eines äußeren Gottes kommt, untrennbar damit verbunden, hinzu, dass man einen religiösen oder spirituellen Mittler (einen Priester, Rabbi oder Guru) braucht, der zwischen dem Gläubigen und Gott vermittelt. Er überträgt unsere Gebete in eine göttliche Sprache, die Gott verstehen kann, und übersetzt gleichzeitig die göttliche Sprache für uns in Botschaften, die wir Menschen verstehen können. Dies stellt eine weitere Blockade auf unserem Weg zu göttlicher Einheit dar, denn das schlummernde siebte Chakra kommuniziert auf direkte Weise mit dem universellen Licht.

In vielen Schichten der Gesellschaft gibt es einen großen Widerstand gegen transformative Spiritualität, dies gilt besonders für die westliche Gesellschaft. Der derzeitige Konsens von Psychologie und Psychiatrie zeichnet sehr genaue Grenzen für unsere geistige Gesundheit. Stimmt man diesen Grenzen zu, ist die transformative Spiritualität in vieler Hinsicht irrsinnig. Unsere Wissenschaft ist recht atheistisch und materialistisch. Feinstoffliche Ebenen des Bewusstseins, die in esoterischen Lehren aufgezeigt werden, erkennt sie nicht an. Menschen, die der Welt entsagen, werden in einer säkularen, geldorientierten, auf Familien beruhenden Gesellschaft als Außenseiter angesehen. Und natürlich verneinen die zentralen Lehren der meisten Religionen eine tiefgehende nicht-duale Vereinigung mit Gott. Dies bedeutet, dass der Anhänger einer nicht-dualen Lehre den vorherrschenden kulturellen Strukturen im Westen zuwiderläuft.

Evolution der Welt

Das kollektive siebte Chakra hat sich zuerst in den esoterischen Lehren und Sekten der großen Religionen ausgeprägt: Es sind unter anderem die Vorläufer des Yoga, der Tantrismus und Sufismus, die Kabbalisten, der Zen und die Mahayana-Schule (zwei Ausläufer des Buddhismus), die Essener, Pythagoreer und andere mehr. Diese Strömungen haben sich von der religiösen Masse abgesetzt, um sich radikal transformativen Praktiken der Selbstauflösung und Einheit mit dem Göttlichen hinzugeben. Ausnahmeerscheinungen wie Gautama der Buddha und Jesus haben der unmittelbaren Transzendenz und der Selbstbefreiung den Weg bereitet. Aus diesem Grunde wurden sie von den institutionalisierten

Religionen ihrer Zeit als gefährlich eingestuft. »Sei dir selbst ein Licht«, dieser großartige Rat des Buddha ist bis zum heutigen Tag ein Meilenstein in der Entwicklung des kollektiven siebten Chakras.

Dennoch fand der größte Sprung in der Entwicklung des kollektiven siebten Chakras im 20. Jahrhundert statt, als die östliche Welt spiritueller Erleuchtung, besonders die verschiedenen Yoga-Linien, ihre herausragenden Repräsentanten in den Westen sandten, um die Vorstellung einer autonomen Spiritualität zu verbreiten – einer Spiritualität, die als unmittelbare innere Offenbarung stattfindet. Sie blickt nicht zum Himmel auf, sondern richtet ihre Augen nach innen. Sie glaubt nicht, sondern strebt danach, sich zu vereinen. Jeder Mensch wird dazu angehalten, seine eigene Verbindung mit dem Göttlichen zu pflegen. Ihre Lehrer sind im Idealfall bloße Fingerzeige auf unser eigenes inneres Licht. Starke Botschaften in Bezug auf die Ablehnung von Religion, vom Glauben und einem äußeren Gott, kamen von großen Lehrern wie Jiddu Krishnamurti und Osho. Diese Botschaften wurden mit großem Interesse aufgenommen, anfangs besonders von der Subkultur der Hippies. Heutzutage erscheint die Vorstellung von einem innewohnenden Gott jedem New-Age-Anhänger als offensichtlich.

Häufige Wechselwirkungen mit anderen Chakren

Das erste und das siebte Chakra sind in zwei Arten von Traumata miteinander verknüpft: dem spirituellen Trauma (das im Abschnitt »Arten von Traumata» detailliert beschrieben wurde) und dem manchmal unbewussten Trauma des Weltflüchtenden. Dieser hat die Tendenz, sich aus den falschen Gründen für transformative Spiritualität zu interessieren: Er möchte einen Weg aus dem Leben heraus finden und seinen physischen Körper verlassen, was eine sehr subtile Form von Selbstmord ist. Selbstauflösung erscheint in den Augen des Weltflüchtenden eine attraktive Vorstellung zu sein. Tatsächlich ist dies aber vor allem durch bewusste und unbewusste Traumata motiviert, die diesen Menschen dazu bringen, vor der Herausforderung des Lebens zurückzuscheuen.

Die Verbindung zwischen dem zweiten und siebten Chakra ist auch eine sehr wichtige. Beiden Chakren geht es um das Verlangen nach

Grenzenlosigkeit. Während aber das zweite Chakra diesen Zustand in den extremen und erregenden Erlebnissen des Lebens sucht, strebt das siebte Chakra danach, ihn in den geistigen Gefilden, jenseits aller Gefühle und Erlebnisse zu finden. Wenn man einen Zustand der Grenzenlosigkeit durch Erlebnisse erreichen möchte, ist dies der Hauptgrund für die Entwicklung von Begierden. Das siebte Chakra kann diese Begierden im zweiten Chakra sehr wirksam besänftigen, indem es ihm tiefe Erfüllung und Erlösung im Geistigen bietet. Das siebte Chakra ist fähig, jeden Drang oder jede Erfahrung im zweiten Chakra in einen Zustand reiner Vereinigung zu verwandeln, sie gleichsam zu »alchemisieren« (im wesentlichen ist dies das Herz der tantrischen Lehren). Gleichzeitig dürfen wir nicht vergessen, dass das zweite Chakra die Quelle des Vereinigungsimpulses ist, der eigentliche Antrieb zur Ekstase – zur Selbstvergessenheit. Das siebte Chakra hängt also auch vom zweiten Chakra ab, sowohl energetisch als auch, weil es die Quelle jenes ursprünglichen Dranges ist.

Das dritte, sechste und siebte Chakra überschneiden sich im Prozess der Selbstentwicklung. Das dritte Chakra erschafft einen Meister, der alle Verlangen und alle Begierden kontrollieren kann; das sechste geht darüber hinaus und entwickelt ein Selbst jenseits von Gedanken und Gefühlen. Das siebte Chakra schließlich schafft die vollkommene Meisterschaft über Seele und Körper, letztlich sogar über die gesamte feinstoffliche Anatomie.

Die Kombination des vierten und siebten Chakras ermöglicht die gleichzeitig duale und non-duale Beziehung mit dem Göttlichen: Das Herz erhält die Flamme der Hingabe und Liebe am Leben, während das siebte Chakra mit seiner Erkenntnis der völligen Beziehungslosigkeit die Oberhand hat. In kraftvoller Weise überschneiden sich auch das sechste und siebte Chakra. Während das siebte Chakra in dieser Kombination die direkte Offenbarung des formlosen Einen bewirkt, formt das sechste Chakra diese Offenbarung zu einem Werkzeug, mit dessen Hilfe zwischen Schein und Wirklichkeit unterschieden werden kann. Zudem ist es fähig, diese Abstraktion in die Erkenntnis der eigentlichen Bedeutung und des Sinns des Lebens zu übersetzen.

Im Kundalini-Prozess

Im Kundalini-Prozess ist das siebte Chakra zweifellos das wichtigste Zentrum. Nachdem es dem spirituellen Sucher gelungen ist, die drei Granthis zu durchbrechen (Vereinigung der drei unteren Chakren, Erwachen des Herz-Zentrums und Öffnung des »dritten Auges« im sechsten Chakra), ist er bereit, den letzten Sprung in Richtung des nichtdualen Zustands im siebten Chakra zu tun. Es ist, als würde man die Schwerkraft überwinden. Die irdische Energie des Körpers und der Seele hat jetzt den Kurs gewechselt und wird magnetisch in Richtung Himmel gezogen. Es muss nur noch ein letzter Schritt getan werden, ein schrittloser Schritt in den formlosen Raum des siebten Chakras hinein.

Im sechsten Chakra gibt es noch ein Gefühl der eigenen Existenz, ein sehr transparentes »ICH BIN«-Gefühl, das den Einen vom Ganzen trennt. Diese subtile Dualität wird im siebten Chakra transzendiert. Traditionell bedarf die Bewegung über das sechste Chakra hinaus der Hilfe eines geschickten Meisters oder eines starken Akts himmlischer Gnade. Dieser Sprung kann als Höhepunkt einer großen Bewegung verstanden werden, in dem wir die Schwerkraft vollkommen besiegen.

Der Augenblick, in dem wir ihn vollführen, kann mit dem Bild des abgeschiedenen kleinen Tropfens, der in den Ozean zurückfällt, beschrieben werden. Das große Paradox dabei ist, dass es kein Gefühl des Gewinns oder des Sieges gibt, da es sich um eine Verschmelzung mit der einzigen Wirklichkeit handelt, die es jemals gab. In vielerlei Hinsicht ist gar nichts passiert; allein die Illusion der Trennung wurde zertrümmert.

Empfohlene Übungen

Ausgleich und Erwachen des siebten Chakras erfordern von uns einen großen Einsatz bei umwandelnden spirituellen Praktiken (die das direkte Erleben der Auflösung in Einheit bedeutet). In diesem Zusammenhang sind tiefe Meditation, Schweigeretreats, Fastenretreats, Einweihungen durch spirituelle Meister und das Energiefeld spiritueller Meister empfehlenswerte Übungen. Wir sollten aber bedenken, dass es eine klare Unterscheidung zwischen einer gewöhnlichen spiritueller Praxis und umwandelnder spiritueller Praxis gibt: Letztere strebt nach einem Verlust aller Grenzen des Selbst, um die letzte Wahrheit der

Ungeteiltheit zu erkennen. Natürlich sind manche Praktiken dafür besser geeignet als andere. Ein sehr direkter Ansatz besteht etwa darin, sich auf Selbsterforschung zu konzentrieren. Die Frage: »Wer bin Ich?« tief zu ergründen oder auf andere Weise über das Mysterium des Selbst nachzusinnen, kann bereits verwandelnd wirken.

Sowohl das klammernde als auch das weltabgewandte Selbst können von den ausgewogenen Strukturen gefestigter transformativer Traditionen profitieren. Damit soll keineswegs die Tatsache bestritten werden, dass wir alle allein auf diesem Pfad wandern, doch gibt es viele Fallstricke, die das traditionelle Wissen einfach aufspüren und entfernen kann. Zudem gibt es in den Traditionen ein klares Verständnis davon, wie das Ziel letztlich aussieht, man bleibt daher kaum jemals stecken.

Beiden Persönlichkeitstypen kann auch ein tiefes intellektuelles Verständnis spiritueller Transformation nützen. Es reicht nicht aus, nur zu meditieren. Wir brauchen das sechste Chakra, um die abstrakte Ausdehnung des Bewusstseins in eine exakte Bedeutung zu übertragen. Ohne die Hilfe des sechsten Chakras kann die Brücke zwischen der Offenbarung des siebten Chakras und dem Leben an sich niemals geschaffen werden.

Beide Persönlichkeitstypen können ihre unausgeglichenen Ausdrucksformen korrigieren, indem sie einen moderaten und allmählichen Prozess wählen, der den gegenwärtigen Zustand ihres unreifen Nervensystems und des in bestimmter Weise konditionierten Gehirns berücksichtigt. Während man mit transformativen Praktiken übt, ist es wichtig, Prägungen in den unteren Chakren zu lösen und sich auch solchen Herausforderungen des Lebens zu stellen, die von den unteren Chakren angezeigt werden. Wir müssen bedenken, dass nur ein wohlfundiertes und ausgeglichenes Selbst sich jemals unwiderruflich mit der Gottheit vereinen kann.

Für beide Persönlichkeitstypen ist es das beste, Begierden und Verhaftungen nicht gewaltsam loswerden zu wollen. Selbstdisziplin ist gut, aber wir sollten das Bedürfnis nach Freude und Genuss im zweiten Chakra nicht vergessen. Anstatt uns im Kampf gegen starke Begierden aufzureiben, sollten wir uns Stück für Stück in das Licht des Selbst bewegen. So werden Verhaftungen allmählich und mühelos dahinschwinden.

Speziell für den Weltflüchtenden ist es wichtig, sich nicht von bestimmten Tendenzen beherrschen zu lassen, etwa Übereifer, einem Leben ohne festen Boden unter den Füßen, radikalem Experimentieren oder Desinteresse an materiellen Angelegenheiten (wie dem eigenen Lebensunterhalt).

Zusammenfassung: Die sieben Lehren des Lebens

Die zentrale Erkenntnis dieses Buches ist, dass wir die sieben Lehren des Lebens als etwas Ganzes begreifen, indem wir die Lehren der sieben Chakren verstehen. Wir müssen uns nicht den Kopf darüber zerbrechen, was die Kernpunkte der Lehren des Lebens sind, sondern sie werden uns in den sieben Schichten unserer Seele perfekt dargestellt und vollständig widergespiegelt. Jeder Mensch muss durch diese sieben Lektionen gehen und nur, indem wir dies tun, ist es uns jemals möglich, das Phänomen des Lebens in seiner Ganzheit zu erkennen. Je öfter wir durch diese sieben Passagen gehen, desto weiter wächst unsere Weisheit und wir erkennen das ganze Potential des Lebens. Wir erleben, wie das Leben sein kann, wenn es voll und ganz verstanden wird. Genau wie Bienen, sind wir dazu bestimmt, von einer Blüte zur anderen zu fliegen und aus jeder einzelnen ihre feinste Weisheit zu ziehen. Nachdem wir diese Reise der sieben Blüten vollendet haben, sind wir mit den Reichtümern des Lebens ausgestattet und von jener Art Wissen erfüllt, die nur die unmittelbarste und vollständigste Erfahrung des Lebens jemals hervorbringen kann. Dies bedeutet, dass die sieben Chakren tatsächlich die sieben Lektionen der Schule des Lebens enthalten.

Jedes Chakra entspricht einer ganzen Welt mit eigener Identität, Perspektive und Erfahrung, eigenem Verlangen, eigenen Gefühlen, Empfindungen und natürlich eigenen Einsichten. Zu Beginn unserer Begegnung mit seiner jeweiligen Weisheit und Lehre scheint es eine enorme Bandbreite an verwirrenden Möglichkeiten und Gegensätzen zu geben. Je besser wir das einzelne Chakra aber kennenlernen, desto mehr sind wir in der Lage, aller Ablenkung Herr zu werden und uns auf die Lehre im Zentrum des einzelnen Chakras zu konzentrieren. Die Zeit, in der wir uns diese Lehre erarbeiten, ist wertvoll. Wir werden dann darauf vorbereitet, die Lektion des Chakras aufzuarbeiten und seine essentielle Weisheit offenzulegen. Dann wird es vollkommen wach oder vergeistigt und nimmt teil am Erwachen des Körper-Geist-Komplexes als Ganzem. Wenn alle sieben Chakren ihre tiefste Weisheit vollständig offengelegt haben, gibt es für den individuellen menschlichen Geist kein Dogma mehr; in vielerlei Hinsicht hat das Individuum damit die Schule des Lebens abgeschlossen und kann als befreites menschliches Wesen betrachtet werden. Dies bedeutet jedoch nicht, dass die Chakren ganz damit aufhören, sich zu reinigen und zu entwickeln. Es bedeutet nur, dass wir ihre wichtigsten Lektionen gelernt haben. Von da an liegen die noch verbleibenden Lektionen eher am Rande und gehen sehr ins Detail.

Im allgemeinen gibt es vier wesentliche Möglichkeiten, aus jedem einzelnen Chakra seine Weisheit zu ziehen.

Das erste Mittel ist das der Reinigung. Mit Reinigung ist ein therapeutischer Prozess gemeint, durch den Körper und Geist von seelischen Prägungen und Gedanken gereinigt werden. Diese Prägungen erscheinen in den Chakren als Vrittis, jene Tendenzen der Persönlichkeit also, die unser tiefstes Unbewusstes reflektieren. Jedes Chakra trägt seine eigenen Vrittis, die seine ausgeglichene Funktion einschränken und auch seine Fähigkeit, voll zu erwachen. Indem negative Vrittis abgetragen werden, setzt das Chakra mehr und mehr sein schlummerndes Potential frei.

Die zweite Möglichkeit besteht in den richtigen Entscheidungen und Handlungen im Leben selbst. In den meisten Fällen ist es fast unmöglich, etwas zu lernen oder weise zu werden, ohne sich im Leben wirklich zu engagieren. Dies verlangt natürlich einen ziemlich schmerzhaften Prozess durch Versuch und Irrtum. Manchmal ist es nötig, dass wir auf eine Art und Weise handeln, die unseren persönlichen Tendenzen vollkommen widerspricht, in anderen Fällen wieder müssen wir uns genau so zeigen, wie wir sind. Von Zeit zu Zeit müssen wir Risiken eingehen und mit schlecht zu kontrollierenden Situationen experimentieren und dann wieder genau das Gegenteil tun. Das Leben ist kein sicheres und eindeutiges Territorium und nichts, nicht einmal das Sicherheitsnetz der Moral, kann uns genau sagen, wie wir handeln sollten, um die Lektion eines bestimmten Chakras zu lernen. Erforderlich ist ein sehr aufmerksames Hören darauf, wie unsere Reise sich *von Moment zu*

Moment gestaltet. Keine Schlussfolgerung aus der Vergangenheit kann genau festlegen, wie wir im nächsten Schritt auf die Herausforderung reagieren sollten.

Die dritte Möglichkeit, Weisheit aus den Chakren zu ziehen, ist spirituelle Praxis. Spirituelle Praxis reduziert unseren Bedarf an psychologischer Reinigung entscheidend und ebenso unser Bedürfnis nach direkten Erfahrungen im Leben. Sie hilft, die spirituellen Qualitäten jedes Chakras zu wecken und setzt so unmittelbar *innere* Weisheit frei. Spirituelle Praxis entwickelt unsere Identität und dehnt sie aus. Sie erhöht unsere Prana-Aufnahme und weckt schlummernde Fähigkeiten in den Chakren, indem sie die Nadis reinigt. Auf diese Weise werden wir weise, ohne *alle* Fehler im Leben tatsächlich machen zu müssen.

Die vierte und letzte Möglichkeit, Lehren aus den Chakren zu ziehen, ist durch höhere Weisheit. Höhere Weisheit, die in den Worten Erleuchteter und heiliger Schriften gefunden werden kann, stellt uralte Einsichten bereit, die ebenfalls unseren Bedarf an unmittelbaren Erfahrungen verringern und uns den direkten Weg zu einer vollständigen Befreiung weisen.

Im wesentlichen legt jedes erwachende Chakra Teile der Weisheit offen, die letztlich eine Kombination aus seelischer Reinigung, richtigem Handeln, spiritueller Praxis und höherem Wissen sind. Diese vier bilden sozusagen einen einzigen, untrennbaren Strang der Weisheit.

Obwohl ich die sieben Weisheiten des Lebens, wie sie in den sieben Chakren widergespiegelt werden, im Verlauf dieses Buches klar beschrieben habe, werde ich sie im Folgenden nochmals kurz zusammenfassen. Betrachten wir die Lehren der sieben Chakren als vollständige Reise, bieten sie uns sehr erhellende Einsichten in das Phänomen des Lebens als ganzes.

- Das Leben ist nicht dazu bestimmt sicher, beständig und unveränderlich zu sein – *du* bist dazu bestimmt, dein eigener Zufluchtsort zu werden. Es liegt in deiner Macht und du hast es in deinen Händen, in deinem Inneren eine stabile Welt zu schaffen, die unerschütterlich ist wie ein Fels.

- Unsere Lebensfreude hängt nicht von starken Erfahrungen oder Höhepunkten des Genusses ab und sie sollte auch nicht geringer werden, wenn Schmerz und Enttäuschung in Form äußerer Erfahrungen auftauchen. Die Freude am Leben ist der nicht-kausale Zustand eines stets schaffenden und vollkommenen Geistes.
- Macht bedeutet nicht Stärke nach außen und Kontrolle, sondern eigene Gegenwärtigkeit und echte Selbstkontrolle. Indem wir vollkommene Selbstkontrolle erlangen und ein wirklich integriertes Selbst verwirklichen, brauchen wir keine äußere Ausdrucksform von Macht mehr und setzen unsere persönliche Macht nur ein, wenn es wirklich erforderlich ist.
- Wahre Liebe erwächst nur aus einer ungebrochenen *Ganzheit*, niemals aus *Bedürftigkeit*. Erfüllt wird sie nicht durch das, was wir *bekommen*, sondern durch das, was wir *geben*.
- Gebrauche deine Stimme nur, wenn es gegenseitigem Wachstum und der Entwicklung dient und das Gesamtwohl fördert. Äußere dich nur als Dienst an anderen – nur, wenn es einem konstruktiven Zweck dient.
- Nur die Transzendenz oder Überschreitung des Denkens kann je Klarheit und Intelligenz mit sich bringen. *Im Denken gibt es keine Klarheit.* In einem stillen Geist zeigt sich ein neuer Zustand der Offenheit, des echten Zuhörens und der Einsicht.
- Echtes und tiefes Glück kann nur verwirklicht werden, indem die Grenzen des Selbst durchbrochen werden. Glückseligkeit, das ununterbrochene Glück, kann nur in den tieferen Ebenen des Bewusstseins gefunden werden, jenseits dessen, was das getrennte Selbst mit all seinen Wünschen und Bedürfnissen erfassen kann.

Es gibt zwei Möglichkeiten, die Reise durch das System der Chakren zu verstehen. Die erste habe ich gerade beschrieben; sie ist eindimensional und geht in ansteigender Reihenfolge vor sich. Die zweite Möglichkeit ist mehrdimensional und läuft parallel ab. Beide Wege sind richtig und wichtig.

Der erste Ansatz beruht auf der Vorstellung, das kein Chakra sich je voll stabilisieren und erwachen kann, solange ihm noch die solide Grundlage der unteren Chakren fehlt. In dieser Vorstellung ist ein bestimmtes Verständnis von der Natur echter Entwicklungen enthalten. So wie der Baum, der tiefe Wurzeln braucht, um einen starken Stamm zu entwickeln und schließlich seine Krone weit in den unendlichen Himmel zu öffnen, oder wie ein Bauwerk auf einem festen Fundament errichtet wird, muss auch das menschliche Bewusstsein sich entwickeln: Stein um Stein, so dass es höher und höher wachsen kann, ohne Gefahr, in sich zusammenzufallen. Obwohl die Evolution der Chakren eigentlich nicht strikt linear verläuft und sich sehr oft ein gewisses Maß an Gleichgewicht und Erwachen in den höheren Chakren etabliert, obwohl wir uns noch in einem »niedrigeren« Entwicklungsstadium befinden, sind die *Stufen der Entwicklung* doch vollkommen linear – erst wenn wir die elementarste Lektion eines unteren Chakras gelernt haben, können wir die elementare Lektion des nächsten Chakras angehen. Der Grund dafür ist einfach: Die Lektion des höheren Chakras ist immer komplexer und verlangt unbedingt die erwachte Einsicht des vorhergehenden Chakras.

Erst nachdem wir eine planetare und spirituelle Grundlage geschaffen haben (erstes Chakra), haben wir das Selbstvertrauen und die Stabilität, die es uns erlauben, das Leben kraftvoll, total und mutig zu erleben (zweites Chakra). Während wir eine Verbindung zu den starken und intensiven Energien der Lebenskraft bekommen, lernen wir langsam, mit ihnen umzugehen, sie zu nutzen, um persönliche Macht zu gewinnen und sie zu zügeln, um sie auf würdige Ziele zu richten (drittes Chakra). Von der Grundlage des stabilen und kraftvollen Selbst aus können wir allmählich lernen, unsere Ziele im Geiste der Liebe und des Dienens zu formen (viertes Chakra). Nachdem wir uns Liebesfähigkeit angeeignet haben, können wir unsere Ziele zum Wohle des großen Ganzen angemessen zum Ausdruck bringen (fünftes Chakra). Auf der Grundlage aller Eigenschaften der fünf unteren Chakren (Stabilität, Freude, Macht, Liebe und kreativer Ausdruck), entwickeln wir schließlich die Weisheit und klare Wahrnehmung, die uns dazu bringt, die allerhöchste Bedeutung des Lebens zu suchen und auch zu erkennen (siebtes Chakra).

Wann immer ein Chakra sich im erwachten Zustand stabilisiert, setzt es ein höheres Gewahrsein frei, das in ihm gespeichert war, und fügt der

Seele so eine neue Ebene der Weisheit und der Achtsamkeit hinzu. In diesem Prozess werden nicht bloß die vorherigen Ebenen des Gewahrseins überschritten, es handelt sich vielmehr um eine *umfassende Transzendenz.* Dies bedeutet, dass wir uns nicht einfach nur immer höher und höher bewegen und dabei unsere früheren Errungenschaften gänzlich vergessen, sondern dass wir eine immer komplexere Struktur des Bewusstseins entwickeln.

Die zweite Art und Weise der Reise entlang der Chakren ist mehrdimensional und verläuft gleichzeitig. Sie schließt den linearen Ansatz nicht aus, sondern zeigt uns das endgültige Ziel der linearen evolutionären Reise, die Stein auf Stein gebaut ist. Als ganzheitliche menschliche Wesen sind wir nicht bloß dazu bestimmt, die unteren Chakren zu transzendieren und schließlich im siebten Chakra zu verweilen. Wir müssen die ganze schrittweise Reise vollziehen, um das gesamte Spektrum der Chakren (oder der Ebenen der Seele) zu erwecken. Einmal erwacht, entsteht eine freie Bewegung entlang der Chakrenlinie, die es uns tatsächlich erlaubt, sieben mögliche Perspektiven, Weltsichten und Lebenserfahrungen zu haben. Wir sind dazu bestimmt, diese sieben Perspektiven gleichzeitig zu verkörpern und sie frei in den verschiedenen Dimensionen und für die unterschiedlichen Herausforderungen des Lebens zu nutzen.

Auf diese Weise zeigt das Chakrensystem sich nicht nur als evolutionäre Linie, sondern auch als holistisches und vollständiges Modell von Leben und Bewusstsein. Dieses Modell zeigt uns sieben Arten des Glücks, die alle dazu bestimmt sind, von uns voll gelebt zu werden; es gibt uns sieben Arten der Liebe, die uns, wenn sie miteinander verwoben werden, erst die ganze Erfahrung menschlicher Liebe schenken. Wir brauchen nicht eine auszuwählen oder vorzuziehen: die biologische Liebe (erstes und zweites Chakra) ist ein wunderbares Erlebnis, besonders wenn sie in das erstaunliche Mitgefühl des universellen Herzens (viertes Chakra) eingebettet ist; der künstlerische Ausdruck (zweites und fünftes Chakra) ist ekstatisch und heilig, das gilt ganz besonderes, wenn es in den göttlichen Schaffensdrang (sechstes Chakra) eingebettet ist.

Dies bedeutet, dass das System der Chakren uns lehrt, wie wir uns als Menschen vollkommen verwirklichen können, und zwar nicht nur in einem transzendenten Zusammenhang, sondern auch vor dem Hintergrund unseres vollsten Potentials. Mit Hilfe der sieben Energiekörper der Seele entgeht uns nicht der kleinste Teil der Möglichkeiten, die das Leben auf dieser Erde unter einem unendlichen Himmel bietet. Vollständig zu leben bedeutet nicht, eine einzige Perspektive zu wählen, sondern unsere mehrdimensionale Bandbreite an Perspektiven zu feiern. Diese Bandbreite hält die einzigartige menschliche Bestimmung in sich: Erde und Himmel anzunehmen und zu vereinen, tiefe irdische Wurzeln zu haben und gleichzeitig unsere Schwingen auszubreiten, ausgerichtet auf die höchsten Höhen.

Solange unsere sieben Chakren nicht ganz und gar stabilisiert und erwacht sind, identifizieren wir uns immer wieder mit der Weltsicht eines einzelnen Chakras. Wir nehmen alles aus Sicht dieser einen Ebene wahr, da diese unsere derzeitige Lehre und Lektion beinhaltet. Diese »Gefangenschaft« auf einer bestimmten Ebene ist in der Tat natürlich und unausweichlich. Verstehen wir die Lehre eines jedes Chakras, können wir jede Perspektive, Überzeugung und Reaktion auf das gegenwärtige Lernstadium beziehen. Erreichen wir das sechste Chakra, nachdem wir die unteren fünf Chakren stabilisiert haben, fangen wir an, sie allesamt in eine holistische, mehrdimensionale Perspektive zu integrieren. Im siebten Chakra schließlich, vereinen wir sie in einer Über-Perspektive. Das überpersönliche achte Chakra nimmt sie alle in eine einheitliche Bewusstseinslinie auf. In diesem Augenblick werden alle sieben Chakren zu Werkzeugen, durch die das freie Wesen sich Ausdruck verleihen kann. Das menschliche Leben wird dann als farbenfroher und strahlender Regenbogen gelebt, so wie es seine Bestimmung ist.

ANHANG I

Die Reise der Kundalini entlang der Chakren

In diesem zusätzlichen Kapitel werde ich im Detail auf die Dynamik eingehen, die die Transformation des Chakrensystems herbeiführt. Es gibt keinen echten Unterschied zwischen einer Erläuterung des einigermaßen abstrakten Begriffs spiritueller Transformation (Erleuchtung oder Befreiung) und dem Prozess des Erwachens aller sieben Chakren – denn dieser Prozess *ist* gleichbedeutend mit spiritueller Transformation. Mit anderen Worten: Das Erwachen der sieben Chakren beschreibt die Anatomie der Erleuchtung.

Wenn wir das Erwachen der Chakren verstehen, gibt uns dies zudem eine überaus klare Übersicht über die verschiedenen Stadien, die zum Höhepunkt spiritueller Transformation führen – zur endgültigen Befreiung.

Doch bevor wir auf diese Dynamik an sich eingehen, müssen wir zwei Facetten unseres feinstofflichen Wesens noch besser kennenlernen – unsere Anatomie und Physiologie.

Grundlagen der feinstofflichen Anatomie

Die Chakren machen einen zentralen Teil unserer feinstofflichen Anatomie aus. Ein weiterer wichtiger Teil ist das System der Nadis. Beide sind für das Verständnis der Dynamik von Befreiung wesentlich. Der dritte wichtige Teil sind die Koshas, feinstoffliche Körper also, die verschiedene Schichten unseres Bewusstseins repräsentieren. In diesem Kapitel werden sie größtenteils außer acht gelassen, da der Fokus auf dem Chakrensystem liegt.

Die sieben Chakren sind die Drüsen unserer feinstofflichen Anatomie. Ganz wie die physischen Drüsen, stellen sie Organe dar, die Stoffe verarbeiten, produzieren und ausscheiden. Anders als bei physischen Drüsen, sind die Stoffe hier jedoch mental-emotionaler, energetischer und spiritueller Natur. Diese Rohmaterialien können von den Chakren, wenn diese mit kosmischem Prana hoch energetisiert sind, in immer feinere Bewusstseinszustände umgewandelt werden. Tatsächlich können die Chakren jeden Geisteszustand in einen höheren Grad an Gewahrsein verwandeln.

Die Nadis sind das Nervensystem der feinstofflichen Anatomie. Als hohle Kanäle ähneln sie nicht nur den Nervenbahnen, sondern auch den Blutgefäßen und dem Lymphsystem. Die Tausenden von Verzweigungen dieses Nervensystems treffen an sieben Hauptpunkten zusammen – die, was nicht weiter überraschen dürfte, die sieben Chakren sind. Die Nadis (»Ströme«) fungieren als Leitbahnen, die die feinstoffliche Energie energetisch und physisch durch den ganzen Körper fließen lassen – durch das Gehirn, die Nerven, das Hormonsystem, die Organe, das Skelett und die Zellen. Die Nadis interagieren mit dem physischen Nervensystem und erhalten dabei Unterstützung durch die Fähigkeit der Chakren, feinstoffliche Energie in materielle Energie und materielle Energie in feinstoffliche Energie umzuwandeln.

Es gibt vierzehn Hauptnadis, von denen drei besonders relevant für die sieben Chakren und direkt mit ihnen verbunden sind: Sushumna, Ida und Pingala.

Die Sushumna ist das zentrale Nadi und damit der zentrale Energiekanal. Es handelt sich um die Entsprechung zur Wirbelsäule, und so folgt sie auch deren Linie (obwohl die Sushumna gerade ist und durch die Mitte des Körpers verläuft). Die Sushumna beginnt an der Basis der Wirbelsäule und endet im Kronenchakra, wo sie sich in zwei Richtungen aufteilt – eine geht durch das sechste Chakra, bevor sie das Brahma Randhra erreicht (die Spalte zwischen den beiden Hemisphären), die andere geht durch die hintere Seite des Schädels hindurch und erreicht dann das Brahma Randhra. Die Sushumna selbst besteht aus drei Schichten: die äußerste ist die Sushumna, die mittlere heißt Vajra und die innere Chitra. Im Innersten der Sushumna verbirgt sich das Brahma Nadi, die Lichtsäule, die für den Befreiungsprozess äußerst wichtig ist. Das Brahma Nadi führt direkt zum Brahama Randra und ist in gewisser Weise die Entsprechung zum Rückenmark.

Die Sushumna ist der wichtigste Lieferant von Prana und ernährt sowohl die Chakren als auch andere energetische Organe. Sie erlaubt der Kundalini-Energie (der spiritualisierenden Kraft) aufzusteigen und ist auch dafür verantwortlich, dass kosmisches Prana durch das Kronenchakra aufgenommen wird.

In der Sushumna gibt es drei Granthis (Knoten), die als Durchgänge für das aufsteigende Prana fungieren. Sie können den Prana-Fluss durch die Sushumna entweder stören oder ermöglichen und spielen so im Prozess des Erwachens eine wichtige Rolle. Der erste Granthi befindet sich im Bereich des ersten Chakras, der zweite im Herzbereich und der dritte im Bereich des sechsten Chakras.

Die anderen beiden Nadis, Pingala und Ida, sind miteinander verflochten und um das Sushumna-Nadi gewickelt. Dabei kreuzen sie sich an sechs Punkten, den ersten sechs Chakren. Beide beginnen unter dem ersten Chakra und enden im sechsten Chakra. Aufgrund ihrer gewundenen Form (welche der Doppel-Helix der DNA gleicht) wurden sie traditionell als zwei ineinander verschlungene Schlangen gesehen. Genau wie das Sushumna Nadi entstammen auch Pingala und Ida der Kanda-Region unterhalb des ersten Chakras, daher wird die Stelle, aus der sie alle entspringen, Yukta Triveni genannt, was »die Zusammenführung der drei Ströme« bedeutet.

Pingala beginnt auf der rechten Seite unterhalb des ersten Chakras und endet auf der rechten Seite des sechsten Chakras. Traditionell wird sie mit der Sonne in Verbindung gebracht und ist für die männliche Energie und Seelenkraft verantwortlich. Physiologisch gesehen, steht sie für körperliche Bewegung und Aktivität, für Vitalität und Kraft, mentale Effizienz und konstruktive Handlungen. Energetisch gesehen hat sie einen aufheizenden Effekt. Seelisch reguliert sie Motivation, Ehrgeiz, Willenskraft, Weisheit und Verlangen nach tieferem spirituellen Wissen. Sie bestimmt über Gleichgewicht und Ungleichgewicht im maskulinen Aspekt jedes Chakras, indem sie jeweils dessen rechte Hälfte formt. Ist

Pingala unausgeglichen, zeigt sich dies in den Chakren durch Wut, Rechthaberei, Kritik, zu viel Ehrgeiz und Selbstbezogenheit.

Ida beginnt auf der linken Seite, unterhalb des ersten Chakras, und endet auf der linken Seite des sechsten Chakras. Traditionell wird sie mit dem Mond in Verbindung gebracht und ist für die weibliche Energie und Seelenkraft verantwortlich. Physiologisch gesehen, ist sie für das sympathische Nervensystem verantwortlich und hat energetisch einen kühlenden Effekt. Sie leitet mentale Energie und Prana, kann die Seele beruhigen und materielle Strebungen abmildern. Seelisch bringt sie Passivität und Zurückgezogenheit zum Ausdruck und ist mit seelischen Qualitäten wie Fürsorge, Liebe, Hingabe, Intuition, Inspiration und Emotion verbunden. Sie bestimmt über Gleichgewicht und Ungleichgewicht im femininen Aspekt jedes Chakras, indem sie jeweils dessen linke Hälfte formt. Ist Ida unausgeglichen, zeigt sich dies durch die Chakren in Distanzierung und fehlender Erdung, als Mangel an emotionalem und intuitivem Gleichgewicht, in Besitzdenken und Abhängigkeit, Schlaflosigkeit, Ängsten und Alpträumen, Verletzlichkeit und dem Verlust gesunder eigener Grenzen, in seelischer und sinnlicher Überempfindlichkeit, in Schwäche und Erschöpfung.

Sowohl Ida als auch Pingala spielen im Prozess des Erwachens der Chakren eine wichtige Rolle, indem sie den Aufstieg von Prana durch die Sushumna und das Erwachen des schlummernden spirituellen Potentials jedes einzelnen Chakras fördern.

Grundlagen der feinstofflichen Physiologie

Es gibt vier wichtige Kräfte in unserer feinstofflichen Physiologie: Kundalini, Ojas, Tejas und Prana. Alle vier Kräfte entspringen in der Kanda-Region unterhalb des ersten Chakras, die auch der Ursprung des Nadi-Systems ist. In dieser Region befindet sich die Quelle aller Lebenskraft für Körper und Seele. Sie liegt hier in ihrer ungeteilten, ganzheitlichen Form bereit; ein Funken der universellen oder kosmischen Lebenskraft.

Diese ganzheitliche Lebenskraft wird klassisch *Shakti-Kundalini* genannt und für gewöhnlich als »wie eine Schlange aufgerollt« beschrieben. Sie ist in dreieinhalb Windungen aufgewickelt. Im »Yoga Vasistha« wird erklärt, dass die Shakti-Kundalini sich in einem Nadi namens

Antravestika befindet, das die Quelle hundert weiterer Nadis ist. Alle übrigen feinstofflichen Kanäle sind vom ersten bis zum Kronenchakra mit diesem Samen des Bewusstseins und des Gewahrseins verbunden. Es heißt auch, dass diese Energie die ursprüngliche Kraft in allen Wesen ist und zudem ein Katalysator für alle anderen Kräfte in Körper und Geist.

Die Shakti-Kundalini hat zwei Gesichtspunkte: Der einfachere Aspekt ist die Versorgung des Körpers und der Seele mit der Lebenskraft, die alle normalen täglichen Funktionen von Körper und Seele in Gang hält. Der schlummernde Aspekt ist das Potential einer Energie, das darauf wartet, nach oben zu schießen, damit höhere Bewusstseinsebenen erreicht werden können. In diesem spirituellen Aspekt der Shakti-Kundalini ist auch der ihr innewohnende Vereinigungsimpuls enthalten, der nach oben steigen möchte, um sich mit der größeren kosmischen Lebenskraft (oder der kosmischen Kundalini) zu vereinen – der Tropfen mit dem Ozean.

Wie gesagt, liegt die grundlegende Lebenskraft unterhalb des ersten Chakras in ihrem ganzheitlichen, ungeteilten Zustand bereit. Wenn sie jedoch ihren Aufenthaltsort verlässt und sich durch den Körper bewegt, teilt sie sich in drei unterschiedliche Kräfte auf: Prana, Ojas und Tejas. Diese drei Kräfte interagieren miteinander und schaffen so das Spiel des Lebens in Körper und Seele.

Prana kann als die grundlegende Lebenskraft und -energie angesehen werden. Im wesentlichen erfüllt es als feiner Atem des Lebens das ganze Universum und hat im individuellen Körper lediglich eine Ausdrucksform. Es ist die feine Energie von Luft und Äther, die man als Sauerstoff unserer feinstofflichen Anatomie bezeichnen könnte – die Lebensenergie, die Körper und Geist erhält. Prana ist die leitende Energie, die hinter allen seelisch-körperlichen Funktionen steht und sowohl den Atem als auch die Sinne und den Geist koordiniert. Es ist außerdem die Antriebskraft für tiefere spirituelle Bewusstseinszustände. *Tejas* ist das innere Feuer und tatsächlich tief mit dem Feueraspekt der spirituellen Kundalini verbunden. Es energetisiert und steuert die höheren Wahrnehmungsfähigkeiten. *Ojas* ist die feinstoffliche Energie von Wasser und Erde. Es ist die gespeicherte energetische Lebenskraft des Körpers und als ursprüngliche Spannkraft für körperliche, sexuelle, mentale und spirituelle Ausdauer verantwortlich.

Unsere körperlichen und feinstofflich-körperlichen Grundlagen und unser Gleichgewicht hängen von der Stärke der Ojas ab. Tejas ist die Hitze und Lichtenergie von Ojas. Prana ist die Energie, die aus Ojas strömt, nachdem es von Tejas befeuert wurde. Da Prana die Energie ist, die hinter allen seelisch-körperlichen Funktionen steht, müssen wir Ojas »verbrennen«, so wie man Holzscheite verbrennt, um Feuer zu haben. Prana ist das Resultat dieses Feuers – die Vitalität der verschiedenen Funktionen.

Die kosmische Kundalini fließt in ihrer Reinform fortwährend durch das Kronenchakra und energetisiert das sechste und siebte Chakra. Von dort aus bewegt sie sich durch den Körper nach unten und energetisiert auch die anderen Chakren. Während dieses Prozesses überschneidet sie sich mit der Shakti-Kundalini, die aus ihrer Quelle kurz unterhalb des ersten Chakras aufsteigt. Zu jenem Zeitpunkt aber, in dem die kosmische Kundalini den energetischen Speicher der Shakti-Kundalini erreicht, reicht die kombinierte Energie nicht aus, um die gespeicherten spirituellen Aspekte der Shakti-Kundalini zu entfachen. Zeitgleich bewegt sich stets ein gewisser Teil der Shakti-Kundalini in ihrer Funktion als ursprüngliche Lebenskraft und Energie des Körpers entlang der Wirbelsäule nach oben, bis sie schließlich das Gehirn erreicht. Sowohl die kosmische Kundalini-Energie als auch die Shakti-Kundalini warten auf den Moment der Zündung, in dem sie sich vereinen können und so den gesamten Körper-Geist-Komplex vergeistigen.

Nachdem ich nun die verschiedenen Teilnehmer am Spiel der Transformation vorgestellt habe – auf der einen Seite die Anatomie der Nadis und Chakren, auf der anderen Seite die Physiologie der Kundalini-Energie (Ojas, Tejas und Prana) – lohnt es sich, einen genaueren Blick auf die Dynamik im Prozess des Erwachens zu werfen.

Der Prozess des Erwachens

Es gibt vier wichtige Stufen im transformativen Prozess des Erwachens:

1. *Der erste Momente des Kundalini-Erwachens* – Dieses Stadium kann bei manchen ein ganzes Leben lang dauern. In diesem Stadium gibt es viele kleine »Zündungen«, in der sich kosmische Kundalini und Shakti-Kundalini vereinen. Sie können das Resultat einer vorübergehenden Harmonisierung der Chakren sein, ein plötzlicher Kundalini-Fluss oder ein Anstieg von Prana – durch Meditation, inspirierende Natur, innere Einkehr, die Gegenwart eines spirituellen Lehrers, einer spirituellen Gemeinde und so weiter. Diese Momente der Einheit können kurz sein (einige Sekunden oder Minuten) oder recht lang (einige Stunden, Tage oder sogar Wochen).

Obwohl sie sich mit der Zeit wieder verflüchtigen, hinterlassen sie bei uns eine Prägung, ein Wissen im Herzen, spirituelle Weisheit und eine Sehnsucht. Der schlummernde spirituelle Aspekt der Shakti-Kundalini wacht in dieser ersten Phase auf und verursacht eine Woge von Prana, die durch die Sushumna nach oben läuft; Tejas, das innere Feuer, verbrennt etwas Ojas und sorgt so dafür, dass sich spirituelle Hitze durch die Nadis (vor allem die drei zentralen Nadis) ausbreitet. Durch diese Woge von Prana werden das vierte, sechste und siebte Chakra stark stimuliert. Sie nehmen mehr und mehr kosmisches Prana auf und setzen zeitweise neue Ebenen ihres potentiell höheren Gewahrseins frei. Dieses zeitweise Erwachen ist so etwas wie eine kosmische Einladung, die uns für die Möglichkeit eines stabilisierten Zustandes ununterbrochenen universellen Bewusstseins weckt; ohne ständige spirituelle Sehnsucht, eigene Anstrengung, Reinigung der Chakren und intensive spirituelle Praxis ist es jedoch fast unmöglich, diese bloße Möglichkeit zu einer echten Entwicklung werden zu lassen.

2. *Ein unumkehrbares Erwachen* – An einem bestimmten Punkt gelangt die kosmische Kundalini mit genügend Kraft nach unten, gleichzeitig schafft es die spirituelle Shakti-Kundalini mit ausreichender Intensität nach oben. Dies ruft eine »magnetische« Anziehungskraft zwischen

beiden hervor, die sie auf natürliche Weise zueinander streben lassen. Von da an setzt ein vollkommen neuer Prozess ein, in dem die kosmische Kundalini die Nadis und die Chakren fortwährend füllt und die Shakti-Kundalini ununterbrochen und fast mühelos in Wogen von Prana durch die Nadis nach oben strömt.

3. *Der Prozess der erwachten Kundalini-Energie* – Dies ist das unbedingte Ergebnis eines unumkehrbaren Erwachens. In diesem Stadium bekommt die schlummernde spirituelle Kundalini die Schwungkraft, um sich weiter nach oben durch die Sushumna zu bewegen und niemals wieder einzuschlafen. Die Kundalini »schießt« kontinuierlich Wellen von Prana nach oben. Über die Nadis, die den Fluss des Prana weiterleiten, werden die Chakren energetisiert. Sie beginnen mehr kosmische Energie zu absorbieren und größere Anteile ihres höheren Gewahrseins und ihrer Fähigkeiten freizusetzen. Unbewusste Prägungen, die in den Vrittis verborgen liegen, werden losgelassen und somit alle Störungen des Flusses beseitigt.

Gleichzeitig geben alle Nadis den Fluss an die Oberfläche frei; je stärker dieser Fluss, desto größer wird das Gewahrwerden der Widerstände, die ihn zuvor gestört haben. Der Pranafluss ist wie ein beharrlicher Strom, der um jeden Preis fließen und alle Engpässe überwinden will. Die Kundalini-Energie konzentriert sich zunächst auf den ersten Granthi, der sich im Bereich des ersten Chakras befindet. Dies bedeutet, dass die verborgenen Probleme des ersten Chakras zuerst auftauchen. Nachdem der Engpass des ersten Granthi entfernt und die starke Schwerkraft des ersten Chakras überwunden wurde, ist die Kundalini bei ihrer weiteren Reise nach oben deutlich freier. Wann immer ein Chakra erwacht, findet auf der Ebene des Gewahrseins und im spirituellen Durchhaltevermögen ein großer Sprung nach vorne statt. Vom inneren Feuer Tejas wird kontinuierlich Ojas verbrannt. Es wird mehr und mehr Prana freigesetzt, was zu kraftvollen spirituellen Erkenntnissen führt und eine entsprechende Reinigung erfordert. Dieser Prozess dauert mindestens zwei Jahre lang (für die fortgeschrittensten Yogis), bei den meisten Anwärtern aber wird er sieben, zehn, zwölf oder sogar einundzwanzig Jahre lang dauern. Manchmal ist es unmöglich, ihn während der eigenen Lebenszeit zu Ende zu bringen.

4. ***Befreiung (oder Einheit im Prana)*** – Nachdem der Pranafluss der Kundalini-Energie die Sushumna, Pingala und Ida, ausreichend energetisiert hat und nachdem die ersten sechs Chakren die wichtigsten Prozesse des Erwachens abgeschlossen haben, werden die Sushumna und die Shakti-Kundalini magnetisch nach oben gezogen. Wegen der Anziehungskraft des kosmischen Pranas haben sie keine andere Wahl. Sie streben nun danach, alle Trennungen und Schranken zwischen dem individuellen Funken der Lebenskraft und der gesamten universellen Lebenskraft zu durchbrechen. Dank dieser Anziehung und des enormen Zuges der kosmischen Kraft bewegt sich die Lebenskraft schließlich in Richtung des Kronenchakras und schafft so eine Öffnung in der Krone, durch welche die kosmische Energie sich frei ergießen kann. Alle Dualität zwischen den beiden Formen von Prana und den beiden Arten der Kundalini löst sich in diesem Augenblick auf und der spirituelle Sucher fließt in ein Einheitsbewusstsein. – Seine eigene Identität bewegt sich in die kosmische Ganzheit hinein.

Es folgt nun eine genauere Beschreibung dieses Prozesses. Es wird untersucht, was genau in den vier Stadien des Erwachens in den Chakren passiert.

Die erwachenden Chakren

Die sieben Chakren arbeiten fortwährend: Sie absorbieren Prana und übersetzen sie in materielle Energie. Damit vermitteln sie zwischen den verschiedenen Ebenen von Körper, Seele und Geist. Sie setzen seelische und körperliche Prägungen frei und sammeln neue an. In jenem Prozess, in dem sie die mit den Chakren verbundenen sieben Weisheiten des Lebens lernen, öffnen sie sich langsam. Solange aber die Kundalini-Energie noch nicht so weit erwacht ist, können wir nur danach streben, funktionierende Chakren zu bekommen. Bis die vergeistigende Kraft, die schlummernde Kundalini, aktiv und bewusst wird, liegt das Ideal eines Gleichgewichts und einer Vergeistigung der Chakren weit jenseits unserer Reichweite. Nur die Kundalini hat die Kraft, die sieben Chakren zu einem ganzheitlichen Wesen zu vereinen; bis dahin sind wir unvermeidlich bruchstückhaft und innerlich in sieben einander widersprechende Teile unterteilt.

Einmal erwacht, beginnt die spirituelle Kundalini mit der heiligen Aufgabe, uns in spirituelle Lichtwesen zu verwandeln. Es reicht aber dafür nicht aus, einfach die drei Chakren mit dem größten spirituellen Potential anzufachen – das vierte, sechste und siebte –, denn jedes stabile Gebäude braucht ein Fundament und jeder stolze Baum starke Wurzeln. Die erwachte Kundalini arbeitet also fortwährend daran, das enorme Potential der drei höheren Chakren (durch spirituelle Erkenntnisse und starke Energieschübe) zu erwecken und gleichzeitig die drei unteren Chakren zu reinigen und »aufzubauen«.

Die drei unteren Chakren sind überaus wichtig und stellen eigentlich die schwierigste Aufgabe für die Kundalini dar. Dies ist deswegen so, weil die Schwerkraft der feinstofflichen Anatomie und der Seele uns immer in ein irdisches Bewusstsein zurückziehen wird, solange diese drei nicht im Gleichgewicht sind. Überwinden wir diese Schwerkraft, kann dies unseren Prozess grundsätzlich verändern – wir müssen dann keine strebsamen spirituell Suchenden mehr sein, die sich nach oben arbeiten, sondern gleichen mehr einer mühelosen, vollkommenen Energiewoge, die vom Göttlichen ganz natürlich angezogen wird.

Die drei unteren Chakren stellen stets unsere spirituelle Sehnsucht und unsere Stärke auf die Probe. Wann immer unser Ego uns dazu verleitet zu glauben, dass wir überlegene und hochentwickelte menschliche Wesen seien, kann dies sofort unbearbeitete unbewusste Prägungen in uns aufsteigen lassen, die uns verwirren und unschön reagieren lassen. So lange wir noch kein stabiles spirituelles Wesen geschaffen haben, das allem Druck der Welt und allen Umständen standhalten kann, müssen wir nach jedem spirituellen Höhepunkt die schmerzhafte »Landung« erdulden: In einem Moment sind wir noch eingetaucht in Samadhi, im nächsten aber schon wieder in unsere persönliches Drama verstrickt.

Aus den genauen Beschreibungen des Erwachens der unteren drei Chakren lernen wir, dass die Kundalini die allmähliche Entwicklung eines inneren Selbst fördert, welches nicht von äußeren Umständen abhängt. Dieses innere Selbst ist stabil (erstes Chakra), fröhlich (zweites Chakra) und mächtig (drittes Chakra). Es zieht sein Gefühl der Stärke, Freude und Macht nicht aus äußeren Gegebenheiten, sondern aus dem reichen und beständigen inneren Leben des Geistes. Dieses innere Selbst kann in der Welt leben, ohne immer wieder Gefahr zu laufen, seine spirituelle Grundlage zu verlieren. Es kann sich in der Welt voll und ganz engagieren und gleichzeitig unberührt und unverdorben bleiben, da seine Zugehörigkeit auf das Innere ausgerichtet ist.

Das Ausbalancieren und die Reinigung der unteren drei Chakren geben uns außerdem die Gewähr, dass uns nicht unbewusst unsaubere Beweggründe nach Spiritualität und Transformation streben lassen. Wir sind nicht einfach nur Weltflüchtige, die das Leben zu meiden versuchen und Probleme in einem falschen Samadhi-Zustand ertränken wollen. Wir sind reife menschliche Wesen, die sich aus ihrer Freiheit heraus mit dem Leben beschäftigen und einfach deshalb an Transzendenz interessiert sind, so wie jeder erwachsene Baum seine Krone in den unendlichen Himmel streckt. Bei einem solchen Grad der Reife besteht für uns keine Gefahr mehr, auf der spirituellen Reise das Gleichgewicht zu verlieren. – Es ist, als besäße man ein stabiles Gefäß, das die kraftvollen und manchmal überwältigenden Energien spirituellen Erwachens halten kann.

Die Einheit der unteren drei Chakren schafft ein inneres Selbst, das von Zeit und Raum vollkommen unabhängig ist. Dies hilft uns sehr dabei, auch während unserer wachen Stunden ein spirituell ausgedehntes Bewusstsein zu behalten.

Im Prozess des ständigen Kundalini-Flusses nach oben, scheinen starke Blockaden in Sushumna, Pingala und Ida stärker auf und verlangen danach, ganz freigesetzt zu werden, um diesem Fluss Raum zu geben.

Die erste Art von Blockaden besteht natürlich aus unbewussten Prägungen in den unausgeglichenen Chakren. Sie erscheinen als feste persönliche Neigungen, die ihren Ursprung jedes Mal dann verraten, wenn eine Woge von Prana eines oder mehrere Chakren energetisiert. Es ist gut, sich daran zu erinnern: Je stärker ein Chakra durch Prana stimuliert und energetisiert wird, desto weiter steigen seine unbewussten Schichten an die Oberfläche von Körper und Geist. Oft sind in den seelischen Lernaufgaben, die so nach oben kommen, Wechselbeziehungen zwischen mindestens zwei oder mehr Chakren enthalten. Das Resultat ist, dass eine sich verändernde Chakren-Landkarte für uns erkennbar wird: Eine Landkarte der derzeitigen Wechselbeziehungen zwischen den Chakren, verwandelt sich in eine neue, sobald wir bestimmte Lektionen abgeschlossen haben. Das Auftreten bestimmter Lernaufgaben ist oft die Folge von äußerem Druck, der die entsprechenden seelischen Prägungen hervorbringt. Die Kundalini weiß die Außenwelt sehr gut zu nutzen, um die Blockaden, die ihre Reise nach oben stören, aus dem Weg zu räumen.

Wir sollten bedenken, dass die Kundalini nicht danach strebt, alle seelischen und psychosomatischen Blockaden und Störungen auszuräumen, sondern vor allem die wichtigsten Blockaden in den Chakren, die den direkten Fluss nach oben stören. Diese wichtigen Blockaden haben immer etwas mit den sieben Lernaufgaben des Lebens zu tun, die für die spirituelle Entwicklung des Menschen wesentlich sind.

Die Blockaden in den Chakren lassen sich in zwei Hauptkategorien aufteilen, die des männlichen und die des weiblichen Typus. Jedes Chakra besteht aus zwei Hälften, die rechte Hälfte ist mit dem Pingala-Nadi verbunden, die linke Hälfte mit dem Ida-Nadi. Jeder Mensch hat in einem oder mehreren Chakren männliche oder weibliche Ungleichgewichte – manchmal gibt es eine Haupttendenz und aus diesem Grund generell mehr Pingala- oder Ida-orientierte Ungleichgewichte. Diejenigen, die nach Kontrolle, Sex, Macht, Ehrgeiz, Wut, Distanz, Unabhängigkeit, Führungspositionen, Intellekt und Ego süchtig sind, haben von Natur aus ein eher Pingala-orientiertes Ungleichgewicht. Diejenigen, die Sorgen und Ängstlichkeit verfallen, Schuld und Scham, Schwäche und Abhängigkeit, emotionaler Anhänglichkeit, Schüchternheit und Zurückgezogenheit, die sich nach den Ansichten und dem Einfluss anderer richten und sich gewohnheitsmäßig äußerer Macht und Autoritäten unterwerfen, haben von Natur aus ein eher Ida-orientiertes Ungleichgewicht.

Entsprechend bewegen wir uns, indem wir diese männlichen und weiblichen Ungleichgewichte ausgleichen, von den Extremen der Pingala und Ida fort. Langsam kommen diese beiden Nadis dann mit der zentralen Säule, der Sushumna, in Einklang, welche die zwei Hälften unserer männlichen und weiblichen Energien in einem ganzheitlichen Fluss vereint. Anstatt zu viel Prana in ihren jeweils abgetrennten Strom zu ziehen, beginnen Pingala und Ida den Hauptfluss von Prana zu unterstützen, und so bringen sie in uns die Vereinigung der grundlegenden männlich-weiblichen Dualität voran. Langsam aber sicher fangen Pingala und Ida an, das Erwachen der höheren spirituellen Aspekte der männlichen und weiblichen Hälfte der Chakren zu beeinflussen. Diese vereint sich dann als erleuchteter Ausdruck und in einer Handlungsweise, die das Männliche und das Weibliche verbindet, beide jedoch auf geheimnisvolle Weise transzendiert.

Die zweite Art von Blockade sind die bereits angesprochenen drei Granthis oder Knoten, die im wesentlichen dazu dienen, einen gefährlichen Überschuss an Prana zu verhindern. Ein Überfluss könnte die empfindlichen Nadis, das Nervensystem und das Gehirn gefährden und destabilisieren. Die Granthis sind also im Grunde Wächter, die das feinstoffliche Gleichgewicht erhalten sollen. Sie erlauben den großen Energieüberschuss erst, wenn die spirituelle Kundalini in einem bestimmten Abschnitt von Sushumna, Pingala und Ida, voll erwacht ist. Wenn die drei unteren Chakren sich in einem Strang erwachten Gewahrseins vereinen, wird einem größeren Schub an Energie der Weg nach oben gestattet, da wir ab diesem Augenblick viel besser in der Lage sind, mit derartige Mengen an Prana umzugehen. – Hier wird erneut die Wichtigkeit starker Wurzeln bestätigt. Wenn das Herzchakra ganz erblüht, öffnet sich der zweite Knoten, und ein weiterer Entwicklungssprung findet statt. Der dritte Knoten öffnet sich, sobald das sechste Chakra erwacht. Wir sind dann bereit, die Reise der Chakren zu vollenden, die in ihrer Essenz nichts anderes ist, als eine Reise, in der das Phänomen des Lebens vollkommen verstanden wird und seine Erfüllung findet.

Nach der Vereinigung der unteren drei Chakren wird die Reise der Kundalini entlang der höheren vier Chakren bedeutend einfacher. Es ist so angelegt, dass die vier höheren Chakren sich allmählich harmonisieren, sobald die unteren drei Chakren stabil geworden sind.

Die höheren vier Chakren (insbesondere das vierte, sechste und siebte) setzen im Prozess ihres Erwachens gewaltige spirituelle Kräfte frei, und das Bewusstsein wandelt sich enorm. Ihre feinstofflichen Koshas (Lagen des Bewusstseins) entwickeln sich stark, werden erweitert und erzeugen eine Ausstrahlung, die unser Lichtwesen formt.

Das vierte Chakra ist das Zentrum – oder das »Herz« – des Kundalini-Prozesses. Es befindet sich genau zwischen dem Erwachen unserer irdischen und dem unserer himmlischen Dimensionen. Sogar in sich selbst ist es zweigeteilt, in das untere Herzchakra und das höhere Herzchakra (das sich im Bereich der Thymusdrüse befindet). Öffnet sich das Herzchakra ganz, dehnt sich unser Gefühl der Identität ein weiteres Mal aus: Während das Selbst der erwachten drei unteren Chakren ein inneres Wesen war, frei von Raum und Zeit, ist das Selbst des erwachten vierten Chakras eines, das mit allem vereint ist. Dieses Selbst kennt keine Grenzen mehr und ist in Einheitsbewusstsein getaucht. Jesus hat dieses Erwachen des Herzens schön ausgedrückt, indem er sagte: »Spalte ein Stück Holz, und ich bin da. Hebe einen Stein auf, und du wirst mich finden.«

Das vierte Chakra macht bei seinem Erwachen den Weg für den Fluss des Prana nach oben frei und bringt damit das transzendente Selbst hervor. Genau wie die drei unteren Chakren sind das fünfte, sechste und siebte Chakra ebenfalls dazu bestimmt, eine Einheit des Bewusstseins zu bilden.

Wenn die Woge von Prana das sechste Chakra erreicht, verbinden sich Pingala und Ida zu einem einzigen Gewahrsein, das die Dualität zwischen männlichen und weiblichen Energien überwindet. Die zentrale Säule, die Sushumna, erwacht und wird für den Suchenden deutlich spürbar und vor seinem inneren Auge sichtbar. Das Brahma Nadi, also das dünne Licht, das von den drei Schichten der Sushumna umgeben wird, leitet das feinste spirituelle Prana in das Brahma Randhra – die Spalte zwischen den beiden Hemisphären, die mit dem siebten Chakra verbunden ist. Der Yogi wird auf diese Weise über Zeit, Raum und Existenz hinweggehoben. Es wurde eine ununterbrochene Vereinigung mit dem kosmischen Prana geschaffen.

Wenn ein Fluss von Prana im Brahma Nadi ausreichend vorhanden ist, durchsticht dieser Fluss das Zentrum des Schädels und schafft eine kosmische Einheit. Alle sieben Chakren werden zu einer Einheit des Bewusstseins und können nie mehr als bruchstückhafte und abgetrennte Schichten der Seele aktiviert werden. Die verschiedenen Chakren und die Sushumna werden im Ozean des kosmischen Prana vollkommen gesättigt. Das kosmische Prana fließt in immer größeren Wellen in den feinstofflichen Körper des Yogis hinein. Das Symbol des Caduceus (»Hermesstab«) erwacht in ihm zum Leben.

Aber nicht nur, dass die Chakren eine erwachte Einheit des Bewusstseins bilden, ihre unterschiedlichen Ebenen des Gewahrseins werden darüber hinaus noch transzendiert, und man bewegt sich in das achte Chakra hinein. Dieses befindet sich über dem Kopf und ist seinem Wesen nach überpersönlich. Es ist sowohl allumfassend als auch jenseitig aller Ebenen des Bewusstseins. Als reiner Leiter des unendlichen göttlichen Lichts, benutzt es die sieben Chakren lediglich als Werkzeuge des Ausdrucks und der Manifestation.

Im Zusammenhang mit der geistigen Entwicklung des Menschen ist die Kraft der spirituellen Kundalini die wichtigste feinstoffliche Kraft. Als Kraft der Vereinigung lenkt sie alle Formen von Dualität in Richtung ihrer potentiellen letzten Einheit, Ganzheit, Harmonie und Erfüllung und verwandelt sie in ein einziges ewiges Wesen: Pingala und Ida, Tejas, Ojas und Prana; das individuelle und das kosmische Prana; die sieben Chakren; die Shakti-Kundalini und die kosmische Kundalini; Erde und Himmel, Materie und Geist; das Selbst und Gott. In diesem Prozess der Vereinigung enthüllt die Kundalini-Energie schließlich ihre höchste Bestimmung. Sie dient als erhabene evolutionäre Struktur, die es dem stofflichen Organismus erlaubt, das Bewusstsein der Gottheit durch sich zu leiten.

ANHANG 2

Fragebögen zur Selbstauswertung

1. Bestimmung des Chakra-Persönlichkeitstyps

Einführung

Die Lehre der Chakren zeigt uns, dass bei jedem Mensch ein Hauptchakra den Kern der Persönlichkeit ausmacht. Dieses formt seine grundlegende Weltsicht, seine Werte, Vorlieben und Abneigungen, seine beruflichen Neigungen, seine Verhaltensweisen und Reaktionen. Im Abschnitt »Persönlichkeitstyp« wird in diesem Buch jeder spezifische Chakra-Persönlichkeitstyp in seinen Grundzügen kurz umrissen.

Es ist sehr wichtig zu verstehen, dass unser Chakra-Persönlichkeitstyp nichts mit dem Grad an Gleichgewicht oder Ungleichgewicht in einem spezifischen Chakra zu tun hat. Ein Chakra-Persönlichkeitstyp wird durch die uns innewohnenden Neigungen und Vorlieben bestimmt, durch unsere Sehnsüchte und Ziele, unsere grundlegende seelische und energetische Struktur, unsere Weltsicht und Werte sowie über die Bedeutung, die das Leben intuitiv für uns hat. Selbst wenn ein spezifisches Chakra ein starkes Ungleichgewicht aufweist, das uns dazu bringt, dieser Ebene der Seele und des Lebens besondere Aufmerksamkeit zu schenken, ist dies kein Hinweis auf unsere persönliche Ausrichtung.

Es gibt keinen besseren oder schlechteren Chakra-Persönlichkeitstyp. Folglich gibt es auch keinen Grund, das Ergebnis des Fragebogens irgendwie zu manipulieren. Jeder dieser Persönlichkeitstypen hat eine große und wichtige Rolle auf diesem Planeten. Sobald er erblüht und seine einzigartigen Gaben verströmt, kann die Wirkung in der Welt außergewöhnlich sein: Konfuzius und Moses etwa waren erstaunliche Persönlichkeiten des ersten Chakras, während Albert Einstein das sechste Chakra verkörperte und Buddha das siebte. Wer könnte sagen, welcher von ihnen wichtiger und notwendiger für die Evolution der Menschheit war?

Als sehr grobe Schätzung haben etwa 40 % der Menschen den Persönlichkeitstyp des ersten Chakras. Dieser hohe Prozentsatz ist sinnvoll, da es die Baumeister dieser Welt sind. Sie schaffen die Fundamente, Strukturen und Ordnungen. Den zweithöchsten Anteil stellen die Persönlichkeitstypen des dritten Chakras: etwa 25 %. Sie sind es, die mit energiegeladenem Geist und Körper sich und andere dazu bringen, Ziele anzustreben und sich immer wieder neue zu stecken. 15 % der Menschen haben den Persönlichkeitstyp des vierten Chakras und bringen die Kraft der Emotionen und der Liebe zum Ausdruck (unter ihnen befinden sich Aktivisten und soziale Reformer, also generell die Sorte Mensch, die die Welt zu verändern sucht und die auch hinter religiösen Bewegungen steht, bei denen es etwa darum geht, sich aufzuopfern, sich hinzugeben und so weiter). 7 % der Menschen haben den Persönlichkeitstyp des fünften Chakras – Anführer, Lehrer, Redner und charismatische Persönlichkeiten aller Art; weitere 7 % haben den Persönlichkeitstyp des zweiten Chakras: Künstler, Abenteurer und Weltentdecker. Den Persönlichkeitstyp des sechsten Chakras haben 5 % – die Philosophen, grüblerischen Wissenschaftler, Erfinder und Weisen – und nur 1 % der menschlichen Bevölkerung haben den Persönlichkeitstyp des siebten Chakras. Sie sind die geborenen Eremiten und großen Meditierenden.

Zusätzlich zum zentralen Chakra-Typus besitzen wir jeweils noch einen sekundären Chakra-Persönlichkeitstyp. Dieses sekundäre oder nachgeordnete Chakra kann man als das Mittel sehen, durch das wir die Persönlichkeit unseres Hauptchakras umsetzen.

Ist das eigene Hauptchakra zum Beispiel das sechste Chakra und man tendiert entsprechend zu Philosophie oder Wissenschaft oder einfach dazu, Ideen zu entwickeln, kann diese zentrale Tendenz etwa vom fünften Chakra unterstützt werden. Dieses hilft dann dabei, die eigenen philosophischen Visionen der Welt gegenüber klar und deutlich auszudrücken.

Eine solche Kombination gibt es normalerweise bei Philosophen oder Wissenschaftlern, die dazu bestimmt sind, der Welt sehr klare und strukturierte Lehren zu bringen, die vielen Menschen helfen, ihr Leben zu verändern.

Aus diesem System der Haupt- und Nebenchakren, können wir also leicht herleiten, dass es in dieser Welt 42 Chakra-Persönlichkeitstypen gibt: Jedes Chakra kann sechs mögliche Wechselbeziehungen mit einem sekundären Chakra haben.

Zu bedenken ist, dass jeder Mensch, nachdem seine sieben Chakren vollständig erwacht sind und sich zu einer holistischen Einheit verbunden haben, in vielerlei Hinsicht zu einem alles umfassenden »Persönlichkeitstyp des achten Chakras« wird. Dieser überpersönliche Typus, der im achten Chakra (über dem Scheitel) residiert, führt alle sieben Weltsichten, Arten des Glücks und erwachten Fähigkeiten der einzelnen Chakren zusammen und ist gleichzeitig ein vollkommen transzendenter Seinszustand; das Ganze ist also größer als die Summe seiner Teile.

Dieser transzendente, überpersönliche Persönlichkeitstyp stellt ein Entwicklungsstadium jenseits von jeglichem »Ich-bin«-Gefühl dar und liegt damit außerhalb aller Definitionen einer bloßen Persönlichkeit. Er ist eine freie Ausdrucksform der sieben unterschiedlichen Weisheiten und gleichzeitig mehr als das: Auch der befreite Mensch verkörpert immer noch ein zentrales und ein sekundäres Chakra. Diese beiden verbinden sich zur strahlenden Manifestation des durch sie ausgedrückten einzigartigen Aspekts des Göttlichen. Da die unterschiedlichen Chakren sieben Aspekte des Göttlichen sind, ist jeder Mensch dazu bestimmt, einen zentralen und einen sekundären Aspekt des Göttlichen zu manifestieren. Durch den achten Persönlichkeitstyp wiederum kann dies der Welt gezeigt werden.

Mit dem nun folgenden Fragebogen können Sie Ihren zentralen und Ihren sekundären Chakra-Persönlichkeitstyp bestimmen. Das geht ganz einfach, indem Sie die Anzahl der Punkte addieren, die sich aus einer möglichst ehrlichen und genauen Beantwortung der Fragen ergeben haben.

Für alle Antworten gilt: *Wählen Sie die 1, wenn die Aussage Ihnen vollkommen entspricht, die 2, wenn Sie Ihnen stark entspricht, die 3, wenn die Aussage Ihnen nicht besonders entspricht und die 4, wenn die Aussage Ihnen gar nicht entspricht.*

Für gewöhnlich lässt eine Summe von 5 - 7 Punkten bei einem Chakra darauf schließen, dass dies Ihr zentrales Chakra ist. 7 - 9 Punkte bedeuten in der Regel, dass Sie Ihr sekundäres Chakra bestimmt haben. Fühlen Sie sich aber nicht zu sehr an diese Zahlen gebunden – überprüfen Sie statt dessen ganz einfach, für welches Chakra Sie die kleinste Summe an Punkten angesammelt haben. Dieses Chakra ist Ihnen am nächsten. Danach ist zu überprüfen, welches Chakra dem zentralen Chakra mit der nächstniedrigen Summe an Punkten folgt. Dies ist Ihr sekundäres Chakra.

Wäre dies zum Beispiel Ihr Ergebnis:
erstes Chakra – 15 Punkte,
zweites Chakra – 20 Punkte,
drittes Chakra – 12 Punkte,
viertes Chakra – 6 Punkte,
fünftes Chakra– 7 Punkte,
sechstes Chakra – 11 Punkte,
siebtes Chakra – 12 Punkte,
würde sich daraus ergeben, dass das vierte Chakra Ihr zentrales Chakra ist und das fünfte Ihr sekundäres. Ein solches Resultat wäre im übrigen typisch für einen Menschen, der dazu bestimmt ist, tiefer Liebe Ausdruck zu geben, anderen zu dienen, Intimität, Einheit und Mitgefühl zu leben. Durch die Fähigkeit, Herz zu zeigen, könnte dieser Mensch ein großes Vorbild für andere sein.

Manchmal kommt es vor, dass man für zwei Chakren eine gleich hohe Punktzahl erhält. Ein solches Ergebnis legt dann nahe, dass wir uns einer eingehenderen und gründlicheren Untersuchung unterziehen müssen, um unseren Chakra-Persönlichkeitstyp genauer zu bestimmen. Sollte das Resultat gleich bleiben, so sind wir einer jener seltenen Fälle, in denen eine Person eine Kombination zweier Persönlichkeitstypen verkörpert. Diese beiden bilden eine gleichermaßen fundamentale Basis der Persönlichkeit und brauchen einander, um Erfüllung zu finden.

In diesem Buch kann es zwar nicht darum gehen, das weitreichende Ausmaß dessen darzustellen, was es bedeutet, unseren Persönlichkeitstyp zu verwirklichen. Nachdem Sie den Fragebogen aber vervollständigt haben, ist es sehr ratsam, nochmals aufmerksam die Abschnitte in den Kapiteln, die von Ihrem zentralen und sekundären Chakra handeln, durchzuarbeiten. Besonders die Ausführungen zum »Persönlichkeitstyp«, zur »Art des Glücks« und zu »Bedeutung und Sinn des Lebens« enthalten wichtige Hinweise auf die spezifische Weltsicht Ihres Persönlichkeitstyps. Zudem ist es empfehlenswert, den Abschnitt »Psychosomatische Störungen« noch einmal zu lesen, da es sein kann, dass Sie für diese bestimmten Störungen anfällig sind. Die »Empfohlenen Übungen« in den für Sie zutreffenden Kapiteln können besser zu Ihnen passen, als die für die anderen Chakren (obwohl Sie die Übungen für Ihren Chakra-Persönlichkeitstyp natürlich mit intensiven Übungen für Ihre am stärksten unausgeglichenen Chakren kombinieren müssen).

Andere Themen, die in diesem Buch nicht ausführlich behandelt werden können, sind etwa empfehlenswerte Lebensweisen (einschließlich Ernährung, bestimmter nützlicher Kräuter und anderer Formen physischer Nahrung) für Ihren Chakra-Persönlichkeitstyp sowie die spezifischen Herausforderungen und Hindernisse, die besonderen Lebensübungen, die besten spirituellen Praktiken und spirituellen Wege, die passendsten Berufe und Werdegänge und sogar den besten Liebespartner. Je mehr wir über jedes einzelne unserer Chakren wissen, desto besser können wir es dazu nutzen, unser einzigartiges Wesen in der erstaunlichen Landkarte unserer Chakren widergespiegelt zu sehen.

Test

Erstes Chakra

Meine Familie gibt mir ein starkes Gefühl von Sicherheit und Stabilität. Ich kann mir nicht vorstellen, ohne sie zu sein. Es gibt nichts Schöneres auf der Welt, als am Ende jeden Tages in das Nest meiner Familie zurückzukehren.

1 2 3 4

Gesetze, Moral und soziale und religiöse Ordnung geben mir ein starkes Gefühl innerer Ordnung und Entspannung. Ich fühle mich gut, wenn alle anderen dem Gesetz folgen und sich an Regeln der Moral halten. Die Welt fühlt sich richtig an, wenn sie den richtigen Strukturen und einem geordnetem Verhalten folgt.

1 2 3 4

Es ist für mich einfach und ich bin glücklich damit, für den Rest meines Lebens der gleichen einförmigen Routine und den gleichen Lebensstrukturen zu folgen – einschließlich fester Zeitpläne und fester Zyklen von Tätigkeit und Ruhe. Im Grunde ist mir das bekannte Leben lieber, und es zieht mich nicht zu Abenteuern hin, die mein Familienleben beeinträchtigen könnten. Ich beschäftige mich auch gerne mit den kleinen Dingen des Lebens und habe dabei recht viel Geduld.

1 2 3 4

Ich spüre eine tiefe, grundlegende Verbindung zu meinen Eltern und zu meiner familiären Abstammung, zu meinem Land und zu meinem Staat, zu der Tradition und Mentalität, in die ich hineingeboren worden bin (oder zu einer dieser Dinge im besonderen).

1 2 3 4

Ich kann für lange Zeit (wenigstens zwei oder drei Jahre) bei einer recht uninteressanten Arbeit bleiben, sofern die allgemeinen Bedingungen gut sind und das Einkommen regelmäßig ist.

1 2 3 4

Zweites Chakra

Sex ist für mich ein göttliches Erlebnis, einer der größten Höhepunkte in meinem Leben. Sexuelle Erlebnisse sind in gewisser Weise mein Zugang zu spiritueller Erhebung und Transzendenz.

1 2 3 4

Ich liebe aufregende und spannende Erlebnisse, und ich liebe es auch, überraschende Abenteuer zu erleben, selbst wenn sie an echte Gefahr grenzen. Ich liebe das Gefühl von »Adrenalin« in meinem Körper.

1 2 3 4

Ich kann keinen Tag verbringen, ohne in irgendeiner Weise intensiven Genuss oder ein sinnliches und stimulierendes Erlebnis zu haben (wie etwa ein starker sexueller Orgasmus, tanzen, wandern, nackt schwimmen, zügelloser Humor, intensives Lachen, Schadenfreude, aufsässiges Verhalten, Wildheit in irgendeiner Form oder sogar Gesetzesbruch).

1 2 3 4

Ich erlebe das Leben durch kraftvolle Empfindungen. Das Leben ist für mich ein sinnliches oder gar erotisches Reich, und mir ist danach, jede sinnliche Gegebenheit, die mir vor Augen kommt, aufzusaugen.

1 2 3 4

Es gibt viele gesellschaftliche Tabus, die ich gerne brechen, und viele »verbotene Früchte«, die ich gerne im Laufe meines Lebens probieren würde – und ich habe definitiv die Absicht, das auch zu tun!

1 2 3 4

Drittes Chakra

Ich liebe das Gefühl von Erfolgen und davon, Ziele erreicht zu haben. Für mich ist leben und atmen gleichbedeutend damit, dass ich ständig ein Ziel vor Augen habe; wann immer ich eines erreiche, mache ich mich in eine noch ehrgeizigere und anspruchsvollere Richtung auf. Ich liebe das Gefühl, ein Ziel zu erreichen und dann gleich das nächste anzuvisieren.

1 2 3 4

Ich bin ein starkes Individuum mit eindeutigen Überzeugungen. Ich habe sehr klare Vorstellungen und eine eindeutige Weltsicht. Ich stehe fest zu meiner Meinung und lasse mich von niemandem überreden oder dazu bringen, meine Überzeugungen aufzugeben.

1 2 3 4

Ich habe eine enorme Energie, wenn es darum geht, Aufträge zu erfüllen, bei denen ich fest darauf vertraue, dass sie richtig sind. Ich bin in der Lage, selbst dann hartnäckig und ausdauernd zu sein, wenn mein Körper müde wird. Wenn ich diesen Aufgaben nachgehe, wird meine Selbstdisziplin mir niemals gestatten, Schwäche und Erschöpfung nachzugeben. Zudem beende ich meinen Arbeitstag für gewöhnlich mit einem starken Gefühl der Intensität und dem, etwas erreicht zu haben. Ich hätte weiter und weiter machen können, wenn mich niemand gestoppt hätte.

1 2 3 4

Ich glaube, dass ein Mensch an dem gemessen wird, was er tut, und an seinen herausragenden Errungenschaften – an dem, was nach dem Ende seines Lebens zurückbleiben wird.

1 2 3 4

Ich habe das starke Gefühl, dass alles von mir abhängt und alles in meiner Hand liegt. Deswegen zentralisiere ich Macht und Aufgaben gerne bei mir und organisiere am liebsten alles selbst.

1 2 3 4

Viertes Chakra

Emotionen und Beziehungen sind das zentrale Thema meiner täglichen Gedanken.

1 2 3 4

Meiner Meinung nach macht die Liebe – das Erlebnis des Liebens und die Verwirklichung der Liebe – den Sinn und die Bedeutung des Lebens aus; sie ist der höchste Wert und das höchste Ziel.

1 2 3 4

Ohne die Erfüllung einer tiefen romantischen Liebe würde ich fühlen, dass es meinem Leben an Logik und Bedeutung fehlen würde. Die Vereinigung von mir und einem anderem gibt allem Bedeutung.

1 2 3 4

Die Höhepunkte meines Lebens sind die Momente, in denen ich tiefe Nähe und emotionale Verletzlichkeit mit anderen Menschen, Tieren oder Gott teilen kann.

1 2 3 4

Meiner Meinung nach ist die Liebe die Kraft, welche die Welt retten und sie zum Besseren verändern kann. Tiefe Heilung durch Liebe ist das einzige, was diese Welt wirklich braucht.

1 2 3 4

Fünftes Chakra

Aus meinem direkten Erleben heraus und durch die Rückmeldungen von anderen Menschen habe ich verstanden, dass ich, wenn ich mit Menschen rede, sie in meinen Bann ziehen kann, sie mitreiße und beeinflusse. Es scheint, als hätte ich die ausgeprägte Fähigkeit, die Menschen um mich herum zu überzeugen und zu beeinflussen.

1 2 3 4

Ich kann komplexe Ideen einfach erklären und sie auf verständliche und nachvollziehbare Weise interpretieren. Es scheint, dass ich anderen dabei helfen kann, Dinge zu verstehen, die nicht zu ihrem üblichen Wissensgebiet gehören.

1 2 3 4

Ich bin herausragend darin, Ideen und Initiativen bekanntzumachen und zu verwirklichen. Hinter mir liegt eine lange Reihe an Ideen und Initiativen, die ich durchführen und erfüllen konnte. Ich habe in meinem Kopf auch schon viele Pläne, die in der Zukunft erfüllt werden sollen.

1 2 3 4

Die wichtigste Sache der Welt ist für mich, die Wahrheit, an die ich glaube, erfolgreich zum Ausdruck zu bringen. Ich hoffe, dass ich auf diese Weise viele andere werde beeinflussen können. Ich habe einen gewaltigen Drang, mich klar und kraftvoll auszudrücken; es ist wie ein Motor, der ununterbrochen in mir arbeitet und surrt.

1 2 3 4

Für mich ist klar, dass ich die Fähigkeit habe, Menschen dabei anzuführen, Ideen, an die ich glaube, zu verwirklichen. Es scheint mir das natürlichste der Welt, andere zu leiten und sie zu lehren.

1 2 3 4

Sechstes Chakra

Der tiefste Drang in meinem Leben ist zu verstehen, wie die Dinge funktionieren und warum sie so funktionieren, wie sie es tun. Die zentralen Themen meiner Gedanken sind universelle Fragen, die alle von dem Drang motiviert werden, die Gesetze hinter den Erscheinungen zu entschlüsseln.

1 2 3 4

Die Vorbilder, die ich am meisten bewundere, sind Philosophen, Erfinder, Forscher und Menschen, die es geschafft haben, mit Hilfe ihrer Weisheit und ihres forschenden Geistes in die Mysterien des Universums einzudringen. Ich trete in ihre Fußstapfen, indem ich selbst versuche, Erkenntnisse über das Wesen des Universums zu entwickeln.

1 2 3 4

Was mich wirklich begeistert, sind geniale mentale Strukturen, perfekte und ausgereifte Ideen, kluge Darstellungen, Modelle von Entwicklungsstufen und eine umfassende mentale Ordnung, die die subtilen Harmonien des Kosmos genau nachzeichnet.

1 2 3 4

Solange ich denken kann, gab es immer etwas in mir, das unbeteiligt blieb, das die Welt und die Menschen wie aus der Ferne beobachtet und ihre Gewohnheiten und Bräuche beobachtet hat. Recht oft ist diese unpersönliche, losgelöste und manchmal sogar arrogante Beobachtung für mich etwas Stärkeres als das Leben selbst.

1 2 3 4

Wann auch immer eine starke Emotion in mir aufscheint, habe ich weniger Interesse daran, sie zu erleben und zu fühlen, aber um so mehr Interesse daran, sie zu untersuchen, als wäre ich ein Wissenschaftler, der eine gewisse Erscheinung in seinem Labor beobachtet. Ich untersuche mit Leidenschaft die universellen Aspekte der Emotion, ihre Dynamik und die allgemeine, unpersönliche Erkenntnis, die darin verborgen liegt.

1 2 3 4

Siebtes Chakra

Ich hätte ohne jede Schwierigkeit oder Zweifel der Welt entsagen und in eine Höhle ziehen können, um dort in Vollzeit zu meditieren, oder hätte für den Rest meines Lebens einem spirituellen Orden beitreten können. Beim Verlassen der Welt würde ich keinerlei Sehnsucht nach einer Rückkehr oder einer verpassten Gelegenheiten empfinden.

1 2 3 4

Das subtile Schmelzen der Grenzen des Selbst ist für mich die höchste Erfüllung, ja sogar die einzige Erfüllung. Alles andere erscheint mir als völlig zweitrangig und verblasst in die Bedeutungslosigkeit.

1 2 3 4

Das Beobachten der Stille, Fasten, Abgeschiedenheit, Teilnahme an Retreats und sehr langen Meditationen sind allesamt sehr natürlich für mich, und ich praktiziere sie recht häufig.

1 2 3 4

Sexualität, romantische Beziehungen, Familie, Selbstverwirklichung, ein Weiterkommen im Leben und Erfolge jeglicher Art beschäftigen meine Gedanken sehr wenig, wenn überhaupt.

1 2 3 4

Die himmlischen und spirituellen Reiche sind mein wahres Zuhause, und ich spüre, dass ich in gewisser Weise nicht von dieser Erde stamme. Täglich trage ich das Gefühl mit mir herum, dass ich eigentlich in diese Reiche gehöre, die der sichtbaren Welt sehr fern sind, und dass ich in der materiellen Dimension lediglich zu Gast bin.

1 2 3 4

2. Bestimmung der Ungleichgewichte in den Chakren

Einführung

Im wesentlichen ist dieses Buch eine in die Einzelheiten gehende und umfassende Beschreibung der seelischen Ungleichgewichte in den sieben Chakren. Geschrieben habe ich es, um Menschen zu einer ganzheitlichen Innenschau ihrer Seele und ihres Lebens zu ermutigen. Der folgende Fragebogen kann Ihnen dabei helfen, die für Sie zentralen und wichtigsten Ungleichgewichte aufzuspüren und sich auf eben diese zu konzentrieren.

Kein Fragebogen kann Ihnen die Aufgabe ersparen, ehrlich und wahrhaftig zu sein. Versuchen Sie also, die Fragen so aufrichtig wie möglich zu beantworten. Dabei ist es gut, in erster Linie das eigene Verhalten und die eigenen Handlungen zu untersuchen und nicht Ihr Selbstbild oder das Bild, das Sie gerne von sich hätten. Stellen Sie sich vor, was andere über Sie sagen würden – manchmal bekommen wir direkte Rückmeldungen, entscheiden uns aber dafür, sie abzuwehren.

Es ist empfehlenswert, diesen Fragebogen erst einmal für sich alleine zu beantworten, wobei Sie sich in eine ruhige und entspannte Umgebung zurückziehen sollten. Anschließend können Sie ihn dann noch einmal mit jemandem ausfüllen, der Sie sehr gut kennt – mit jemandem, der Sie liebt und gleichzeitig in der Lage ist, auch Ihre Schwächen zu sehen. Umgekehrt kann eine Sicht von außen manche Resultate auch etwas abmildern, denn einige von uns neigen dazu, mit sich selbst sehr streng zu sein. In beiden Fällen liegt der Vorteil der Sicht eines anderen in der Tatsache, dass andere Menschen uns von außen sehen können, und zwar so, wie wir uns durch unsere Handlungen und unser Verhalten zeigen, während wir selbst uns eher von innen sehen, durch unser Selbstbild hindurch, das uns schützt, aber auch manches leugnet.

Wenn Sie überlegen, wie wahr eine bestimmte Aussage für Sie ist und wie viel Bezug Sie zu ihr haben, schauen Sie auf Ihre Verhaltensmuster zurück, so wie sich diese in den letzten fünf Jahren Ihres Lebens gezeigt haben.

Sie werden während des Tests feststellen, dass es bei manchen Chakren fünf Fragen gibt, und bei anderen sechs. Dies verändert die Berechnung am Ende nicht und ist dazu gedacht, einige Chakren, bei denen dies nötig ist, ausführlicher zu untersuchen.

Um schließlich das Ergebnis für jedes Chakra auszurechnen, schauen Sie, wie oft Sie a und b haben. Diese weisen auf einen hohen bis zufriedenstellenden Grad der Ausgeglichenheit hin. Wenn Sie öfter c oder d haben, deutet dies auf einen gewissen Grad an Unausgeglichenheit oder sogar auf eine starke Unausgeglichenheit hin. Chakren, die zwei Mal c oder d im Ergebnis haben, zeigen einen gewissen Grad der Unausgeglichenheit, während Chakren mit drei Mal oder öfter c oder d in hohem Maße unausgeglichen sind.

Wenn Sie feststellen, dass bestimmte Chakren bei Ihnen in hohem Maße unausgeglichen sind, empfehle ich Ihnen, die das jeweilige Chakra betreffenden Kapitel noch einmal zu lesen. Fangen Sie immer mit den unteren Chakren an, da die höheren Chakren sich tendenziell automatisch und auf natürliche Weise anpassen, wenn die unteren einen ausgleichenden Prozess durchlaufen (dies gilt aber nicht umgekehrt!).

Sie können anschließend eine Karte Ihrer derzeitigen Ungleichgewichte in den Chakren zeichnen, welche Ihnen zeigen wird, wo Ihre aktuellen Entwicklungsaufgaben liegen. Wenn Sie diese Landkarte der Chakren ausreichend geklärt haben, werden Sie merken, dass sie sich verändert hat und Sie nun neuen und subtileren Ebenen der Herausforderung und Entwicklung gegenüberstehen. Darum ist es sehr ratsam, diesen Fragebogen etwa alle sechs Monate auszufüllen, um die Entwicklungsaufgaben herauszuarbeiten, die es anzugehen gilt.

Hervorzuheben ist, dass es auch zeitgebundene Landkarten der Chakren gibt, die sich durch den Druck ergeben, wenn das Leben sich verändert. Ein spezifisches Ereignis kann eine ganze Reihe von Chakra-Wechselwirkungen in Gang setzen, die bald danach wieder abklingen. Der nun folgende Fragenbogen kann und will diese vorübergehenden Aspekte nicht abdecken, sondern zeigt nur Ihre tiefsitzenden und grundlegend unausgeglichenen Tendenzen auf.

Test

Erstes Chakra

1. Wie würden Sie Ihre Fähigkeit einschätzen, eine gute und beständige Existenzgrundlage aufrecht zu erhalten, eine feste Arbeit, eine gesunde Routine, eine stabile Familienstruktur oder andere zwischenmenschliche Beziehungen?

a Sehr hohe Fähigkeit.
b Recht zufriedenstellend.
c Recht problematisch.
d Niedrig.

2. Wie würden Sie Ihre emotionale Stabilität und Ihr emotionales Gleichgewicht im Angesicht von Krisen und dramatischen Ausgängen einschätzen, etwa bei der Trennung von geliebten Personen, einer Scheidung, der Entlassung aus einer Arbeitsstelle oder bei Todesfällen?

a Ich bleibe normalerweise ruhig und praxisorientiert.
b Ich bin erschüttert, aber komme recht schnell darüber weg.
c Ich bin sehr emotional und besorgt.
d Ich tendiere zum Zusammenbruch, bekomme Depressionen und Angstzustände.

3. Bewerten Sie das Ausmaß Ihrer täglichen mentalen Sorgen und Bedenken. Wie viele Sorgen und Bedenken kommen Ihnen jeden Tag in den Kopf, etwa »Was könnte in dieser oder jener Situation passieren? Wie werde ich damit durchkommen? Wie kann ich sicherstellen, dass gewisse Dinge passieren werden, und wie kann ich den Schmerz bestimmter Dinge, die nicht passieren sollten, vermeiden?«

a Sehr wenige Sorgen und Bedenken.
b Nicht sehr viele.
c Viele.
d Fast ständig.

4. Beschreiben Sie Ihre Einstellung und Ihre Gefühle dem eigenen physischen Tod gegenüber.

a Ich sehe ihn als befreiendes und schönes Ereignis.
b Ich fühle mich ruhig und habe Vertrauen.
c Ich denke nie daran.
d Ich habe große Angst, wenn ich an meinen eigenen Tod denke.

5. Wählen Sie aus, welche Aussage am meisten die Art beschreibt, wie Sie das Leben erleben.

a Ich kann mit der Welt umgehen, Herausforderungen sind einfach zu meistern und Schmerz ist ein gesunder Teil des Flusses.
b Die Welt ist ermüdend, das Leben ist anstrengend, Schmerz muss durchgestanden werden.
c Die Welt ist ein rauher und schmerzvoller Ort, Herausforderungen machen mir Angst und Schmerz ist überwältigend.
d Die Welt ist grausam und gefährlich, das Leben ist äußerst schwer und Schmerz ist qualvoll.

* * *

Beschreiben Sie Ihre Einstellung gegenüber dem Essen.

a Essen nährt mich, aber ich brauche es nicht wirklich – ich esse einfach, wenig und nur das, was ich für meine Gesundheit brauche.

b Essen ist etwas, über das ich nachdenke und nach dem ich mich sehne.

c Das Essen ist meine Quelle der Kraft, ich habe Angst davor, Hunger zu bekommen und esse mehr als ich brauche.

d Essen ist mein Trost im Leben und außerdem eine Quelle des Glücks und der Erfüllung.

* * *

Beschreiben Sie Ihre Reaktion auf einen Moment, in dem Sie intensiven körperlichen Schmerz erleben, etwa bei einer Krankheit, einer Verletzung oder einem Besuch beim Zahnarzt.

a Ich bin ruhig und beklage mich nicht. Ich lasse mir nichts anmerken und laufe vor körperlichem Leid nicht davon.

b Ich klage ein bisschen und zucke ein wenig zusammen.

c Ich beklage mich sehr, fühle mich elend und fürchte diese Situationen.

d Solche Situationen sind für mich unerträglich.

Zweites Chakra

1. Bewerten Sie den Grad Ihrer Zwanghaftigkeit, Ihrer Sucht und Ihrer Bedürftigkeit in Bezug auf Ihre Ernährung (zu viel Essen, Süßigkeiten, ungesundes Essen) oder in Bezug auf Sex (Pornographie, Masturbation, Ejakulationen und Orgasmen). Bitte beziehen Sie in diese Bewertung auch zwanghafte Gedanken und Suchtgedanken mit ein.

a Sehr niedrig.

b Mittel.

c Hoch.

d Extrem hoch.

2. Bewerten Sie den Grad Ihrer Lebensfreude – ist sie niedrig (morgendliche Depressionen, im Bett bleiben wollen, Müdigkeit, Abgestumpftheit und ein allgemeines Gefühl der Teilnahmslosigkeit) oder hoch (begeistert vom Leben, Liebe gegenüber dem Leben und ein unermüdlicher Drang, zu leben und zu experimentieren).

a Ein sehr hoher Grad der Lebensfreude.
b Mittel.
c Niedrig.
d Sehr niedrig.

3. Bewerten Sie das Maß Ihrer Lebenskraft – ist sie niedrig (chronische Müdigkeit, Schwäche, ein Schleppen von Ort zu Ort) oder hoch (übersprudelnde Energie und endloser Elan)?

a Ein sehr hoher Grad der Energie.
b Mittel.
c Niedrig.
d Sehr niedrig.

4. Bewerten Sie den Grad Ihres kreativen Drangs –ist er niedrig (kein kreativer Drang, keine neuen Ideen und kreativen Initiativen) oder hoch (unermüdlicher kreativer Drang, endloser Fluss neuer Ideen und Initiativen)?

a Sehr ausgeprägter kreativer Drang.
b Mittel.
c Niedrig.
d Sehr niedrig.

5. Versuchen Sie, sich dieses vorzustellen: Wenn es kein Gut oder Böse gäbe, kein Sollen oder Nicht-Sollen, keine Gesetze und sozialen Einschränkungen, wie anders wäre Ihr Leben im Vergleich zu Ihrer jetzigen Lebensweise gewesen?

a Genau gleich.
b Anders in mancher Beziehung.
c Recht anders.
d Sehr anders.

* * *

Bewerten Sie das Ausmaß Ihres sexuellen Appetits.

a Er ist da, aber er erwacht nur als Reaktion auf eine natürliche gesunde sexuelle Situation.

b Er ist manchmal unausgeglichen; manchmal lässt er nach oder nimmt stark zu.

c Er ist zu stark/zu niedrig

d Er ist extrem stark/extrem niedrig.

Drittes Chakra

1. Bewerten Sie das Ausmaß Ihrer täglichen Wut – ist es sehr niedrig (fast keine Wut, weder in den Gedanken noch im Verhalten) oder sehr hoch (Ausbrüche alles verschlingenden Zorns)?

a Sehr niedrig.

b Mittel.

c Hoch.

d Sehr hoch.

2. Wie sehr können Sie sich in einer dieser beiden Charakteristiken wiederfinden: eine Tendenz, zu viel zu tun und zu viel erreichen zu wollen, immer etwas tun zu müssen und immer dabei zu sein, ein bestimmtes Ziel erreichen zu wollen oder das Gefühl, überhaupt nichts tun zu können, Mangel an Selbstdisziplin, sehr wenig Willenskraft und sehr wenig Beharrlichkeit.

a Beide Charakteristiken sind mir sehr fern.

b Ich kann mich in einer der beiden ein wenig wieder finden.

c Ich kann mich in einer der beiden stark wieder finden.

d Ganz genau so fühle oder verhalte ich mich.

3. Wie sehr können Sie sich in einer dieser beiden Charakteristiken wiederfinden: Jede vorübergehende Emotion trifft mich sofort und stark, wie etwa Angst, Sorgen oder Begierden. Oder: Ich ignoriere meine Gefühle. – Ich habe für sie keine Zeit.

a Beide Charakteristiken sind mir sehr fern.

b Ich kann mich in einer der beiden ein wenig wiederfinden.

c Ich kann mich in einer der beiden stark wiederfinden.
d Ganz genau so fühle oder verhalte ich mich.

4. Wie sehr können Sie sich in einer dieser beiden Charakteristiken wiederfinden: Ich werde leicht von Menschen mit starkem Willen beeinflusst und überzeugt, und starke Autoritätspersonen machen mir Angst. Oder: Ich bin so sehr von meinem eigenen Glaubenssystem überzeugt, dass nichts und niemand mich jemals dazu bringen kann, meine Meinung zu ändern.

a Beide Charakteristiken sind mir sehr fern.
b Ich kann mich in einer der beiden ein wenig wiederfinden.
c Ich kann mich in einer der beiden stark wiederfinden.
d Ganz genau so fühle oder verhalte ich mich.

5. Wie sehr können Sie sich in einer dieser beiden Charakteristiken wiederfinden: Ich bin anderen Menschen gegenüber äußerst kritisch, verurteilend und ungeduldig. Oder: Ich mache mir sehr viele Gedanken darum, was andere über mich denken, und ich tue mein bestes, um ihrem Anspruch zu genügen.

a Beide Charakteristiken sind mir sehr fern.
b Ich kann mich in einer der beiden ein wenig wiederfinden.
c Ich kann mich in einer der beiden stark wiederfinden.
d Ganz genau so fühle oder verhalte ich mich.

* * *

Wie sehr können Sie sich in einer dieser beiden Charakteristiken wiederfinden: Ich habe das Gefühl, dass das Leben überhaupt nicht in meiner Hand liegt, und ich kann mein eigenes Geschick gar nicht bestimmen. Oder: Ich habe das Gefühl, dass das Leben völlig in meiner Hand liegt, völlig unter meiner Kontrolle ist, und dass ich die Verantwortung dafür habe, mein Geschick zu bestimmen.

a Beide Charakteristiken sind mir sehr fern.
b Ich kann mich in einer der beiden ein wenig wiederfinden.
c Ich kann mich in einer der beiden stark wiederfinden.
d Ganz genau so fühle oder verhalte ich mich.

Viertes Chakra

1. Wie leicht ist es für Sie, eine dauerhafte, stabile Liebesbeziehung aufrecht zu erhalten, selbst wenn manchmal schwierige und herausfordernde Krisen auftreten?

a Sehr leicht und natürlich.
b Recht leicht, obwohl ich mich manchmal etwas überwinden muss.
c Sehr schwierig.
d Fast unmöglich

2. Wie fühlen Sie sich in sehr tiefen, intimen und verletzlichen Momenten, wenn es ist, als könnten Sie ganz und gar von einem anderen gesehen werden und als könnten Sie auch den anderen vollständig sehen?

a Wundervoll! Ich sehne mich nach solchen Momenten!
b Es fühlt sich gut an, wenn auch manchmal ein bisschen unbehaglich.
c Eine solche Situation ist seltsam und peinlich für mich.
d Schrecklich! Ich möchte einfach nur weglaufen.

3. Bewerten Sie den Grad Ihrer Selbstzufriedenheit: Wie sehr haben Sie das Gefühl, für sich genommen vollständig zu sein? Haben Sie das Gefühl, dass Sie die Liebe und Anerkennung eines anderen nicht brauchen, oder haben Sie das Gefühl, dass Menschen um Sie herum Ihnen immer das Gefühl geben müssen, dass Sie geliebt und wertgeschätzt werden? Teilen Sie Ihre Liebe ohne Forderungen, oder tragen Sie viele enttäuschte Erwartungen mit sich herum?

a Ich bin sehr zufrieden und habe keine Erwartungen.
b Ich bin recht unabhängig, habe aber gewisse Forderungen und Erwartungen.
c Ich fühle sehr, dass ich die Liebe und Anerkennung der Menschen um mich herum brauche.
d Ich fühle mich völlig abhängig und voller Erwartungen.

4. Was passiert, wenn jemand Sie verlässt oder Ihr Vertrauen in irgendeiner Weise »missbraucht«?

a Ich verstehe seinen Standpunkt und lasse ihn sein, wie er ist.
b Ich bin etwas enttäuscht, komme aber leicht darüber hinweg.
c Ich bin beleidigt und traurig.
d Ich bin zutiefst verletzt, einsam und bis ins Mark erschüttert.

5. Wie leicht ist es für Sie, anderen hingebungsvoll zu dienen, ohne auch nur für einen kurzen Moment an sich selbst oder Ihre eigenen Bedürfnisse zu denken?

a Sehr leicht!
b Es fühlt sich natürlich an, aber manchmal habe ich innere Konflikte.
c Ich muss mich dafür sehr anstrengen.
d Es fühlt sich sehr schwer und unnatürlich an.

Fünftes Chakra

1. Schätzen Sie Ihre Fähigkeit ein, kreative Impulse, Initiativen und Ideen umzusetzen. Wie sehr sind Sie in der Lage, den Schaffensprozess ohne Zweifel, Ängste, Zögern und Ablenkungsmanöver durchzuziehen?

a Für mich ist das einfach und es macht mich glücklich.
b Schwierig, aber es läuft recht zufriedenstellend ab.
c Es ist schwierig und geht oft schief.
d Es geht fast immer schief. Ich gebe meistens auf, bevor ich überhaupt angefangen habe.

2. Wie sehr finden Sie sich in einer dieser beiden Charakteristiken wieder: Ich bin ein gesprächiger Mensch, der auch mal gerne klatscht und sehr oft ohne Pause redet, ohne auf die Bedürfnisse des anderen zu achten. Oder: Ich bin ein ruhiger Mensch, dem es schwerfällt, sich auszusprechen, deshalb ziehe ich mich oft einfach in einen schützenden Bunker zurück.

a Beide Charakteristiken sind mir sehr fern.
b Ich kann mich in einer der beiden ein wenig wiederfinden.
c Ich kann mich in einer der beiden stark wiederfinden.
d Ganz genau so fühle oder verhalte ich mich.

3. Wie sehr sind Sie in der Lage, unpopuläre Meinungen und Standpunkte zu vertreten? Schaffen Sie es normalerweise, sie zu äußern, selbst wenn dies Ihren Status und Ihre Beliebtheit gefährdet, oder vermeiden Sie es oft, weil Sie versuchen, Ihren Status und die Harmonie zu bewahren?

a Ich schreibe oder sage unpopuläre Dinge wenn ich das Gefühl habe, dass es sein muss.
b Ich spreche unpopuläre Dinge aus, wenn auch mit einem gewissen Zögern und Angst.
c Ich spreche selten unpopuläre Dinge aus.
d Ich vermeide es immer so gut wie möglich.

4. Fragen Sie sich, wie gut die Welt Ihr echtes Selbst kennt. Zeigen Sie das, was Sie sind, ganz und gar der äußeren Welt, oder gibt es eine Trennung zwischen dem, was die Menschen von außen von Ihnen sehen und dem, was Sie wirklich sind – was Sie fühlen und was Sie tief in sich wissen?

a Mein wahres Selbst ist völlig sichtbar.
b Ich bin für die Welt größtenteils sichtbar.
c Vielleicht fünfzig Prozent meines wahren Selbst sind sichtbar.
d Die Trennung ist sehr stark.

5. Wie einfach und klar können Sie Ihren inneren Ideen, Gefühlen und Ihrem inneren Erleben anderen gegenüber Ausdruck verleihen?

a Ich drücke mich äußerst klar und präzise aus, und jeder kann mich verstehen.
b Ich bin manchmal ein wenig nebulös und wirr in meinem Ausdruck, aber meist verständlich.
c Andere verstehen nicht, was ich sagen will, und beide Seiten sind frustriert.
d Es ist äußerst schwer für mich, meine inneren Gedanken nach außen zu vermitteln.

Sechstes Chakra

1. Schätzen Sie das Ausmaß Ihrer täglichen mentalen Aktivität ein. Ist Ihr Kopf ruhig, still und gelassen, oder wirbeln Gedanken in Ihrem Kopf herum, rastlos, widersprüchlich und in einem ständigen inneren Streit?

a In meinem Kopf ist Stille, entspannt und ungestört.
b Mein Kopf ist meist ruhig und entspannt.
c In meinem Kopf arbeitet es viel, und die Gedanken sind oft verzerrt.
d Mein Kopf arbeitet immer, 24 Stunden am Tag, und es gibt immer einen gewissen Grad an Spannung und Unruhe.

2. Wie leicht können Sie sich eine Stunde lang zu einer ununterbrochenen stillen Meditation hinsetzen?

a Sehr leicht und gerne!
b Recht leicht und angenehm.
c Schwierig, es ist eine Herausforderung.
d Unmöglich.

3. Wie leicht und klar können Sie sich für eine lange Zeit auf eine einzige Sache konzentrieren – zum Beispiel bei der Arbeit, während Sie einem Vortrag zuhören oder bei anderen Tätigkeiten?

a Ich bin völlig konzentriert. Nichts kann mich stören.
b Ich kann mich konzentrieren, aber von Zeit zu Zeit schweife ich ab.
c Schwierig für mich, ich brauche dabei viele Pausen.
d Fast unmöglich.

4. Beschreiben Sie den Prozess Ihrer Entscheidungsfindung. Wie einfach ist es für Sie, Richtig und Falsch zu trennen? Wie gehen Sie bei diesem Prozess im allgemeinen vor?

a Ich gehe in ein aufmerksames und stilles Zuhören hinein, und die Antwort kommt von selbst.
b Ich muss mich etwas anstrengen und nachdenken, aber ich sehe die Dinge recht klar und bin entscheidungsfähig.
c Ich finde es anstrengend und schwierig.
d Oft führt diese Situation zu einem gestressten Zusammenbruch.

5. Wie leicht ist es für Sie, komplexen philosophischen Gedankengängen zu folgen, die jenseits Ihrer Fähigkeit des Verstehens liegen? Wie gehen Sie mit einem höheren Grad an Komplexität um?

a Ich fühle mich von höherem Wissen sehr angezogen und vertiefe mich glücklich darin.
b Ich bin interessiert und kann die Idee durch etwas Anstrengung begreifen.
c Es zieht mich nicht besonders an und fällt mir schwer.
d Ich meide diese Dinge normalerweise.

Siebtes Chakra

1. Wie sehr zieht es Sie dazu hin, weitere und grenzenlose Bewusstseinszustände zu erreichen?

a Es zieht mich sehr an. Die Anziehung fühlt sich furchtlos an, kraftvoll und ich folge ihr leicht.
b Ich fühle mich davon recht angezogen, bin aber ein wenig zwiespältig.
c Diese Dinge ziehen mich nicht besonders an.
d Keinerlei Anziehung.

2. Beschreiben Sie Ihre Verbindung zu Gott (zur Quelle allen Lebens).

a Gott ist mein wahres inneres Selbst, mit dem ich völlig verschmelze. Gott ist mein eigenes unbegrenztes Bewusstsein, das durch intensive Meditation enthüllt werden muss.
b Ich fühle gegenüber Gott eine gewaltige Liebe, Hingabe und Ergebenheit.
c Ich glaube an Gott und vertraue ihm vollkommen.
d Es gibt nur die materielle Existenz. Gott ist ein Aberglaube.

3. Wie sehr stimmen Sie diesem Satz zu: »Der meditative Zustand ist die einzige Glückseligkeit, die man je erleben kann.«

a Das ist genau mein Satz!
b Das trifft für mich recht gut zu, obwohl es auch noch andere Arten des Glücks gibt, die ich mir vorstellen kann.
c An dem Satz ist etwas Wahres, aber nur teilweise.
d Für mich enthält dieser Satz nichts Wahres.

4. Wie leicht ist es für Sie, beim Meditieren die Welt völlig hinter sich zu lassen, auch alle Gedankenformen, und Ihr gewöhnliches Selbst aufzulösen?

a Das passiert in weniger als einer Sekunde.
b Es passiert, aber es dauert ein bisschen.
c Nur zu besonderen Gelegenheiten und unter einzigartigen Umständen.
d Nie.

5. Was denken Sie über erleuchtete Meister und Lehrer der Erleuchtung?

a Sie sind Repräsentanten meines wahren Selbst im Außen. Ich verschmelze leicht mit ihrem inneren Wesen.
b Eine gewaltige Inspiration und eine großartige Quelle der Weisheit.
c Interessant, gedankenanregend und eine Herausforderung für den Verstand.
d Ich habe daran kein Interesse.

* * *

Wie hoch ist das Maß, in dem Sie Ihren Drang nach Meditation erfüllen? Wie viel ernsthafte Meditation praktizieren Sie tatsächlich?

a Meditative Praxis ist ein wesentlicher und sehr aktiver Teil meines täglichen Lebens.
b Das Ausmaß tatsächlicher meditativer Praktiken in meinem Leben kann wechselhaft sein, aber für gewöhnlich ist es sehr hoch.
c Ich meditiere manchmal, habe aber normalerweise nicht die nötige Selbstdisziplin.
d Ich meditiere selten.

Bibliographie

Gabriel Cousens, Ganzheitliche Ernährung und ihre spirituelle Dimension. Hans-Nietsch, 2002

Barbara Brennan, Licht-Arbeit: Heilen mit Energiefeldern. Goldmann, 1998

Cyndi Dale, Der Energiekörper des Menschen: Handbuch der feinstofflichen Anatomie. Lotos, 2012

Colin Griffith, The new Materia Medica: Key remedies for the future of homeopathy. Watkins Publishing London, 2007

Swami Venkatesanada. Yoga – Moment Gottes. Schwab, 2012

Geht es im ersten Chakra um das bloße Überleben, so steht das zweite Chakra (auch Sakralchakra genannt) für die Lust am Leben, für die Freude am Dasein, für die Präsenz mit allen Sinnen – für Lebensfreude pur. In diesem Buch geht es um das kosmische Prinzip und die Funktion des zweiten Chakras und darum, wie wir hier mögliche Ungleichgewichte ins Lot und des Lebens Freude wieder zum Vorschein bringen.

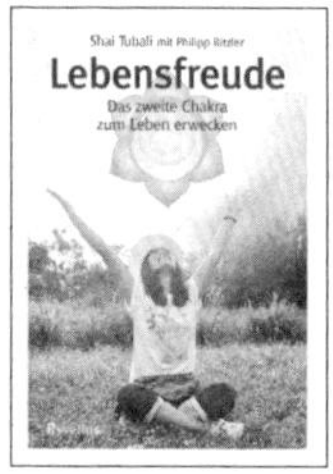

Shai Tubali mit Philipp Ritzler
Lebensfreude – Aus der Kraft des Herzens leben
Das zweite Chakra zum Leben erwecken
Paperback, 192 Seiten
ISBN 978-3-89060-712-2

Schon mit seinem Erfolgsbuch »Chakren« hat Shai Tubali gezeigt, dass er weiß, wie eng Seele und Körper zusammengehören. In diesem Buch richtet er seine ganze Aufmerksamkeit auf das Herz.

Die Übungen, die jedes Kapitel begleiten, hat der Autor vielfach in seinen Kursen und Retreats erprobt.

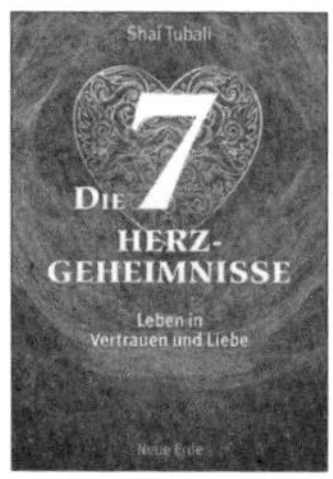

Shai Tubali
Die sieben Herzgeheimnisse
Leben in Vertrauen und Liebe
Klappenbroschur, 128 Seiten, mit vielen Farbfotos
ISBN 978-3-89060-759-7

Stellen Sie sich einmal vor, unser Körper wäre ganz anders beschaffen, als wir immer dachten. Angenommen, unsere wissenschaftlichen Kenntnisse vom Menschen wären nur ein Teil der Wahrheit und unsere Organe wären nicht nur Ansammlungen von Zellen, sondern geistig-seelische Gebilde, die sich für unser Dasein auf diesem Planeten mit Strukturen und Funktionen füllten.

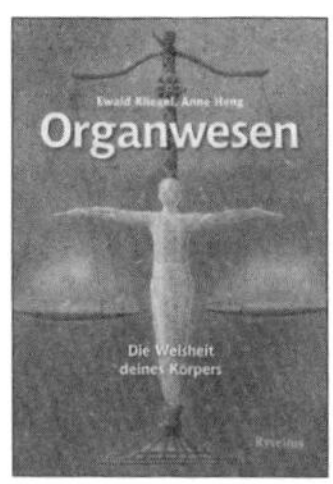

Ewald Kliegel, Anne Heng
Organwesen
Die Weisheit deines Körpers
Hardcover, 176 Seiten, 54 Farbtafeln
ISBN 978-3-89060-773-3

Ausserdem bei Neue Erde

Seele und Körper sind eine Einheit, und durch unser Fühlen und Denken, durch innere Bilder, können wir unsere Organe beeinflussen. In diesem Buch stellt der Autor unsere Organe in Bildern vor, die der Seele zugänglich sind. Dazu gibt er zu jedem Organ eine Übung, mit der wir, unterstützt durch die Behandlung der entsprechenden Reflexzone, dieses Organ stärken und zu einer Heilung beitragen können.

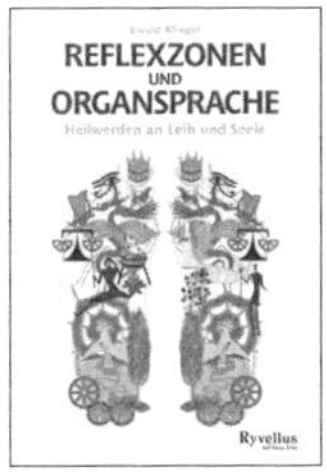

Ewald Kliegel
Reflexzonen und Organsprache
Heilwerden an Leib und Seele
Paperback, 128 Seiten
ISBN 978-3-89060-272-1

Dieses Buch ergänzt das theoretische Wissen um die Aura und die Chakras mit einer Vielzahl von Übungen. Neben dem konkreten Übungsablauf werden auch die Intention und die Wirkungsweise der Übung aufgezeigt.

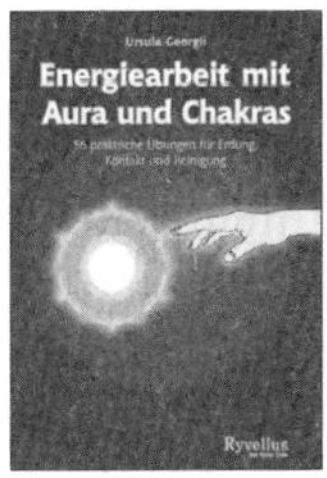

Ursula Georgii
Energiearbeit mit Aura und Chakras
56 praktische Übungen zur Erdung, Reinigung und Heilung
Paperback, 128 Seiten, 14,6 x 21 cm
ISBN 978-3-89060-460-2

Die Metamorphose ist eine tiefgreifende Methode, sich behindernder und überholter Lebensmuster bewusstzuwerden und sich davon zu befreien. Sie ist eine wunderbare Energiemassage an den Füßen. Dabei können Verhaltensmuster, die während der Schwangerschaft von der Mutter auf das Kind übertragen werden, geklärt und ins Positive umgewandelt werden. In diesem Buch wird Technik und Wirkungsweise der Metamorphose auch für Menschen ohne weitere Vorkenntnisse praxisnah erklärt, so dass man damit arbeiten kann.

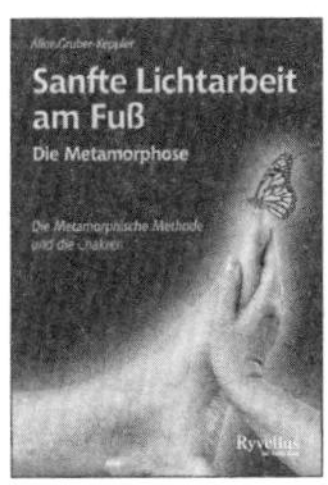

Aline Gruber-Keppler
Sanfte Lichtarbeit am Fuß – Die Metamorphose
Die Metamorphische Methode und die Chakren
Paperback, 128 Seiten, 26 Abbildungen
ISBN 978-3-89060-475-6

NEUE ERDE im Buchhandel

Neue Erde ist ein kleiner unabhängiger Verlag, und der unabhängige Buchhandel ist unser natürlicher Partner. Wir unterstützen die Initiative »buy local«.

Sollte es Lieferschwierigkeiten bei den Büchern von NEUE ERDE geben, lassen Sie immer im VLB (Verzeichnis lieferbarer Bücher) nachsehen, im Internet unter **www.buchhandel.de**

Alle lieferbaren Titel des Verlags sind für den Buchhandel verfügbar.

Sie finden unsere Bücher auch auf unserer Homepage **www.neue-erde.de** oder in unserem Gesamtverzeichnis, welches Sie gerne hier anfordern können:

NEUE ERDE GmbH
Cecilienstr. 29 · 66111 Saarbrücken
info@neue-erde.de